龙砂女科

传承创新实践录

主编——

周亚红　谈勇

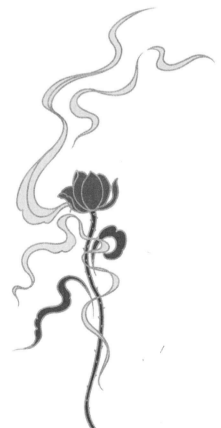

人民卫生出版社
·北京·

图书在版编目（CIP）数据

龙砂女科传承创新实践录 / 周亚红，谈勇主编.
北京 ：人民卫生出版社，2024. 10（2024. 11重印）.
ISBN 978-7-117-37089-9

Ⅰ. R271. 1

中国国家版本馆 CIP 数据核字第 2024ZF0094 号

人卫智网	www.ipmph.com	医学教育、学术、考试、健康，购书智慧智能综合服务平台
人卫官网	www.pmph.com	人卫官方资讯发布平台

龙砂女科传承创新实践录
Longsha Nüke Chuancheng Chuangxin Shijianlu

主　　编：周亚红　谈　勇
出版发行：人民卫生出版社（中继线 010-59780011）
地　　址：北京市朝阳区潘家园南里 19 号
邮　　编：100021
E - mail：pmph @ pmph.com
购书热线：010-59787592　010-59787584　010-65264830
印　　刷：北京铭成印刷有限公司
经　　销：新华书店
开　　本：710×1000　1/16　印张：22
字　　数：348 千字
版　　次：2024 年 10 月第 1 版
印　　次：2024 年 11 月第 2 次印刷
标准书号：ISBN 978-7-117-37089-9
定　　价：89.00 元

打击盗版举报电话：010-59787491　E-mail：WQ @ pmph.com
质量问题联系电话：010-59787234　E-mail：zhiliang @ pmph.com
数字融合服务电话：4001118166　E-mail：zengzhi @ pmph.com

龙砂女科传承创新实践录
编委会名单

| 名誉主编 | 夏桂成 |

| 学术顾问 | 夏桂成 |

| 主　　编 | 周亚红　谈　勇 |

| 副主编 | 陶国水 |

| 编　　委 | （按姓氏笔画排序） |

王　淼　王　嘉　毛利云　过　祯　刘丽静
孙　玲　李　雪　陈冰俊　周飞栋　柳　青
曹毅君　彭　健　温丽娜

| 编写秘书 | 过　祯　王　嘉 |

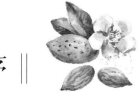

‖ 夏序 ‖

发源于锡澄地区的龙砂医派，肇起于宋元，隆盛于清乾嘉时期，再兴于清末至今，为中医学的一个重要流派。2013年龙砂医派被国家中医药管理局确立为首批全国中医学术流派。

龙砂之名，久已有之。因我的家乡无锡江阴华士镇（旧称华墅）有白龙山、砂山两座山，故华士古又称龙砂。乡邦很多文献都以龙砂命名，前辈医家医案也常冠以此名，如《龙砂医案》《龙砂姜氏医案》《龙砂八家医案》等。

一方山水养育一方人，一方水土造就一方医。江南地区优越的地理环境、丰富的自然资源、发达的经济、繁荣的学术氛围、深厚的文化底蕴，乃至包孕吴越的太湖文化、海纳百川的长江与运河文化、泰伯奔吴的吴文化等相互交融的江南人文基因，孕育了儒风独茂、名医辈出、名著众多、医术纷呈、特色鲜明的龙砂医派，形成了以华士为中心和源头并不断向周边扩大，乃至影响全国的龙砂名医群体。清代的孔广居在《天叙姜公传》中对此盛况进行描述："华墅在邑东五十里，龙、砂两山屏障于后，泰清一水襟带于前，其山川之秀，代产良医，迄今大江南北延医者，都于华墅。"

从流派属性而论，龙砂医派兼有地域性流派、学术性流派、世家流派的三重属性特点。三者之间是相互交融的，不是孤立的。

龙砂医派及其医家，除重视《黄帝内经》五运六气学说，重视《伤寒论》经方，善用膏滋方奉生调体治未病外，专科专病特色鲜明，在内科、外科、女科、儿科、骨伤科、针灸、推拿、喉科等诊治方面，心得自有。我曾在黄煌主办的"2021龙砂医学流派学术研讨会暨经方临床应用提高班"讲话时谈到"今天的龙砂医派，除了五运六气，黄煌经方和我的夏氏调周法，都是其特色之一"。

通过研究发现，历代龙砂医家中有一批专门或兼职从事女科的医家群体，并且有明确的师承、私淑关系，形成家族链、传承链。他们完成了一批女科著作且有独到的学术观点、诊疗技艺，自明代就有最早的女医专科个人医案专著

《女医杂言》,还有《妇科百辨》,清代有《妇科玉尺》《保产要旨》等,近代有医学教材性质的《中国妇科病学》问世,现代有我的"夏氏中医妇科调周理论体系",以及入选江苏省省级非物质文化遗产名录的周慕丹世医"周氏妇科疗法"等。顾植山、黄煌等虽不是从事女科的专科医生,但也对女科病症多有研索。

龙砂女科作为龙砂医派专科中的翘楚,特色鲜明,医家众多,并有早期女医加入与专科著作传世,他们既恪守龙砂底蕴,又汇聚百家、返本开新,中西医汇通,渐成专科,并形成活态传承,时至今日仍然可以服务临床。

龙砂女科的传承与龙砂医派的传承是一脉相承的。除师承授受,形成传统家族链、师生链外,龙砂女科还汲取傅青主、万全等名家学验,集成创新,又与邻近孟河、吴门医派乃至新安、海派医家交融,互学互鉴。

近现代以来,龙砂女科又与院校教育、研究生教育相结合,并与中医学术流派传承、非遗传承、全国老中医药专家学术经验继承项目、国医大师传承工作室项目等合作,构建了师承教育、院校教育、学历教育与继续教育相结合,医、教、研协同的立体传承网络。

龙砂女科在其形成、发展、传承、创新中,历经数代医家的努力,他们在继承龙砂医派相关学术思想、学术特色、诊疗经验的同时,论病考镜源流,师古不泥古。在女科方面,他们重视情志发病,创用治肝多法;注重气血营卫,调脾胃资化源;缕析经脉冲任,调营以固奇经;关注节气节律,善用五运六气。在治疗中,他们内外并重,针灸熏贴取宜,注重内外并治,妙用灸法以异病同治,重炮制与煎煮,巧用对药与食疗。

龙砂医家重视种子养胎,关注孕产安全。许廷哲的《保产要旨》详细地记载了胎前产后、临产保婴的各种注意事项和疾病诊治,对胎前、临产均有着重要的指导意义,不仅是一本胎产专书,更是一本科普之书。庄履严的《妇科百辨》种子篇,对女性不孕的病因进行了分型,涵盖了目前临床对不孕关于肾虚、肝郁、痰湿、血瘀的常见分型。周憬的《临产须知》对受胎摄生、临产宜忌、难产治要及产后调摄论述颇详。沈金鳌的《妇科玉尺》以求嗣开篇,强调男女同治。顾膺陀的《妇科集》提出逐月养胎法。

龙砂医家在为学、为医时,既崇尚经典,又充满学术活力,在临床基础上,提出新说。例如，柳宝诒不仅在治疗伏气温病上颇有造诣，在以伏温理论指导女科处方用药方面更有创见，其强调女科诸疾多由热邪所致，认为瘀热内蕴是女科经、带、胎、产诸疾的主要病因。我早年在《南京中医药大学学报》发表文章系统论述了五运、六气内涵及其与妇科生殖的关系。顾植山基于五运六气气化开阖枢理论重构女性生殖节律，用开阖枢时相新解"天癸"，活用乌梅丸、温经汤等古方促排、调经，从调天人关系着手，使用三因司天方诊治妇科生殖疾病。

对于中医学术流派的研究既要注重梳理历史脉络、总结提炼历代文献，更要善于借前人智慧为我所用，传承精华、守正创新。我虽已步入耄耋之年，但作为龙砂人，我对龙砂医派的传承创新发展十分关心，一直担任无锡市龙砂医学流派研究院高级学术顾问，并从五运六气以及我所从事的女科领域对他们进行指导，龙砂研究院举办的一系列学术活动由我亲自授课，或题词勉励，或视频寄语。我曾在给《龙砂医学丛书》写序时说过："我坚信现代龙砂医家一定能在前辈医家的基础上，做得更好、更出色。"

今天看到我的两位学生谈勇、周亚红牵头梳理龙砂医派中专科专病特色，索隐钩沉，基于古代文献发掘整理，构架"龙砂女科"，汇通中西，发微阐珍，借古开新，编著《龙砂女科传承创新实践录》，这对于提升龙砂医派学术内涵乃至丰富中医妇科流派，都具有重要的意义和实用价值。书稿刊行，定会引起学界关注。

"不愿闻达于诸侯，一心只在三指间，修得岐黄有所成，愿效傅翁济坤人。"这是我早年自题的一首座右铭，书此与诸君共勉。

2023 年 8 月 1 日于江苏省中医院

时年九十又二

前言

无锡古称梁溪、金匮，简称锡，江阴古称暨阳、澄江，简称澄，自宋代凿通锡澄运河后，两地交通便捷，商贾交往频繁，故多锡澄联称。发源于锡澄地区的龙砂医派，肇起于宋元，隆盛于清乾嘉时期，再兴于清末至今，2013年被国家中医药管理局确立为首批全国中医学术流派。

龙砂医派自宋元以来经历了萌芽、奠基、形成、拓展，迨至明清形成了以华士为中心和源头并不断向周边扩大，乃至影响全国的龙砂名医群体。经过挖掘整理，我们提炼出了龙砂医派作为学术流派的三大主要学术特色：一是重视研究《黄帝内经》五运六气学说，形成善用司天方药的龙砂医派五运六气特色。当代以代表性传承人顾植山为引领的顾植山五运六气是龙砂运气的奇葩。二是重视研究《伤寒论》经方，形成善用方-证-人相应、三阴三阳开阖枢理论指导经方临床应用的龙砂医派经方特色。当代以代表性传承人黄煌为引领的黄煌经方是龙砂经方的明珠。三是重视七损八益调阴阳及肾命理论，善用膏滋方奉生调体治未病，创新膏方制作工艺，形成龙砂医派膏方及养生"治未病"特色。

纵观全书，从概要、主要学术思想、医著选介、代表性医家、专病诊疗特色、外治法的应用、龙砂膏方、名方名药选析、现代传承与创新等九个方面，详细论述了龙砂女科的传承特色以及近年来对龙砂女科发掘整理研究的最新成果，可供中医临床工作者、中医科研人员、中医院校师生以及中医爱好者参考阅读。

为尊重流派传承历史和医家的诊疗用药习惯与特色，本书文献中的方名、药名、部分剂量单位及病名仍保留原貌，未进行规范统一，请读者在阅读和使用时予以注意。由于我们水平有限，经验不足，书中难免存在缺点和错误，望各位读者及时指正，提出宝贵意见，以便后续修改完善。

周亚红　谈勇

2023 年 7 月 31 日

‖ 目录 ‖

第一章　龙砂医派与龙砂女科概要

第二章　龙砂女科主要学术思想

第三章　龙砂女科专科医著选介

第四章　代表性医家女科学术特色经验

第五章 龙砂女科专病诊疗特色

第六章　外治法在龙砂女科中的应用

第七章　龙砂膏方在女科中的运用

第八章　名方名药选析

第九章 女科现代传承与创新

第一章

龙砂医派与
龙砂女科概要

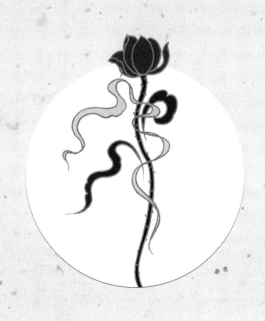

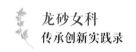

第一节 龙砂医派与学术特色

一、龙砂医派历史概览

无锡古称梁溪、金匮,简称锡,北倚长江,南濒太湖,自泰伯奔吴,定居梅里,有文字记载的历史可追溯到商朝末年,为江南文明的发源地之一,有"太湖明珠"之誉;江阴古称暨阳、澄江,简称澄。无锡、江阴均是苏南古城,一处太湖之北,一据长江之南,自古文风昌盛,历代名医辈出。自宋代凿通锡澄运河后,两地交通便捷,商贾交往频繁,故多锡澄联称。发源于锡澄地区的龙砂医派,肇起于宋元,隆盛于清乾嘉时期,再兴于清末至今,为中医学的一个重要流派。2013年龙砂医派被国家中医药管理局确立为首批全国中医学术流派。

龙砂之名,久已有之。因江阴华士镇(旧称华墅)有白龙山、砂山两座山,故华士古又称龙砂。根据文献载述,最晚到唐代已有龙砂之名。历代有以龙砂为题名的方志宗谱、著作、诗词,如《龙砂志略》《龙砂姜氏宗谱》《龙砂贡氏宗谱》《龙砂诗存》,曹颖甫的《龙砂道中》曰:"岁暮天涯一棹归,川途十里漾晴晖。天光照水水照舰,无数鸳鸯绕岸飞。"以龙砂命名的医学文献有《龙砂医案》《龙砂姜氏医案》《龙砂八家医案》等。

龙砂医派自宋元以来经历了萌芽、奠基、形成、拓展,迨至明清形成了以华士为中心和源头并不断向周边扩大,乃至影响全国的龙砂名医群体。

二、龙砂医派学风特质

龙砂医派形成于长江、太湖、京杭大运河、锡澄运河及泰伯奔吴的梅里之间,发展、丰富于环太湖区域。优越的地理位置促进了区域的经济发展、文化繁荣、信息交流以及人才的孕育,使得龙砂文化区具有"开放包容,敢为人先;崇文重教,精益求精;尚德务实,义利并举"的江南文化核心内涵特质。

这种文化反映到传统中医药学上面,锻造了龙砂医派"重视经典研究与应用,重视办学教学与传承,重视结社交流与互鉴,重视刊物编辑与传播;既有独创新见的精诚,又有经世致用的务实;既有尚德为民的情怀,又有复兴中医的担当;既有开放包容的融动,又有承古纳今的学风"等一系列文化、学术特质。

三、龙砂医派流派属性

从流派属性而论,龙砂医派兼有地域性流派、学术性流派、世家流派的三重属性特点。三者之间是相互交融的,不是孤立的。

经过挖掘整理,我们提炼出了龙砂医派作为学术流派的三大主要学术特色:一是重视研究《黄帝内经》五运六气学说,形成善用司天方药的龙砂医派五运六气特色。当代以代表性传承人顾植山为引领的顾植山五运六气是龙砂运气的奇葩。二是重视研究《伤寒论》经方,形成善用方-证-人相应、三阴三阳开阖枢理论指导经方临床应用的龙砂医派经方特色。当代以代表性传承人黄煌为引领的黄煌经方是龙砂经方的明珠。三是重视七损八益调阴阳及肾命理论,善用膏滋方奉生调体治未病,创新膏方制作工艺,形成龙砂医派膏方及养生"治未病"特色。

第二节 龙砂女科概要与源流

一、龙砂女科概要

龙砂医派及其医家,除有三大主要学术共性外,又从共性中衍生个性,各自专科特色鲜明,在内科、外科、女科、儿科、骨伤科、针灸、推拿、喉科、痔科以及痘疹、伤寒、温病等诊治方面,皆有心得。如高秉钧所著的《疡科心得集》,独树一帜,其所创的"心得派"成为中医外科学三大流派之一;王旭高创立治肝三十法;沈金鳌倡"脾统四脏"论;张聿青阐发"流湿润燥"论等,均为学界所推崇。又如"许之婴儿,尤之治喉,朱之接骨",及至黄氏喉科、刘氏骨伤等民众口碑,广为流传。他们"各美其美、美人之美、美美与共",极大地丰富了龙砂医派学术体系与诊疗技艺。

关于龙砂女科的提出,有其理论依据。通过研究发现,历代龙砂医家中有一批专门或兼职从事女科的医家群体,并且有明确的师承、私淑关系,形成家族链、传承链,薪火传承代有人。他们完成了一批女科著作,且有独到的学术观点、诊疗技艺,自明代就有最早的女医专科个人医案专著《女医杂言》,还有《妇科百辨》,清代有《妇科玉尺》《保产要旨》等;他们与时俱进,汲取现代医

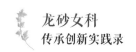

学理念,近代有《中国妇科病学》,现代有国医大师夏桂成的"夏氏中医妇科调周理论体系",以及入选江苏省省级非物质文化遗产名录的周慕丹世医"周氏妇科疗法"等。

龙砂女科特色鲜明,医家众多,并有早期女医加入,且有专科著作传世。龙砂女科医家既恪守龙砂底蕴,又汇聚百家、返本开新,渐成专科,并形成活态传承,时至今日仍然可以服务临床。

二、龙砂女科源流

在龙砂医学发展的历史长河中,女科无疑是其独特的一个分支。女性在明清时期受封建礼教的影响,往往沦为生育工具。她们的生命健康没有保障,既没有社会地位也没有经济地位,不是讳疾忌医就是无钱延医,长期忍受着病痛的折磨。而龙砂医派在女科方面的成就,特别是女医的出现,无疑是对当时女性的一种救助,具有重要的时代意义。

回溯龙砂女科的发展历史,发现自元代以来,无锡魏氏家族精于妇科,魏叔皋为元季本州医学学录,业妇人科。逮至明代,其后人魏思敬及子魏公哲、孙魏宗美,皆世祖业。

明代无锡徐孟容医士之妻徐陆氏,善医,名闻朝中,永乐年间奉诏入宫,成为宫廷女医,及老赏赐归无锡家中。稍晚时出生于无锡小娄巷江南名门谈氏望族的谈允贤,专事妇人病,临床上善用灸法,注重内外并治,著《女医杂言》。庄履严(字若旸)著《妇科百辨》,明确提出了月经与十二经脉的关系,探析女性不孕的病因,对早产有明确的认识,论述交骨不开等各种难产的处理方式。周铉(字月窗),工医,兼精疡、疹、妇人诸科,文献记载"三吴抱疾求治者填塞街巷"。

清代无锡周憬,博览前贤著述,结合临床经验著《临产须知》。该书阐发《达生篇》临产"六字真言",对受胎摄生、临产宜忌、难产治要及产后调摄论述颇详。其子周镇(字小农),秉承家学,先后师事邓羹和、张聿青,对妇人病多有心得,《周小农医案》载有妇科专篇。

宜兴许廷哲的《保产要旨》对难产病因剖析详尽,记载保胎、催生、产后调摄乃至保婴要则,并载验效方。周清南尤长妇人科,年七十余,手卷不辍。沈金鳌著《妇科玉尺》,治妇科以四制香附丸为基灵活化裁,强调生育关系到男女双方,重视基础疾病的诊疗。周吉人著《吉人集验方》,收录汪朴斋《产科心法》,增入周氏经验方百余首。

黄堂的《黄氏纪效新书》卷三十至卷三十四为"女科"调经、带下、崩漏、胎前、产后诸案。《张聿青医案》卷十七详载张氏调经、带下、崩漏、胎前、产后、乳症治验,对于女科,其善用血肉有情之品,并灵活运用丸、散、膏、丹剂。

柳宝诒治带下,善调脾气以升清,不以一味苦寒燥湿,而在养阴健脾中行束带之法;经带同病,当以调气为先,"疏肝和气,为治血之本";临证施药对,贵和协通调,泻热化瘀用大黄配红花,温经化瘀用牛膝配桂枝,理气化瘀用旋覆花配红花,养血化瘀以阿胶配蒲黄。

薛文元认为"女子之病,虽以血为主,但气为血帅,血随气行,故调气尤关重要""无论经带胎产,尤须以培土为基础,标本兼顾",产后理虚,常嘱以江阴土产米制黑酒食疗,颇具地域特色。

丁福保翻译出版《生殖谭》《胎生学》等著作,促进了现代生殖医学的传播。时逸人编著《中国妇科病学》,汇通中西妇科理论,衷中参西。由章巨膺整理出版的恽铁樵的《妇科大略》结合中西医论述妇女生理、病理,详于临床运用。承淡安运用针灸治疗经、带、胎、产疾病,创新灸法理论。

顾膺陀编写了《妇科集》,该书设调经、经闭、虚劳、血崩、带下、淋病、积聚、杂病、阴户、种子、胎前、临产、产后及乳病14类,以中医理论为主,兼取西医之说,详述妇产科常见病证及其治法方药。

江阴朱莘农、朱少鸿兄弟,除治伤寒外,于妇科皆有心得。入选江苏省省级非物质文化遗产名录的"周氏妇科疗法",倡导"湿热致病说",在"气火"致病说上,亦多新义。国医大师夏桂成率先提出了"经间期学说",结合《周易》、太极图、五运六气学说,阐发女性生殖节律。其创立了夏氏调周法,已卓然成派,国内外学者争相拜师学习,影响深远。

第三节 龙砂女科发展阶段特色

一、早期女医参与

《史记·扁鹊仓公列传》曰:"扁鹊名闻天下。过邯郸,闻贵妇人,即为带下医。"带下医"即为最早的妇产科医生。"女医""乳医"在汉代设立专科时是隶属于太医令的,原指妇科医生,虽有女性从事宫廷侍医,但是业医者基本以男性为主。女医或者女性医者,其含义包括两个方面:一是指医者为女性,二是指诊治的患者大多为女性的医者。江苏无锡不断有女医出现,这和无锡素来开放、包容的特点有关。有的地方医术作为一种技能传男不传女,大部分女性受"女子无才便是德"的影响,根本没有机会学习文化知识,要成为医者更是异想天开。而龙砂区域内的女性无疑是幸运的,她们不仅有机会习文明理,更可以习医。女医的出现给更多在当时被封建礼教束缚的女性带来了希望,无论是"使女"还是"富家千金",是"船女"还是"商人妇",各阶层女性皆可习医。这不仅避免了女性患者被男性医者诊治的尴尬,也提高了她们的接受度和依从性;同时,医者能更为深入细致地了解发病因素,得到更为详尽的病史及四诊资料,作出更为准确的诊断及治疗。

有史料记载的比较有名的两位女医:一位是明代名医徐孟容之妻徐陆氏,如今很难考证她的真实姓名,徐陆氏陪伴夫君之侧,日积月累竟自学成才,以医知名于乡里。永乐年间,中宫派遣内侍至锡,召之入宫,徐陆氏成为宫廷女医,即当时为皇帝、嫔妃们诊治疾病的女性御医,相当荣耀,直至晚年才荣归故里。另一位是谈允贤,谈氏乃江南名门望族,从其曾祖父开始,世代行医,家学渊源。谈允贤由其祖母亲自教导医学,专事妇人病,包括妇女所得内外科诸疾,临床上善用灸法,注重内外并治,著《女医杂言》。从书中记载的医案可以看出当时女性因受社会礼教的压迫而求医治病之艰难,治病一方面需要钱,另一方面从医者大多是男性,许多隐私的疾病都不能开口明言,所以大多数女性虽然疾病缠身,但是能得到有效治疗的少之又少,特别是许多社会最底层的女性往往只能默默忍受。谈允贤诊治的患者,有因夫不时宿娼,偶因经事至,大闹乘时,多耗气血,遂成白淋者;有其夫因无子,娶妾,带领出外,妇忧愤成疾,两腿火丹大发者;有因生四胎而无子烦闷十年不孕者……虽然仅有 31 则医案,但从《女医杂言》中可以看到夫权社会下女性的郁闷、婆媳矛盾的尖锐、家务劳动之繁重,以及求子压力对女性健康的影响,这些也是对当时社会的真实反映。谈允贤通过与就诊患者的亲切接触和平等对话,对她们情感和生活的耐心询问、细致观察,感同身受,形成她独特的诊治风格。面对疾苦,谈允贤以最简、最廉、最便捷的方法医治,如其常用灸法,或为患者解除痛苦,或使其达成所愿而顺利产子。总而言之,在封建社会背景下的龙砂区域,女医的出现是一种社会进步的表现,也是社会需求的体现,与江南流域、龙砂文化经济区域的繁荣有一定的关系。

二、女科、产科专科化

隋唐时期,妇科开始从内科范围内分化,趋向专科发展;两宋时期,设立"太医局"培养专门人才,设置九科中包含"产科";明代,《明史·百官志》记载有"妇人科",女科正式作为专科出现;明清时期,程朱理学盛行,封建礼教束缚了产科的发展,故而这个时期以妇科见长,同时涌现出了很多妇科专著。

明代龙砂医家庄履严所著的《医理发微》将妇科单列一卷。后世一度认为此书亡佚,仅有妇科单卷更名为《妇科百辨》流传下来,且影响深远。该书明确提出了月经与十二经脉的关系,对不孕症进行了具体分型详述,引用阐发者甚多。

同时期,明代女医谈允贤跟随祖母学医,从孩子、自身及邻里试手,进而远近闻名,专事妇人病,录医案 31 则而成《女医杂言》。该书作为龙砂医派留存较早的代表性女科专著,其中一些病案并不是现代意义上的妇科疾病,而是就治疗对象为女性所言。其中大部分是妇科病,涉及习惯性流产、月经不调、产后诸疾、腹中结块、血崩、不孕等病证,亦有部分内科、外科及皮肤科的疾病。

三、早期的妇科学科建设

中医妇科学同中医学其他学科一样,有着悠久的历史,萌芽于夏商周时期,在秦汉时期有了进一步的发展,在医事制度上设有女医,出现了最早的妇产科专著;晋隋时期脉学和病源证候学的成就推动了妇产科学的发展;而妇产科成为独立专科是在宋代,在医政上设置的九科有产科一门,专著偏于胎产方面;清代把妇人杂病和产科合并为妇人科,统称为女科。晚清时期西学东渐对中医学产生了一定的影响,唐容川、张锡纯等是中西汇通的代表医家,无锡籍龙砂名医时逸人先生创建中医学院,培养师资、编制教材,他们为新时代中医教育的改革作出了极大的贡献。《中国妇科病学》就是当时编写的有中医妇科学教材性质的著作,对新时代新中国中西融合的妇科学科建设进行了初步探索。

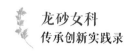
四、实现早期的中西医汇通

早在明末清初,西洋医学已在中国传播,西方来华的传教士带来一些西方医药知识,如邓玉函翻译的《人身说概》,罗雅谷、龙华民、邓玉函翻译的《人身图说》等已出现。这时中医界已有一些医家开始接受西医学说,如毕拱辰、金正希等接受记忆在脑说,王宏翰认为西人所谓水、风、火、土四元素说与中国五行学说相似,便拿来与中医的太极阴阳之说加以汇通,还以胎生学阐发命门学说。王学权则认为《人身说概》《人身图说》等著作介绍的解剖学知识,可补中医学之不足,但也有不足之处,要"信其可信,阙其可疑"。

19世纪末20世纪初,西方医学开始大量涌入中国,传教士的到来,西医书籍的翻译,建立西医学校、医院,吸收留学生等,均对传统的中医学造成巨大的冲击。当时中国正处在受外强侵略、清政府不断割地赔款的屈辱之下,在知识界深刻反思中国积贫积弱、备受凌辱原因的大背景下,洋务派"师夷长技以制夷""中学为体,西学为用"的思想也影响到中医,于是中医界的一些精英提出革新中医的设想,并试图用西医来改造中医,使中医摆脱"陈腐"的学术氛围。这股思潮在我国近代化进程中由弱变强,由个别而成全体,由涓涓溪流而成滚滚洪流,以致演变形成中医学的一个学术派别——中西医汇通派。

丁福保(1873—1950年),字仲祜,号畴隐居士,无锡人。1906年因病跟随赵元益先生学习医学,精通中西医学。1909年获得最优等内科医士证书,声名鹊起,被委派赴日本考察医学。归国后,在上海设医学书局、办医院、建疗养院,为人诊病历时20余年。58岁后,专心著书,编撰出版了300余篇著述,在医学、文字、佛学、古钱收藏研究、数学等方面均有建树。其因渊博的学识、精深的造诣而被世人所赞誉。

丁氏1901年赴苏州东吴大学学习英文半年,后到上海就读于南洋公学东文学堂,受到较好的日文训练。丁氏精通英文、日文等,1899年编译了《卫生学问答》,这也是第一本通俗西医常识书。此书共9章,包括饮食、起居、体操、个人卫生知识、保养身体等内容,同时还介绍了日常生活中一些浅显的医学知识,并对中西医学的源流、异同作了讨论。1909年丁氏赴日本考察学习期间,考察了帝国医科大学及附属医院、青山医院、千叶医学校等,参观了解剖室、X光室、内外科室、镜检室等相关科室,做了大量的研究工作。归国后丁氏翻译并撰写了较多医学相关书籍,在其所著的 300 余篇专著中,与医学相关的丛书约 83 册,涵盖解剖、生理卫生、病理、诊断、药物处方、肺病、外科、儿科、妇科、胎产等 24 类相关专业。其中与妇科、胎产相关的书籍有《近世妇人科全书》《竹氏产婆学》《产科学初步》《妊妇诊察法》《妊娠生理篇》《富氏产科及妇人科学》《新纂儿科学》《育儿谈》《分娩生理篇》《产褥生理篇》《生殖谭》《胎生学》《子之有无法》等。此类书涵盖了现代临床的妇科、胎产及生殖医学等的生理病理各范围。其中编译自日本医学士竹中成宪的《竹氏产婆学》对后世影响极大,该书论述了分娩子宫开口期、产出期、后产期各现象,并介绍了产妇摄生法、育儿法、产妇母子等疾病以及各种手术,对胎产学的发展意义深远。其发表《论今日宜办速成产妇讲习所》的建议,传授愿意从事 "接生保养" 女性最基本的助产知识,为我国最早的专业助产士培训奠定了理论基础。

丁氏不仅有丰富的西医知识,同时也有扎实的中医知识,并注重两者的融合。其撰写《中药浅说》《中西医学汇通》《中外医通》《新本草纲目》等,主张以西医之法改造中医。1939—1944 年,为沟通中西医学,丁氏还创办了《国药新声》一刊,介绍西医生理、病理等基础理论,并大力提倡 "中医科学化",对麻黄、乌头等中药的成分、药理作用、功效、制剂等进行了研究整理。

中西汇通是中国晚清时期兴起的一种思潮,这种思潮渗入到政治文化的各个领域,是中国精英层为振兴国家、抗御外侮所做的一种努力。中西医汇通则是汇通思想在医学领域中的反映和表现,是中医人士认识科学进步、寻求自我发展、顺应历史潮流的体现,它代表了一个时期医学发展的趋势,成为近代以来中医学术发展的新的思潮流派。可以说,中西医汇通是一次中医界的思想革命,也是中医在近代发展的一个契机。

第四节 龙砂女科传承特色

龙砂女科的传承与龙砂医派的传承是一脉相承的。除师承授受,形成传统家族链、师生链外,龙砂女科还汲取傅青主、万全等名家学验,集成创新,又与邻近孟河、吴门医派乃至新安、海派医家交融,互学互鉴。既有固守传统的兼职医生,如大内科兼看妇科,又有专病、专科化。学术上既有对本土医家经

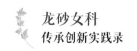

验的继承,又有发挥,如沈金鳌的《妇科玉尺》收录许叔微的佛手散名方,并根据临床灵活增损化裁,胎伤下血腹痛,加胶、艾、川断、白术、杜仲、条芩;横生倒产,子死腹中,加马料豆一合,炒焦热淬水中,加童便一半煎服;产后瘀血上冲入肺而嗽,加桃仁、红花、杏仁、川贝、延胡索。

近现代以来,龙砂女科又与院校教育相结合,医教研全面发展,并与中医学术流派传承、非遗传承合作。如国医大师夏桂成,将传统师承与院校教育完美结合,通过研究生教育、全国老中医药专家学术经验继承项目、国医大师传承工作室项目等,构建了形式多样的立体传承网络。

第五节 龙砂女科形成要素

一方山水养育一方人,一方水土造就一方医。江南地区优越的地理环境、丰富的自然资源、发达的经济、繁荣的学术氛围、深厚的文化底蕴,乃至包孕吴越的太湖文化、海纳百川的长江与运河文化、泰伯奔吴的吴文化等相互交融的江南人文基因,促进了龙砂文化区的形成,也孕育了儒风独茂、名医辈出、名著众多、医术纷呈、特色鲜明的龙砂医派。龙砂女科作为龙砂医派专科专病中的翘楚,其形成既与龙砂医派的形成同步,又有其专科专病的要素。

一、文风昌盛,学脉巍巍

龙砂文化区素有"衣冠文物之邦,东南人文之数""文献之邦"诸誉,文教昌明,书院林立。除官学外,明清两代,无锡私学繁荣,家塾、义学、书院遍布,科举迭中,人才辈出,为高素质医学人才的孕育提供了温床。

此外,医官制度为龙砂世医的延续提供了可能。明初实行"配户当差"的户役制度,太医院官多由医户充任。医户大多世代行医,父子相袭、兄弟相授的传统,有利于医学世家的延续,也有利于医术的传承与发展,如明代龙砂名医吕夔与其孙吕应钟、吕应阳"一门三御医"等。

历代龙砂学人,注重著述藏书。此外,龙砂文化区刻书发达,历代书家、医家都重视医书的刊印,如江阴朱氏校勘《素问玄机原病式》等医著;无锡薛福辰校勘《重广补注黄帝内经素问》;沈金鳌沈氏师俭堂撰刻《沈氏尊生书》,包括《杂病源流犀烛》《伤寒论纲目》《幼科释谜》《妇科玉尺》《要药分剂》等，沈氏是家刻医书的典范。还有在刊刻宗谱时收录医书的，如江阴庄履严系明代万历年间名医，所著的《医理发微》被收载在族谱中，目前刊行的《妇科百辨》即是从《医理发微》中摘出的。这些都为龙砂女科著作的流传提供了可能，为龙砂女科学术的传播提供了载体。

二、文经并茂，药资丰富

便捷的交通、发达的经济、丰富的药材资源，也是龙砂医派产生的重要因素。锡澄运河，南接京杭大运河，北经黄田港入长江，为南通苏浙、北达淮扬的水运枢纽。"自大江以南，西浙之郡，号富庶者必称姑苏，次则无锡，盖其田畴丰腴，民物丛聚，巨室大家棋布星列，非他州比焉"。在中国历史上几次大的人口南迁中，无锡成为很多中原望族避免战乱的重要选择地。望族的迁入，输入了大批人才，随之而来的还有资金、文化和技术，也逐渐形成了崇文重教的优良民风，诗礼传家更是望族世家的文化传统。很多久负盛名的医学世家亦随之南迁无锡、江阴，如御医金瓶许氏世医等，为龙砂文化区医学发展注入了活力。

江苏药材资源丰富，有茅苍术、苏薄荷、苏芡实、宜兴百合等多种道地药材。无锡属太湖平原"四小"药材区，宜兴属宁镇扬低山丘陵道地药材区，两地独特的地理环境为野生和家种中药材提供了良好的生长条件。仅宜兴就有中药材约970种，其中药用植物类有844种。这些为龙砂女科中药材使用多样性提供了便利。

三、交流互鉴，学脉绵延

龙砂地区医家之间交流频繁，有较早的会诊记录。医家通过师承授徒、会诊交流，不仅促进了学术思想的传承与延续，使得学派三要素(学术思想、著名医家、传承群体)渐趋完备，而且促进了世医流派形成、学术流派产生，如朱氏夹阴伤寒，柳宝诒寒温统一论、伏气温病说等。

《龙砂八家医案》孙御千先生方案中，王仲良的肾阳虚衰案，患者始由宋朝宗治，转请戚向书治，均无效，且日见危重。戚便与姜体乾共商，仍不见转机，于是再邀孙御千、王履安，四人会诊，共立一法，终于药到病除。孙御千说得好：

"是证也,赖有向书之先识,体乾之主持,二人之功居多,而予与履安商酌赞襄,他人不能别议,方可起一生于九死,为无功之功也。"足见君子之风。吴士瑛常邀当地名医姜体乾、孙御千等会诊,并将病案记入《痢疾明辨》中。张聿青时常请教汪艺香,缪问就教于姜体乾,姜体乾善于五运六气理论,常人不懂,缪问加以注释,使之流传。

龙砂医家在师承、私淑的过程中传承着学术主张。据《江苏历代医人志》载,吴文涵从学张聿青,张聿青临床重视运气理论,吴文涵编《张聿青医案》,并著"运气稿"数篇,刊于《绍兴医学报》。方仁渊早岁受业于无锡名医王旭高之门,编刊《王旭高医案》4卷,并附识按语。王旭高重视运气学说,有《运气证治歌诀》存世。作为王旭高的学生,方仁渊在学术上也重视运气学说。

四、与时俱进,汇通中西

秉承经世致用理念,龙砂文化区学者不断追求科学精神,传播科学思想并付诸实践,接受新学,他山之石,为我所用。

无锡钱桥人徐寿、徐建寅参与创办江南制造局。1868年江南制造局翻译馆成立,负责翻译和引进西方的科技类书籍,徐寿、华蘅芳、徐建寅等无锡人为骨干力量。徐寿(1818—1884年),字雪村,号生元,其登载于《格致汇编》的《考证律吕说》,因纠正了著名的伯努利定律,经《格致汇编》主编傅兰雅译为英文,刊发于 Nature,在国际上引起了巨大轰动。徐寿也是我国首位刊文于 Nature 的本土学者。

丁福保肄业于江阴南菁书院,1909年参加两江总督举办之医科考试,丁福保获最优等内科医士证书,被派往日本考察。归国后,在上海办医院、建疗养院,并设医学书局刊行医书,致力于编译日文西医书,向我国医学界介绍西医知识。丁福保译述和编著的医书达160余种,涉及临床各科和基础理论各方面,其《丁氏医学丛书》中自撰医书近20种。

承淡安汇通中西,曾东渡日本借鉴现代办学思路,重光绝学,培养了大批中医人才。赵承嘏毕生致力于中草药化学研究,运用近代化学方法对古老的中草药进行系统的研究。

开放包容、与时俱进的学风,使得龙砂医派在西学东渐的背景下,能不被时代所淘汰,焕发出勃勃生机,赓续不断,代有传承。

第二章

龙砂女科
主要学术思想

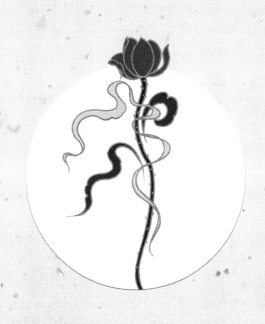

龙砂女科在其形成、发展、传承、创新中,历经数代医家的努力,他们在继承龙砂医派相关学术思想、学术特色、诊疗经验的同时,论病考镜源流,师古不泥,不拘成说成法,发微阐幽,融会新知,就专病专科而论,逐渐形成了自身的风格与特色。

第一节 重视情志发病 创用治肝多法

肝主情志,功能藏血,女子以肝为先天。龙砂医家在女科证治中,十分重视情志发病,注重从肝治,且创用多法。谈允贤临床注重体察女性患者的情志致病因素,如不孕者,见之"甚是忧闷",有情志不调,肝火妄动之征。庄履严强调"调经秘诀以戒郁怒为主"。张聿青在《张聿青医案》妇科卷医案中提及"肝"达 70 余次。

沈金鳌论妇科诸病时,重视情志与妇科疾病的关系,认为"室女忧思积想在心,则经闭而痨怯者多","劳怒伤情,内火发动"可以导致堕胎,并且将其形象地比喻为"犹风撼其木,人折其枝也"。他还对室女、寡妇、师尼不同人群单独论述,其在《妇科玉尺·自序》中称:"妇女深居闺房,则情不畅;妇女见地拘局,则识不开……稍有不遂,即为忧思;忧思之至,激为怨怒。不知忧则气结,思则气郁,怨则气沮,怒则气上,血随气行,故气逆而血亦逆,血气乖争,百疾于是乎作。"

柳宝诒注重肝气不和而阴损络阻,认为"肝肾奇脉,均因病久而虚,而脾胃气机,又因肝气不和而窒,愈延愈虚,渐入营损之途"。对于经带同病,柳宝诒以调气为先,强调"舒肝和气,为治血之本"。柳宝诒的弟子薛文元认为,妇女性情大都沉默,好忧思,善抑郁,治疗多应注重调肝。

朱少鸿认为妇人肝病最多,肝属木,木喜条达,一有不舒,则气郁乎内,化火发风。肝脏刚而其性急,触情著气即郁而不舒,且愈郁愈结。朱少鸿指出妇人备孕之时要注意精神调摄,女子以肝为先天,不可过怒,防止肝气逆乱,"肝气上冲,则呕吐衄血,脾肺受伤;肝气下注,则血崩带下、滑胎、小产"。

《读医随笔》云:"医者善于调肝,乃善治百病。"在龙砂医家中,以王旭高最擅治肝,其认为"肝病最杂,而治法最广",在《西溪书屋夜话录》中创立治肝三十法,其中以肝气、肝风、肝火三者为肝病中的三大纲目。针对营血不足,经事愆期,属肝气有余、瘀凝停滞者,王旭高常用金铃子、吴茱萸、当归、延胡索、陈皮、沙苑子、香附、大麦芽、青皮等疏肝化瘀、和营养阴。王旭高在治肝时,还十分重视五行生克及母子关系,指出"肝火上炎,清之不已,当制肝"。在肝火上炎证中,如清肝不可,则当清金泻木,药用石决明、沙参、麦冬、枇杷叶、玉竹、石斛、天冬。周小农受王旭高影响颇深,对于女科疾病,常用疏肝理气、清肝泻火、养肝息风等治肝之法。

第二节 注重气血营卫 调脾胃资化源

女子"以血为本,以气为用",营者"和调于五脏,洒陈于六腑","卫气者,所以温分肉,充皮肤,肥腠理,司开阖者也"。许叔微在《普济本事方》中设立专篇论述妇人病,认为妇人病多是月经乍多乍少,或前或后,时发疼痛,治疗上"当和其阴阳,调其气血,使不相乘,以平为期"。谈允贤重视气血,并注重调脾胃以资气血,以滋阴养血、健脾补气为要,并善用风药升阳之性益气健脾。

沈金鳌认为调理气血是治疗妇科病的根本大法,并认为"求嗣之术,不越男养精、女养血两大关键"。沈氏临床重视调脾胃以调气血,其在《杂病源流犀烛》中更是提出了"脾统四脏"的论点,四制香附丸为其妇科之要药,谓其能调和妇人经脉,气虚者加四君子汤,血虚者加四物汤。

张聿青重视气血,调经以理气为先,在调经案中多次分析气血失调病机,如"气乱则血亦乱,不能循行经络""血为气之配,气和则妄行者循经而不乱矣""气为血之帅,经前胀满,经至淋沥,皆气滞不宣""血中气滞,气行则血行,故曰调经以理气为先也"。其善用宣通气血法、调气养营法,以香附与当归、丹参、鸡血藤膏养血活血,并喜用血肉有情之品来补益气血、调理冲任、填精补髓。

王旭高在调气血时倡导,劳伤中气可予甘平药补气生血,劳损精血可予酸苦药益阴和阳。王旭高尊崇许叔微补肾不如补脾论,并指出"脾为营之本,胃为卫之源",常醒胃阳以摄脾阴。

周憺注重气血,认为女子为阴,以血为本,以气为用。其在《临产须知》中

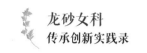

指出"气调则胎安,气逆则胎乱"。其子周小农,注重调气血时调脾胃,时用匮药丸法,"缮固血室,兼顾中州"。

黄堂重视脾胃,以资化源。其在多则医案中反复强调月经不调"与调脾以滋化源""宜调中以资化源",崩漏"病在脾元可知",并认为"虽曰有故无损,其血气久亏者,不可专于逐邪也"。

柳宝诒强调畅气养营,"经候愆迟,带白腰酸,营分虚而不畅,亦因气阻所致。气为血帅,自当以调气为先"。其治带下,善调脾气以升清,不一味苦寒燥湿,而在养阴健脾中以行束带之法。

薛文元认为"女子之病,虽以血为主,但气为血帅,血随气行,故调气尤关重要""胃为水谷之海,主精微之滋生,化为气血,运行周身,故无论经带胎产,尤须以培土为基础,标本兼顾"。其治疗产后虚证,气偏虚者,参术配芪,且倍其量,并以血药和之;血偏损者,以归、地为主,并以气药引之。

第三节 缕析经脉冲任 调营以固奇经

龙砂医家在治疗女科疾病时,注重其与经脉尤其是奇经八脉的关系。庄履严的《妇科百辨》明确提出了月经与十二经脉的关系。承淡安还提出"带脉专治带下"的论断。

沈金鳌细审冲任督带源流,结合《黄帝内经》、仲景学说,提出"冲脉既为十二经之海,而下为血海,又与督脉为十二经之道路,及与任脉、阳明脉会于气街,则督任二脉皆可谓之冲"的学术思想。冲脉在其中独主血海,是因其为先天精气之主,能"上灌诸阳,下渗诸阴,以至足跗"。所以冲病最易出现冲逆之症,宜降气泄热,沈氏常用的药物有陈皮、当归、沉香、木香、吴茱萸等。

黄堂重视奇经,在治疗带下病时提出"产后营亏,损伤奇经,带下绵绵",主张调营以固奇经,如治疗月经先期案中提到"经事先期,腰酸带下,营亏奇经不固",治疗上"议用归脾法,佐以摄固。以坤厚为气血之源,奇经之母耳"。在调治冲任时,遇虚实夹杂,则难以调治,"此冲任虚中有滞,最不易调"。

张聿青论治调经、带下时除关注气血失调、脏腑功能失调、有形之邪闭阻外,还十分关注冲任损伤、带脉失约病因病机,"诸经之血会于冲脉,从冲脉而下者,谓之月经。冲气不调,经来血聚,冲气不通,所以胀势每甚";"经事愆期,腹痛、脐下滞坠,按之尤痛,冲脉气滞";带下腰酸,"带脉不固,肝肾空虚,阳气上逆也",阳升而奇脉不固。常仿金匮温经法,以阿胶、龟板胶、龟甲胶、鹿角胶、鲍鱼片、贻贝等益精血、理冲任。

朱少鸿注重营血与奇经的关系,言"营卫失于交会,下焦奇经已虚",并善于运用腹诊辅助诊断,如"冲脉挟脐而行,今当脐筑动,血海空虚"。周小农善于运用脉诊判定奇经亏虚,如"脉虚神惫,气力衰弱,治以固下补奇经法"。

第四节 关注节气节律 善用五运六气

重视《黄帝内经》五运六气理论的临床运用,是龙砂医派重要学术特色之一。在女科中他们同样重视时令节气、周期节律与五运六气,遵循天人合一思想。如王旭高在论述崩漏时,认为"经事来多去少,似崩非崩,是血虚有热也。所谓天暑地热,则经水沸溢",遵《素问·八正神明论》"因天时而调血气也"之训,用白薇汤加阿胶治疗。王氏还注重节气、运气发病影响,如治疗产后骨蒸发热指出"节近清明,地中阳气大泄,阴虚阳亢莫制,恐其交夏加剧""清明节后,土气司权,趁此培土,冀其脾胃渐醒,饮食渐加,佐以清金平木,必须热退为妙"。

既往研究业已发现,王旭高是一位五运六气大家,其编撰的《运气证治歌诀》对运气方进行了阐释、增损,并指出气运变化有异,应灵活运用,旗帜鲜明地提出"是故执司天以求治,而其失在隘。舍司天以求治,而其失在浮"。

黄堂的《黄氏纪效新书》中有许多包括妇科在内的五运六气医案,如治疗王某,产后营虚,手足麻木且恶寒,适逢春季,因主气为厥阴风木当令,黄氏判定其病因为"春之令木少滋涵",治疗仿《三因司天方》木运不及年苁蓉牛膝汤意,施以肉苁蓉、牛膝、归身、熟地、巴戟天等滋水涵木以治疗。

现代龙砂医家夏桂成、顾植山等在临床都以善用五运六气而著称,且多有发前人之说。国医大师夏桂成系统论述了五运、六气内涵以及与妇科生殖的关系,并与其创立的补肾调周理论结合,自成体系。顾植山基于五运六气气化开阖枢理论重构女性生殖节律,用开阖枢时相新解"天癸",活用乌梅丸、温经

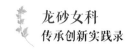

汤等古方促排、调经,从调天人关系着手,使用三因司天方诊治妇科生殖疾病。

第五节 重视种子养胎 关注孕产安全

历代龙砂医家重视优生优育、胎孕、生产及产后调摄,编著多部专著。许廷哲的《保产要旨》作为胎产、保婴的专著,首述胎前受胎保护 8 条、小产当慎 5 条,并有预防堕胎的方药,次述妊娠杂症,后附胎前要方;阐述临盆诸证治要点,以及催生药方,另列难产七因 7 条、六字真言 13 条、临床宜忌 8 条;还有论产后禁忌、调治,以及保婴要则、初生调护 14 条。许廷哲还重视平时调护,该书记载了生活、饮食的忌宜食疗方。作者分卷系统且详细地记载了胎前产后、临产保婴的各种注意事项、疾病诊治,对胎前、临产均有着重要的指导意义。该书不仅是一本胎产专书,更是一本科普之书。

庄履严的《妇科百辨》种子篇,对女性不孕的病因进行了分型,涵盖了目前临床对不孕关于肾虚、肝郁、痰湿、血瘀的常见分型。

周憬编著的《临产须知》对受胎摄生、临产宜忌、难产治要及产后调摄论述颇详。该书专题阐发《达生篇》临产"六字真言",并附以临证心得。虽然该书是一本临产专书,但其中还记录了较多胎前、产后的调摄方法、注意事项,重视优生优育,甚至西医优生遗传、种痘等亦有所涉及。

沈金鳌的《妇科玉尺》以求嗣开篇,强调男女同治;注重体质,认为父母体质的强弱对子嗣有影响,所谓"父少母老,产女必赢;母壮父衰,生男必弱"。除列求嗣篇外,沈氏另立胎前专篇,充分体现了优生优育的思想。此外,沈氏尤其重视妊娠期用药的宜忌,虽有"有故无殒亦无殒"之说,但其已充分认识到某些药物对胎儿的危害。

顾膺陀的《妇科集》阐发逐月养胎法,并提出胎前饮食宜忌,认为妊娠饮食宜淡泊不宜浓厚,宜清虚不宜重浊,宜甘平不宜辛热等。关于产后摄养,该书则提出宜高枕靠垫,厚铺被褥,室中窗户缝隙均宜遮蔽严密,免致贼风之侵入;产后饮食各有不同;产后不宜饮酒;产后百日内勿劳房事,对现代产褥期的护理有着重要的指导作用。

时逸人的《中国妇科病学》是近代的一部较有影响力的妇产科著作,分调经、胎产、产后病。胎产篇分胎产总论、因胎而致妊娠妇之胎前病、妊妇自身之胎前病、胎儿自身之胎前病、小产病、难产；产后病篇分产后子宫之病、产后乳部之病、产后兼发之病。该书还引入了西医学的概念，从中西医结合角度阐释妇女经期、妊娠期之生理、病理、发病原因等问题。

旧时缺医少药，妇女生产十分危险，龙砂地区也有"生儿育女鬼门关"的谚语。龙砂医家都注意到了这一问题，积极提出从生产前到产程中的各种注意事宜，以求提高产妇生存率。许廷哲就在其著作《保产要旨》中鼎新阐发了十产论，提出了横生、倒生、偏产、碍产、坐产、盘肠产、冻产、热产、惊产、伤产等十种难产情况及相应解决方法。周憬则提出了诸多临产宜忌，包括"时至自然分娩，不得用法催逼""最忌曲身眠卧""切忌惊忧躁急""盛暑之月产室须要清凉，宜多备开水以收热气，须频频换之"等，都是极其有效的。

第六节 内外并用并治 针灸熏贴取宜

《金匮要略》开创了妇产科辨证论治和外治法治疗妇科病的先河。龙砂医家善用外治法由来已久，许胤宗历尚药奉御，唐武德元年授散骑侍郎，曾用熏蒸疗法治南陈柳太后中风。

谈允贤在临床上善用灸法，注重内外并治，妙用灸法以异病同治。《女医杂言》31则医案中有13则用到灸法，如治疗不孕，常灸气冲、气海、关元、中极等穴位。

周小农善于内外同治，常以末药外敷、汤剂熏洗、膏药贴敷。其外治法分为敷在患处、肚脐、足心三类。此外，周氏还拓宽了匮药丸法的治疗范围，匮药丸法即外廓法，是丸药的一种特殊制作方法，即在常规丸药的外面再包裹一层药物，运用于病机复杂的疾病，属于"以药制药"的一种。

承淡安善用针灸治疗妇科疾病，如对于带下病的治疗，依据寒热辨证，属热则针泻以清热，属寒则艾灸以除寒，规范了针灸治疗带下病的针灸处方。此外，承淡安还创新灸法，认为"前人用灸，必使之有灸疮，谓病无灸疮不愈……吾人不必顺从古人之说，宜加以改善，减轻炮烙之苦"。

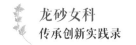

第七节 重炮制与煎煮 巧用对药食疗

历代龙砂医家注重药物炮制,以最大程度发挥药物的功效。尤以柳宝诒所用之法为特色,其擅长"以药制药"的炮制方法,如阿胶用蒲黄炒,以增强阿胶止血去瘀的功效,使阿胶具有补血而不碍行、止血而不留瘀的优点。此外,柳宝诒善于助引药归经以奏佳效,如猪胆汁炒枣仁,助枣仁养心益肝,兼清肝火。张聿青治疗妇科疾病,炮制时常用红花汤炒、砂仁拌炙、赤砂糖拌炒、甘草汤拌炒、元米炒、吴茱萸拌炒等,煎煮药物时常用鲜藕煎汤代水、益母草煎汤代水、伏龙肝煎汤代水,并灵活运用丸散膏丹。朱少鸿治疗妇科疾病,常用紫石英拌炒生地、防风拌炒黄芪。周小农常用桂枝汤炒地骨皮,对煎煮药物也有讲究,如"猪心煎汤代水""黄土煎汤冲酱油汤饮",不吐则进药。

龙砂医家常施药对以协同增效。如沈金鳌活血化瘀止痛,以当归配川芎;健脾和胃降逆止呕,以白术配茯苓。柳宝诒泻热化瘀,以大黄配红花;温经化瘀,以归尾配小茴香、牛膝配桂枝、牛膝配吴茱萸;清降则以枣仁配黄连、生地配薄荷。

薛文元善用食疗,对于产后理虚而瘀净者,佐以黑芝麻与红枣,并嘱饮少量远年陈酒(江阴土产米制黑酒、常州状元红等),可与糖同炖,或加胡桃肉及鸡蛋则更佳。这充分体现了龙砂地域的风土民俗。

第八节 首论伏邪瘀血 透邪疏瘀导热

柳宝诒作为龙砂医派著名的温病学家,在倡导"寒温统一"的同时,其所提出的"伏气温病说"与"助阴托邪法"理论,丰富了温病学理论体系,对后世影响深远。

柳宝诒不仅在治疗伏气温病上颇有造诣,在以伏温理论指导女科处方用药方面更有创见,其强调女科诸疾多由热邪所致,认为瘀热内蕴是女科经、带、胎、产诸疾的主要病因;认为瘀热之形成,一种是"先瘀后热",另一种是"先热后瘀"。其治则不外"清、透、养"三法。在泄热祛邪的同时,主张补益气血津液,养正以托邪,常予疏瘀导热、清透伏邪之法治之,临床善用豆豉以宣透伏热。

如治疗产后发热案,认为"此伏邪与瘀血为伍,蒸蕴化热,瘀阻气窒,不得透达","姑拟清托伏邪为主,疏瘀畅气佐之",选用鲜生地(与豆豉同打)、丹皮、赤苓、当归、郁金等。

第九节 守正不忘创新 施名方济坤人

龙砂医家在为学、为医时,既崇尚经典,又充满学术活力,在临床基础上,自有判定,提出新说。如对于月经与冲任关系的论述,沈金鳌在《妇科玉尺》中言"经者,常也。女子十四岁,任脉通而天癸至,任与冲遂为经脉之海,外循经络,内荣脏腑,气血调和,运行不息。一月之间,冲任溢而行,月事以时下,此常经也。故曰:经贵乎如期",堪为经典。

承淡安汲取现代医学知识,汇通中西,将中医病名以症状学表述,再以西医病名分类,如将带下病归入"阴道炎(阴痛)""急慢性子宫内膜炎""急慢性子宫实质炎"三类。朱莘农不拘于"经行后属虚",以实际辨证为要。

国医大师夏桂成在吸取古人经验的基础上,首次阐明月经周期的调节理论,提出调整月经周期节律的方法,创见性地对"经间期生殖生理理论"进行系统论述,为学界所推崇。

顾植山从"开阖枢"理论分析,认为"天癸"即《黄帝内经》中对于人体生育能力的特定称谓,"天癸"不是某种物质,而是一种生殖能力。其基于"开阖枢"时相论,参考卵泡发育理论,提出月经期、经后期、氤氲期、备化期、经前期这一新的中医生殖分期论。

黄煌以"方-病-人"的方证三角学说为核心,构建经方医学的"方证相应"学术体系,将经方研究融合对照现代疾病谱,简而可据。如将温经汤归类为古代女科专用方、经典的调经方和美容方,具有类雌激素样作用,适用于以形体羸瘦、口唇干燥、手掌干枯、少腹不适、腹泻为特征的月经不调、闭经、不孕等妇科疾病,以及瘦弱干枯女性的体质调理。柴归汤是小柴胡汤合当归芍药散的简称,黄煌把常伴月经不调,常疲劳乏力,面黄无华,或浮肿貌,或小腿肿,面额部多黄褐斑,易头痛,怕冷,或胸腹不适,或闷,或胀,或痛,大便溏结不调,反复发作的系列症状,称为"柴归汤综合征",别出新意,形象生动。

　　历代龙砂医家在实践中创制了许多名方,如许叔微《普济本事方》所载的佛手散、紫苏饮等方,高秉钧《疡科心得集》所载的萆薢渗湿汤等方,沈金鳌《妇科玉尺》所载的二黄三白汤等方,至今运用于临床,屡试不爽。国医大师夏桂成针对妇科专病创立了逐瘀脱膜汤、内异止痛汤、益肾通经汤等一系列验方,被临床广泛使用。

第三章

龙砂女科
专科医著选介

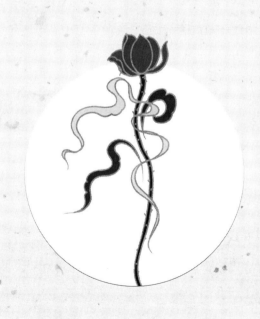

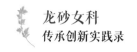

一、《女医杂言》

《女医杂言》，明代谈允贤著，现存最早版本为明万历十三年（1585年）锡山纯敬堂刻本。

全书共收录医案31则，患者皆为女性，年龄最大的69岁，最小的6岁，其中育龄期妇女占了一大半，病种涉及内、外、妇、儿四大科。书中内科有吐血咳嗽、风湿麻木、血淋、不寐、痿证、气瘕、黄疸、隔气、泄泻、翻胃呕吐、癥积（2则）共12则医案；外科有缠腰病、疳疮（2则）、颈生痰核、丹毒、癫疮、荷叶癣风、耳项风、荔枝鼻共9则医案；妇科有气血俱虚、不孕、滑胎、胎自堕、妊娠伤食、疟痢、产后劳伤、恶露不尽共8则医案；儿科有白泻、食积2则医案。

《女医杂言》所载医案虽短小精悍，但病情经过、理法方药一应俱全。该书不仅记录了谈氏在临证中望闻问切、辨证施治的过程，解释了其处方用药的原则，也记录了谈氏的一些心得体会，是现存唯一一部作者与患者皆为女性的专科医案。

二、《妇科百辨》

《妇科百辨》，明代庄履严著，其成书应在明万历二十三年（1595年）或之前，由庄氏后人庄文鹤于清咸丰九年（1859年）修入宗谱，藏于上海中医药大学图书馆。

世人曾一度认为庄氏所著的《医理发微》已经亡佚，后经发掘，于宗谱中发现。现传庄氏《妇科百辨》一书系《医理发微》部之四"胎产百辨"内容。

《妇科百辨》正文分杂症、调经、种子、胎前、临产、产后等部分，涉及病种广泛，涵盖了妇科临床常见病、多发病，如妇人中风、头痛、咳嗽、阴痛、阴痒、阴户生疮及阴挺等妇科杂病。叙述以师徒问答形式，较为新颖。

三、《妇科玉尺》

《妇科玉尺》，清代沈金鳌著，现存清乾隆三十九年（1774年）无锡沈氏师俭堂刻本、清同治十三年（1874年）湖北崇文书局刻本。1949年后有铅印本出版。

全书共6卷，卷一为求嗣、月经，卷二为胎前，卷三为小产、临产，卷四为产后,卷五为带下、崩漏,卷六为妇女杂病;共分列病证9篇,每篇先列总论,次述脉法,再次逐一分论治证,最后载录方剂,以备临证采用,或详或略,间有作者自己对各篇的见解和用方。

《妇科玉尺》问世后屡经翻刻,流传较广,对临床治疗妇科疾病有重要的参考价值。

四、《保产要旨》

《保产要旨》,清代许廷哲著,现存清嘉庆十一年(1806年)迎曦书屋刻本、清光绪二十四年(1898年)长白继恒刻本等。

全书共4卷,分别为胎前、临盆、产后、保婴。胎前卷首述胎前受胎保护8条、小产当慎5条,并载预防堕胎的方药,以及妊娠十证的病因病机、治则方药等;次述妊娠杂症7条,载方12首,后附胎前要方2首。临盆卷分述临产忌宜及产程诸变的救治,共载方65首。产后卷主要介绍产后禁忌调治,以脉法见长,独具特色。保婴卷阐述了新生儿护理与疾病防治,载方16首。该书汇集前贤产科医论,参以己见。

五、《临产须知》

《临产须知》,清代周憬著,现存清光绪三十二年(1906年)石印本、1918年惜分阴轩石印本、1920年无锡周氏石印本。

全书不分卷,书中记有种子刍言、胎前即养六条、保产机要受胎保护、临产六字真言、或问五条、十产论、临产宜忌、临产方药、产后调护方法9篇,书末附保婴诸方、保身立命要诀、毓胎避忌、种牛痘须知4篇,共辑13篇;并列有临产、产后、保婴用方78首。书中既汇集了各家经典方论,又有民间验方秘技;不仅有内服方药,又有外治诸法,内外兼治。

六、《妇科集》

《妇科集》,清代顾膺陀著,现存1934年顾氏医室本。

全书有调经类、经闭类、虚劳类、血崩类、带下类、淋病类、积聚类、杂病类、阴户类、种子类、胎前类、临产类、产后类、乳病类14大章,又细分为461小节分类详细阐述,最后一节应用药方对照表,共收集了664条顾氏妇科心得方。

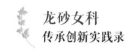

全书以中医理论为主,兼取西医之说,详述妇产科常见病证及其治法方药。

本书将相似的疾病作为类病进行编写,精练新颖,详细全面,是一本中医妇产知识大全,对后世学习中医妇产知识有着重要的指导意义。

七、《中国妇科病学》

《中国妇科病学》,近代时逸人著,成书于1931年,现存1935年太原中医改进研究会铅印本、1940年上海复兴中医社铅印本等。

全书共5篇,第一篇为总论,详述妇女月经及妊娠之生理;第二篇至第五篇为各论,计分月经病、崩漏、带下、乳部病、子宫及卵巢病、癥瘕疝瘕病、外阴部病、不孕症,以及妊娠病、产后病等。该书以中医学说为主,采用中药处方,同时结合西医妇科解剖生理知识,在丰富中医妇科学、汇通中西医妇科理论方面作出了一定贡献。

八、《夏桂成实用中医妇科学》

《夏桂成实用中医妇科学》,国医大师夏桂成为主编,谈勇为副主编。全书分为总论与各论两大部分,总论部分集中体现夏桂成对中医妇科理论的认识,包括生理病理、周期学说、经间期学说等;各论部分以对疾病的认识为先导,根据临床实际,对经、带、胎、产等妇科疾病发生发展过程中所呈现的不同证候间的主辅、兼夹、演变等关系加以论述,以实用为宗旨,详细论述了每一妇科疾病的演变过程。经、带、胎、产诸病中均载有概述、病因病机、临证经验等内容,最后集中介绍夏桂成的临证经验和验案,每节末均附有小结,以归纳要点,展望学科发展的动态前沿。

‖第四章‖

代表性医家女科
学术特色经验

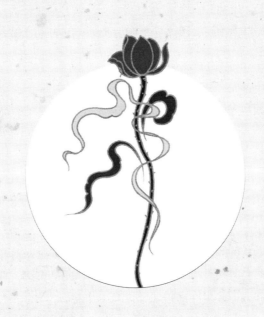

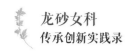

第一节 许叔微

一、生平概略

许叔微（1079—1154 年），字知可，号白沙，又号近泉，真州白沙（今江苏仪征）人，宋代杰出的医学家，曾任徽州、杭州府学教授及集贤院学士，人称许学士。许氏晚年弃官归医，定居无锡太湖之滨马迹山"梅梁小隐"，潜心学术，著书行医，通晓《黄帝内经》，精于《伤寒论》，为集《黄帝内经》五运六气学说与《伤寒论》经方大成之医家，对龙砂医学的形成影响深远，为龙砂医派开派学术之肇源。著有《伤寒百证歌》《伤寒发微论》《伤寒九十论》《普济本事方》《普济本事方后集》传世，另著有《治法八十一篇》《辨证》《仲景脉法三十六图》等书，现已散佚。

二、学术思想与临证经验

1. 和其阴阳，调其气血

许叔微治疗月经病强调需固本澄源，分清阴阳。其在《普济本事方》中记载紫石英丸时曾云："治妇人病，多是月经乍多乍少，或前或后，时发疼痛，医者一例呼为经病，不曾说得是阴胜阳，是阳胜阴，所以服药少得有效。盖阴气乘阳，则胞寒气冷，血不运行，经所谓天寒地冻，水凝成冰，故令乍少，而在月后。若阳气乘阴，则血流散溢，经所谓天暑地热，经水沸溢，故令乍多，而在月前。当和其阴阳，调其血气，使不相乘，以平为福。"即许叔微认为月经量少或月经愆期多是因阴气乘阳，而致胞宫寒冷，寒凝血滞，故治疗应以温经散寒为主；而月经量多或月经提前，多是因为阳气乘阴，而致血流散溢，血热妄行，故治疗应以清热凉血为主。

而在实际临床过程中，寒热错杂的情况多见，故许叔微创制紫石英丸寒热并用，阴阳同调。方用紫石英、人参、龙骨、川乌、桂心、禹余粮、杜仲、远志、泽泻、当归、桑寄生、肉苁蓉、干姜、五味子、石斛、牡蛎、甘草、川椒。方中人参、石斛、当归养血养阴，杜仲、桑寄生、肉苁蓉温补肾气，紫石英益血暖宫，远志宁心安神，而桂心、干姜、川椒、川乌都可温经散寒，五味子、禹余粮、龙骨、牡蛎都有收敛固涩之效，泽泻可利水清热，再以甘草和中。诸药合用，阴阳双调，共奏滋阴温阳、固涩调经之功。后人对此方评价颇高，赞称："大凡用药务使经络脏腑阴阳气血,各得其平,一有偏胜,则诸病蜂起……此方不使其阴阳相乘,气血偏颇也。"

许叔微调妇人气血时,往往还会以一药单行之法。如治疗妇人崩中下血时,就以黄芩为末,每用一钱,酒调后服下。许叔微指出,此方是治"阳乘阴",因血热妄行而致的崩漏之症,黄芩单味即有清热凉血止崩之效。而对于妇人五色崩漏,或下血不止,许叔微择香附一味,略炒为末,每用二钱,调服。其认为香附此药有资血调气之功,并认为"是妇人仙药,常服和血调气"。

2. 产前安胎,产后补血

许叔微在《伤寒百证歌》中指出:"产前身重且安胎,产后血虚先补血。"这是其治疗妊娠病、产后病之大法也。

对于妊娠病,许叔微强调要"抑阳助阴",遵《黄帝内经》"阴搏阳别,谓之有子"之说,进一步衍生"盖关前为阳,关后为阴。尺中之脉,按之搏手而不绝者,妊子也。妇人平居,阳气微盛无害,及其妊子,则方闭经隧以养胎。若阳盛搏之,则经脉妄行,胎乃不固。《素问》所谓阴虚阳搏,谓之崩也。抑阳助阴之方甚多,然胎前药唯恶群队,若阴阳交杂,别生他病",强调妊娠时是阴血聚以养胎,若阴血不足,阳气偏盛,逼迫血脉妄行,可致胞宫出血而胎气不固,治疗应抑阳而助阴,方用枳壳散和内补丸同服。枳壳散方用枳壳辛行苦降,宽中除胀,佐以甘草益气养胎,两药合用养胎益气。然此方太过寒凉,若单服恐有"胎寒腹痛"之疾,故许叔微再以内补丸佐之。内补丸药用熟地黄滋阴养血,当归补血养肝,两味共奏补血安胎之功,与枳壳散相配,一抑阳,一助阴。许叔微指出此二丸散合用,"则阳不至强,阴不至弱,阴阳调匀,有益胎嗣"。

《伤寒九十论》中另载有一妊娠伤寒脚肿案,妇人怀胎七月有余,自腰以下肿满,许叔微认为此病名曰"心实",当利小便而治,但不可用木通、葶苈子、桑白皮等利湿之品,而择针法,以针劳宫穴、关元穴为治。劳宫穴有清心开窍、醒神消肿之功,而关元穴虽被历代医家认为孕妇禁刺,然《黄帝内经》云"有故无殒",所以虽有妊娠,仍可针刺。关元穴乃任脉和三阴经之交会穴,又为小肠之募穴,刺之既可温肾散寒,又可使心邪移于小肠。二穴配伍可泻心火、补肾精、利水湿,故曰"小便微利则愈"。刺关元穴时可沿皮浅刺,以免伤胎气,果获良效,也证明《黄帝内经》"有故无殒"之言无谬。

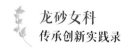
许叔微云:"妇人产后有三种疾。郁冒则多汗,汗则大便秘,故难于用药。"所以产后对妇人的养护也是极其重要的,产室讲究以无风为佳,不可衣被、帐褥太暖,太暖即汗出,汗出则腠理开,易于中风,便致昏冒。治疗可用麻子苏子粥,最为稳妥。二味平常之药,然功效甚捷,紫苏降逆下气,麻子润和肠胃,治疗产后妇人血液枯燥,风秘便艰,用之最效。

三、诊疗特色

1. 师法仲景,善用经方

许叔微对《伤寒论》研究极深,在临床各科制方用药方面造诣甚高,是宋代杰出的经方大家,在妇科病中也常以经方原方治疗。

《伤寒九十论》中载有一热入血室案,王某经期感邪已有七八日,"昏塞,喉中涎响如锯,目瞑不知人",许叔微询问病史后,判断此乃"热入血室"之证,"妇人中风发热,经水适来,昼日明了,夜则谵语,发作有时,此为热入血室",治疗"先当化其涎,后当除其热,无汗而自解矣"。故急予一呷散投之,是取其可化风痰之效,当天即苏醒。后用小柴胡汤加生地黄调理,小柴胡汤和解疏理,透邪外出,加滋阴清热的生地黄一味,热除病解。

2. 疑难杂症,妙用虫药

癥瘕是妇科病症中较为难治的一种,许叔微常用辛味药以通络祛邪,尤其善用辛咸虫类药搜剔通络,正是取虫类药活血、通络、化痰之效。如其在《普济本事方》中所云:"大抵治积,或以所恶者攻之,以所喜者诱之,则易愈……水蛭虻虫治血积,木香槟榔治气积。"故创方桃仁煎,方用桃仁、大黄、芒硝各一两,虻虫半两,醋煎为丸,如桐子大,每用五丸,酒调服。方中虻虫配伍桃仁,破血化瘀之功更甚,还可直入血脉,搜剔通络;另予大黄、芒硝,攻逐积滞。全方共奏通经下血、逐瘀破癥之功。

四、医案选粹

1. 妊娠伤寒脚肿案

里巷一妇人,妊娠得伤寒,自腰以下肿满。医者或谓之阻,或谓之脚气,或谓之水分。予曰:此证受胎脉也,病名曰心实,当利小便。医者曰:利小便是作水分治,莫用木通、葶苈、桑皮否? 曰:当刺劳宫、关元穴。医大骇,曰:此出何家书? 予曰:仲景《玉函经》曰:妇人伤寒,妊娠及七月,腹满,腰以下如水溢之状,七月太阴当养不养,此心气实,当刺劳宫及关元以利小便则愈。予教令刺穴,遂瘥。

2. 血瘕血积案

顷年在毗陵,有一贵人妻,患小便不通,脐腹胀不可忍,众医皆作淋治,如八正散之类,数种治皆不应,痛愈甚。予诊之曰:此血瘕也,非瞑眩药不可去。予用此药,五更初服,至日午,痛大作不可忍,遂卧,少顷下血块如拳者数枚,小便如黑汁者一二升,痛止得愈。

第二节 谈允贤

一、生平概略

谈允贤,明代无锡县人,中国古代四大女医之一。

谈允贤生于官宦儒门世家,先世"以儒鸣于锡"。谈氏先祖原本知医通医,其祖父"赘同里世医黄遇仙所",使他能够得家传医学而"兼以医鸣",而祖母茹氏对医药也十分精通。但因谈父、伯父攻读科举,官位显赫,故"医用弗传",祖父母引为憾事。

谈父在刑部任职时,把谈允贤祖父母接到身边赡养,祖父见谈允贤十分聪慧,不应受束于寻常女红,有心让其学习医学。此后,谈允贤便在祖母指导下学医,昼夜不辍,年少时便熟读《难经》《脉诀》等医书。以此家学渊源,谈氏打下了深厚的功底,但在当时,女子不能抛头露面,所以尚未临证实践。

谈允贤及笄之年,嫁杨姓官宦子弟为妻。婚后不久连得血气等疾,每当医生来诊治前,她都要先给自己诊断,再与医生的诊断相验证,思索其中异同。医生开的药方,她也要亲自抓药,反复斟酌可用否。后来,她生了三女一子,这几个孩子常闹病,她只请祖母诊治,向祖母学习诊治儿科疾病的方法,再亲手处方施治。此时,谈氏开始尝试临证。

祖母去世前,将平生所积累的医方、医书和制药工具全部传授给谈允贤。

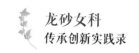

祖母去世,谈氏悲痛过度,一病不起,奄奄一息卧床七个多月,家人私下为她准备后事,她在病中梦见祖母对她指示书中治病的方子,并嘱其光大医术,救济百姓疾苦。谈氏按其所指医方,果然痊愈。亲朋乡邻听说后,因碍于封建礼教而不便找男医生诊治的女性病人,都来找谈氏诊病。谈允贤医术精湛,每每获得奇效,自此名声日重。

明正德五年(1510年),谈允贤根据祖母传授的医理和自己的临证所得,采用追忆的方式记录了谈氏31则医案,写成了《女医杂言》一书。命其子杨濂抄写付梓,约于正德六年(1511年)首刊。谈氏去世30年后,明万历十三年(1585年)该书由其侄孙谈修多方搜求,再次重刻,流传至今。

《女医杂言》是中国现存早期医案专书的代表,医案中所治患者皆为女子,但不囿于妇科疾病,包括内、外、妇、儿各科病症。该书不仅是一部医学著作,亦是反映明代社会妇女阶层生活的宝贵资料。

二、学术思想与临证经验

1. 细探病因,尤重情志

《女医杂言》中女性患者常见的病因大多与情志有关。明代封建礼教严苛,女性社会地位低下,她们承受着生活及家庭的双重压力,情绪抑郁是主要的致病因素。谈允贤辨证精细入微,以女性独特的视角,体察女性的心理;仔细询问病由,探讨病因。这对患者而言也是一种心理上的疏导。从《女医杂言》中可以看到,女性有因家庭贫苦,从事家务,承担生计,辛劳成疾的。如"血淋"案中,一38岁的妇女,家中以烧砖窑为生,因丈夫外出,她便每日搬运火砖到半夜二更,偶因经期搬砖劳累,后出现尿血,病情迁延3年,各种治疗无效。有因求子压力、婆媳矛盾、夫妻问题等心中忧愤而患病的。如"丹毒"案中,一43岁的妇女,因未能生子,丈夫娶了小妾,并居住在外,这位妇女心怀忿怒,罹患火丹。亦有富贵人家,锦衣玉食,饮食太过而致病的。如"泄泻"案中,一富家女,33岁,饮食太过,脾胃不能运化,脾胃久虚又受到湿邪侵袭而引起泄泻。

谈允贤对女性患者情感和生活的仔细观察,以及与患者平等对话,均是来自女性对女性身体的共情,所有这一切内化为谈允贤的医学思想,最后反映到她的技术方法之中,形成她的风格。

2. 学宗金元，气血为先

脾胃乃后天之本，气血生化之源，临床上应重视补益脾胃气血，调理脾胃气机。谈氏所处的时代，学术上受金元四大家影响颇深。其中李杲(李东垣)"脾胃不足，百病之始；内伤脾胃，百病由生"之观点对其学术思想影响深远。谈氏十分推崇脾胃为重的思想，治疗妇科病时亦重视脾胃的调理。《女医杂言》中有不少病例是从脾胃论之，如在泄泻、小儿白泻、翻胃呕吐、隔气等医案中，谈允贤善用灸法温中调脾，或用补中益气汤、和胃白术丸、调中汤等调治中焦脾胃。

李杲还善用柴胡、升麻等风药升阳气、泻阴火，补中益气汤乃李杲创立的升阳代表方。故谈氏在临证时亦善用风药治疗各类病证，风药不仅能升阳泻火，还能疏肝散邪。在《女医杂言》中，有3则医案使用了升阳法。血淋案，患者因劳碌太过，损伤脾胃，气虚不摄，阴火乘之，先使用补中益气汤补气升阳，再用大补阴丸滋阴降火，疾病即愈。气血俱虚案，患者因经事不调，元气甚弱，气血俱虚，又因劳碌，以致伤心，其心火动，经事不期而行，更加虚弱，服用补虚药兼神砂丸，效果甚微，考虑其血气不调，后用归珀丸，又用补中益气汤兼二陈汤升提理气即愈。耳项风案，妇人气血俱虚，产后见风，风乘皮肤，痒不可当，内服补中益气汤扶正托邪，配合外用药拔毒除腐，半月而愈。

《丹溪心法》云："气血冲和，万病不生，一有怫郁，诸病生焉。"该书提出六郁的概念，包括气、血、湿、痰、食、热；提出"郁者扬之"的治法。在《女医杂言》中，女性患者在当时的宗教礼法压迫下，承受着生活及家庭的双重压力，情绪抑郁亦是主要的致病因素，31位女性皆有肝郁气滞的表现。如吐血咳嗽案，妇人表现为气血热郁；不孕案，妇人表现为气血郁；不寐案，妇人表现为气血痰热郁。

在治疗上，《女医杂言》亦体现了朱震亨(朱丹溪)的用药思想。书中谈氏善用八物汤活血化瘀，除湿苍术汤利水除湿，保和丸消食导滞，二陈汤理气化痰，四制香附丸行气活血，败毒散、防风通圣散疏散风热，四生丸凉血活血，清气化痰丸清热化痰等。如在吐血咳嗽案中：一妇人年三十二岁，其夫商人，以财为欺，妇性素躁，因与大闹，当即吐血二碗，后兼咳嗽三年不止，服药无效。谈氏先用四生丸加减止血凉血，次用八物汤加砂仁、陈皮、香附、贝母活血理气，再用大补阴丸补虚，服之痊愈。

在安胎方面,滑胎、胎自堕 2 则医案,都用到了朱震亨的安胎之法。滑胎案中:妇人年二十六七,因其性沉怒不发言,火内动之故,故有胎即堕,凡堕六胎,虽服药不得成。谈氏运用紫苏安胎饮,加於潜白术、鼠尾黄芩,使患者胎安产女。胎自堕案中:妇人年三十六岁,生四胎,后因家事颇繁,忧忿太过,劳怒伤情,内火便动,后三胎将三四个月即堕。谈氏先予四制香附丸行气活血,再予调经益气汤补气调经,半年后有胎,又予紫苏汤送服鼠尾黄芩、白术安胎,次年五月,遂生一子。

三、诊疗特色

1. 治法多变,多方联合

《女医杂言》共收载医方 41 首,有四生丸、八物汤、人参败毒散、大补阴丸、紫苏安胎饮、人参膏、六神散等,内外兼治,治法多变。同时善用多方联合治疗,即在疾病的不同阶段辨证施治,既弥补了单方单用的不足,又避免了多方杂糅合用的混乱,使治疗主次分明,先后有序,疗效更佳。如不寐案中,"某早晨用人参膏,日中用煎药八物汤,加干山药、酸枣仁各一钱,辰砂五分,蒲黄三分,木通七分,远志一钱……晚用琥珀镇心丸,至三更用清气化痰丸……"该案中患者"因夫急症而故,痛极哭伤,遂得此症",诊其脉"右手寸关二部脉甚洪大,左手心脉大虚",辨为气虚痰火之证,本虚标实,气虚为本,痰火扰心为标。治疗上顺应一日之中阳气的盛衰变化,令患者在不同的时段服用不同的方药。早晨人体阳气初升,服用人参膏扶正;中午阳气最盛,正气最旺,服用八物汤补益气血,扶正祛邪;傍晚人体阳气渐微,邪气渐强,予琥珀镇心丸镇心安神;三更正虚邪盛,服用清气化痰丸清热化痰、宁心安神以助眠。所谓"阳时服阳药,阴时服阴药"正是此理。四方联用,"不三月其症遂愈,后甚肥壮,寿至八十岁而终"。本案也体现了谈氏善用运气,善于顺应五运六气之盛衰来治疗疾病。

耳项风案中,妇人气血俱虚,产后见风,其风乘虚而得于皮肤之间,患满面耳项风,痒不可当。治疗上先予补中益气汤加减补益气血、扶正固本、托邪外出,再予皂角、苍术煎成膏,每朝洗面用一匙,又与莒茹散、茄子擦半月而愈。观其治法,内服药扶正托邪,外用药拔毒除腐,内外兼顾,标本同治,不拘一格,疗效为先。

2. 善用灸法，以温治温

谈氏临证善用灸法，《女医杂言》31 则医案中便有 13 则以灸法为主，且其效如神。谈氏运用灸法颇具特色：内科法中土，灸以补虚益气血；外科重散邪，灸以温引温治病疮。

谈氏临证妙用灸法异病同治，取艾灸温热之性以调脾胃、补中虚、益气血，治疗呕吐、泄泻、隔气、腹中结块等内科疾患。灸法可借艾火温热之性温补脾胃，补火助元，益气养血。谈氏治疗内科疾患常用上脘、中脘、下脘三穴，《女医杂言》13 则灸法医案中便有 5 则用之。隔气案中，患者因夫贵娶妾，忧愤成疾，忧思伤脾，遂患隔气，后误用理气药，耗伤元气，脾气受损，以致神思倦怠，饮食不进。灸：上脘、中脘、下脘、食关，配合生血益元化痰剂，遂愈。癥积案中，患者因忧愁家事成疾，结块腹中，三年服药不愈。遂灸：上脘、中脘、下脘、隆兴，配合香砂调中汤、枳实丸口服，其块自消，遂获痊愈。两案虽为不同病种，但病机相似，均因脾胃气血亏虚而发病，故治疗上均以温中补益气血为主，达到异病同治的效果。

谈氏擅长用灸法以温引温治疗女性外科病疮。其运用灸法治疗病疮主要有两大特色：一为"通"，利用艾灸温热之性，温通气血，气血流通则邪无藏匿之所；二为"托"，妙用灸法升阳托邪外出，使脓溃而愈。妙用灸法以温引温，一者通气血，调经络，和营卫，气血调和则邪自退；二者灸以升阳透邪达表，使邪有出路，邪退则正自和，故临证效如桴鼓。

在妇科方面，谈氏运用灸法温经散寒，回阳固脱。不孕案中，患者十年不孕，忧愁烦闷，连灸三年遂生子。

3. 复方多法，剂型多样

谈氏临证用药不拘一格，除汤剂外，亦用丸、散、膏、丹等剂型，内外兼治。书中处方包括四生丸、大补阴丸、六味地黄丸、六神散、琼玉膏、洗面药等 23 种膏丸散药。如治一堕胎 6 次的妇女，白术、黄芩为细末，用紫苏煎汤送服安胎固元。治一妇人患满身疮癞，予合掌散外搽。合掌散出自《摘玄方》，由硫黄、铁锈、红砒组成，因用时于两手掌内搓摩发热后搽患处而命名，有消疮止痒之功效。治疗食积常用保和丸、和胃白术丸消食和胃。治妇人血虚则用何首乌丸。治妇人阴虚咳嗽、痰中带血用琼玉膏。根据病情，综合施治。

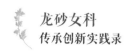

四、医案选粹

1. 产后劳伤

一妇人年廿七岁,得患产后寒热将一年,甚是憔瘦,又兼咳嗽,将危,诸药不效。某以产后劳伤治之。

灸大椎(一穴)、肺俞(二穴)、膏肓(二穴)、三里(二穴)。

用调中益气汤十帖(出《试效方》),又用和胃白术丸,又与雄黄二两佩之胸前,鼻闻其气则杀劳虫。不一月,其患遂愈。

2. 不孕

一妇人年三十二岁,生四胎,后十年不生,因无子,甚是忧闷。某询其故,乃因夫不时宿娼,偶因经事至大闹,乘时,多耗其血,遂成白淋,小腹冷痛。某思《脉诀》云:崩中日久为白带。漏下之时,骨木枯,即子宫虚冷,以致不能成胎。某与灸,暖子宫。又《明堂针灸》云:针则绝产,灸之三遍,令人生产。

某取灸:气海一穴、关元一穴、中极一穴、气冲二穴。

服何首乌丸(出《丹溪方》),连灸三年,遂产一子。

第三节 庄履严

一、生平概略

庄履严,亦作庄履岩,字若旸,澄江(今江苏江阴)人,万历天启年间在世,善作诗,尤工医术,诊治有奇验,活人不可胜记,据传"能观色审声,知人脏腑癥结"。

庄履严幼时先攻儒业,后弃儒修习岐黄之术,凡是先贤所著医书,无不潜心研究。庄氏认为《素问》《灵枢》"罗天地万物之元机,开后学无穷之灵窍,为医家之宗也";《难经》乃"决五脏六腑死生吉凶之法,始举内经之要";淳于意、华佗使导引之术、刮骨剔腹湔肠诸法"安得而传";张仲景《金匮玉函经》《伤寒论》、王叔和《脉经》、孙思邈《备急千金要方》、王冰《天元玉册》"推五运六气之变,惜乎未尽发明";《东垣十书》《丹溪心法》亦"千古之妙典,然精微蕴粹枝绪烦冗亦不易识"。明万历乙未年间,庄履严于长春轩著成《医理发微》,据《乾隆江阴县志》载,此书"习医者宝其书,咸宗尚之"。另著《复苏草》,已亡佚。

二、学术思想与临证经验

1. 重视情志,调气解郁

庄履严在《妇科百辨·调经》中提到:"妇人室女经闭不通者何? 曰:妇人月水又曰潮水,以其一月一至也……一月一至者,正期也;一月两至者,血热也;两月一至者,血冷也。经曰:热则流通,寒则凝滞。热则用清凉,寒则用温药……调经秘诀以戒郁怒为主。行经时耐气,忌生冷、酒酿,庶无癥瘕之疾。"不仅阐述了月经不调的病因病机、治疗原则,同时还强调情志、饮食、起居调摄对月经的重要性。

庄履严在诸多情志因素中尤其重视郁怒对月经的影响,故在月经病的治疗上,尤其重视调气解郁。《妇科百辨》中提到妇人经水过期不按期者,"有事不称意,郁结忧思,肚腹、胸膈、腰胁疼痛等症,务要开郁调气,四物汤倍加香附、青皮、元胡索、木香、陈皮、红花、苏木之类"。而妇人经水将来而作痛者,则载为"此郁结也,服七气汤加芎、归、香附、桃仁、红花之类"。妇人经水来时,诸多不适,重坠,小腹烙热作痛,甚至身热、口干、呕吐、紫血成块、牵引腰胯掣痛,都源自"行经时内受气恼,外冒风寒湿,以致血郁气滞",应调气解郁。

《妇科百辨·杂证》中提到:"妇人心胸嘈杂者何? 曰:气郁生痰生火之症,宜用二陈汤加香附开郁化痰清火。"《妇科百辨·种子》中提到:"妾妇无子,改嫁而即孕者何? 曰:此必性内多郁故也。缘此为妾多不称心,情怀郁结以致经候不调,或交会失期,俱会失孕。适彼则心怀舒畅,交会及期,一感而成胎矣。"说明情志郁结亦会导致妇女不孕,保持心情愉悦,方能气血畅达,经调胎成。

同时庄履严还善用五行生克的情志疗法治疗疾病。《妇科百辨》中提到"妇人因夫出外被难,知而成疾,昏睡不食者何? 曰:此忧伤肺也,药力难治,宜激其大怒,怒则肝火动,冲醒脾气,胜过肺金,其病自愈,此怒可胜忧之法""妇人因夫出外经商,忽成昏闷,终日好睡,全不饮食,月余无效,治之者何? 曰:此思伤脾也,心为脾之母,意外过思,劳伤于脾,脾伤则不思饮食,饮食减少则心气渐耗,故心昏闷,非药可治,必得夫商满意而归,次日自然病退,此喜可胜忧

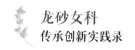

之效"。

情志因素不仅会导致疾病,亦可预防疾病、治疗疾病,在疾病的善后中亦有体现。如在《妇科百辨·杂证》中就提到:"妇人阴户内,忽然突出一物,长尺许,如阳物,重坠痛不堪,治之者何?曰:怒气伤肝,肝火下陷而成,名曰阴挺,宜用龙胆泻肝汤加血竭研末调服,十余剂除其痛。次用补中益气汤加升提药、归脾汤约二十余剂而愈。当忌恼怒以防再发。"

2. 注重节律,天人相应

庄履严注重天人相应的整体观念,善于从疾病与四时、晨昏、月经等时间空间节律的相关性上,抓住辨证要点,指导治疗。

以庄履严治疗妇人咳嗽为例,其辨证常根据季节、晨夕的不同分而论治,同时又十分重视分析咳嗽的病因、病程、症状与转归。《妇科百辨》中,庄氏对妇人咳嗽的发病时间按四时不同、晨夕不同进行了分别论述。如"妇人咳嗽发于春者何?曰:此上升之火兼受风寒也,用三拗汤兼人参败毒散。妇人咳嗽发于夏者何?曰:阴火上升克肺金也,用滋阴降火汤清补之。妇人咳嗽发于秋者何?曰:湿伤肺金也,五积散治之。妇人咳嗽发于冬者何?曰:此风寒外乘,宜用十神汤并香苏散之类,久则苏子降气汤"。后又从一日各时辰再次进行分论:"妇人有咳嗽发于夕者,此阴火也,察其虚实,倍生地治之。午前咳属胃火,用竹叶石膏汤;胃气虚用补中益气汤加炒山栀。午后咳属阴虚,用四物汤加黄柏、知母二味,酒炒;肾水虚用六味地黄丸。五更咳用六君子汤。妇人有咳嗽发于旦者何?曰:此阳火也,审其有无风寒,倍黄芩治之。"可见庄履严在治疗妇人咳嗽时,善抓时间节点,因时制宜。

再如在《妇科百辨·调经》中提到,妇人腹痛,若为月经来潮前痛,乃郁结也,"服七气汤加芎、归、香附、桃仁、红花之类"。若月经来潮后痛,乃血虚也,"用四物汤倍生、熟地,或滋血汤、八珍汤亦治之"。妇人腹痛根据月经节律,痛在经后乃不荣则痛,痛在经前属不通则痛,辨证而治。

3. 不孕分型,男女同治

庄履严在《妇科百辨·种子》中对女性不孕的病因进行了分型,"有气多而不受胎者,有血浊瘀郁而不受胎者,有湿痰留滞胞宫而不受胎者,有肥盛妇人躯脂闭塞子宫而不受胎者",能够涵盖目前临床上不孕症的大部分分型:肾虚型、肝郁型、痰湿型、血瘀型,是现存较早的对不孕症的确切分型。

在古代,由于社会因素的影响及对生育的认知不足,人们觉得不孕均与女性有关,但庄履严却在《妇科百辨·种子》中论及了男性因素和男女双方因素均可导致不育,这更符合现代临床对不孕病因的认识。

原文提到:"妇人经调无病,并勿劳动而不受胎者何? 曰:此必男子素有劳怯,或过伤房欲,精渐清冷如冰故也。宜大补男子精气,俟其充足,自当施而成胎矣。"提示女子无病,男子精子清冷不足,也会导致不孕。若"妇人经水已调,男子精气已足而不成胎者何? 曰:此必交会不如法……"说明同房时机不对,"种子当于经事三日后五日内"。此处提出的易孕日类似于现代医学的排卵期,对指导同房也有较积极的意义。再如"妇人以嗣为急,多娶妾媵,气血俱美,百计祷求而不得一嗣者何? 曰:此必男子贪婪之故。娇艳盈前,欲火益炽,日夜无度,耗损真阳,虽有萌蘖之生,从而交损之"。在当时庄履严就能意识到不孕症与男子关系同样密切,告诫男性切勿纵欲伤精,耗损真阳,足见其远见。

同时他还强调不同体质的妇女,不孕症的治疗多有不同。妇人若"身肥而不成胎",庄履严认为此类患者"禀受厚恣于饮食,躯脂满溢,闭塞子宫",故治宜燥湿,可用胆南星、半夏、苍术、川芎、防风、羌活诸药;妇人若"身瘦而不成胎",则多因"子宫干涩少血,不能摄受精气",故治宜凉血降火,可用四物汤加芩、柴、香附诸药。

第四节 沈金鳌

一、生平概略

沈金鳌(1717—1776 年),字芊绿,号汲门、再平、尊生老人,江苏无锡人。早年习儒,博闻强记,涉猎广博,经史诗文、医卜星算,皆有涉猎。壮年时期学儒,多次考举不第,遂矢志攻医,于临证各科,均甚精通。又研习《灵》《素》、仲景之学及仲景以下历代名家,互相参订。曾拜师于孙庆曾门下,遂以医名传世,医术十分全面,内、外、妇、儿各科都十分精通。又因曾经为儒学大家,所以在医学的治学上也贯穿了儒家"尊生重命"的思想。后来勤于著述,先后撰成《脉象统类》《诸脉主病诗》《杂病源流犀烛》《伤寒论纲目》《妇科玉尺》《幼科释谜》《要药分剂》,总其名曰《沈氏尊生书》。该书内容赅博,论述亦精辟,颇有影响。现有多种刊本行世。

沈金鳌博览众家,择取精华,在其诸多著作中,都旁征博引,包括《素问》中的医论,以及张仲景、王叔和、孙思邈、万全、刘完素、李杲、王肯堂等多位医家的医论及经验用药。在摘选古人的见解时"必择至精且当,归于一是者",录取古方时"按合所主之症,再四考订,果属针对不爽,才敢载笔,稍觉阻碍,即弃去,虽分量多寡,亦必筹较,未敢轻心相掉,贻误将来也"。由此可见其斟字酌句的严谨的治学态度。其摘录言论方剂非仅限于摘取,多有自己的意见及想法,有时有相同的意见,有时即使不是很认同,也摘录后再表明自己的见解,以供后学参悟。

二、学术思想与临证经验

1. 求嗣开篇,男精女血

子嗣在各个时代都是相当重要的,从"尊生"的角度,沈金鳌在其著作《妇科玉尺》中就以求嗣开篇,这充分体现了当时社会对子嗣的重视程度。

其在求嗣方面最为强调的就是"男养精,女养血"两大关键。对于具体的男子养精之法,沈氏从袁了凡之说,提出了五点要求"一须寡欲,二须节劳,三须息怒,四须戒酒,五须慎味"。而对于女子养血之法,则强调了调经之法,"盖经不调,则血气乖争,不能成孕",不孕妇人在其行经必有症状反应。同时指出香附一味在女子调经中的重要性,为调气血之最。

沈氏认为影响不孕不育的因素很多,除了本身疾病,"若夫配合之强弱,男女之疾病,交会之禁忌,时日之协期,皆一一不可忽"。

沈金鳌同意褚澄男女成形之说,认为父母体质的强弱对子嗣也有影响,正所谓"父少母老,产女必羸;母壮父衰,生男必弱"。并且提出对于羸女及弱男在婚姻方面的建议"羸女宜及时而嫁,弱男宜待壮而婚"。这可能是因为羸女不及时成婚产子更容易早衰,而男性发育相对晚,后天滋养有更多的时间。

沈氏遵万全之说,强调受孕要注意时机,"非月经往来后,皆不可用事,惟经后一日男、二日女、三日男,此外皆不成胎"。此条论述虽有一定的局限性,但也符合现代关于排卵期与易受孕期的认识。另外在"男女情兴"章节里则强调了性生活和谐也是妊娠与否的关键因素，可见沈金鳌对求嗣的认识非常全面。

而对于"无子之由"，沈氏则详细摘录陈士铎的相关论述。男不能生子六病，"一精寒也，二气衰也，三痰多也，四相火盛也，五精少也，六气郁也"；女不能生子有十病，"一胞胎冷也，二脾胃寒也，三带脉急也，四肝气郁也，五痰气盛也，六相火旺也，七肾水亏也，八任督病也，九膀胱气化不行也，十气血虚而不能摄精也"。沈金鳌详述了各病之表现及治法，罗列了数十首男子无嗣、妇人无子的方药，可谓详尽。

2. 着重胎前，养治并举

除首列求嗣篇外，沈金鳌还另立胎前专篇，这充分体现了其优生优育的思想。对于此间疾病，沈金鳌最推崇《保产要录》一书，认为其"明白周详，细心切要，语语可遵而行之"。

一方面，沈金鳌强调胎前须养治并举，方能顺利分娩。其认为"故凡有胎者，以安为要，佐以养血顺气。盖血有余，则子得血而易长，故四物汤为要剂。若气得顺，则中气舒转，饮食加飧，母气旺，子气亦旺，故须砂仁、香附以顺气"。因受社会环境、卫生条件所限，古代女性的生产是一道很大的坎，因产而致母亡、子亡或一尸两命者比比皆是。沈金鳌也由此在胎前的养护方面论述尤为详尽，不仅举胎前之症而缕述之，认为胎前杂症虽多，唯伤寒、痢疾最为恶候，不可不虑，而且推保生易产之法，"盖以生不可催，只可调和气血，产乃无虞"。他尤其推崇百用百效之秦氏逐月养胎方，其不仅对妊娠各月生理病理的论述详尽，而且对各阶段服用食物方药的宜忌也描述得极细致。妊娠二月服陈皮半夏汤，妊娠三月服柳青丸，妊娠四月服安胎和气散，妊娠五月服养胎饮，妊娠六月服大安胎如胜饮，妊娠七月服清胎万全饮，妊娠八月服和胎调气饮，妊娠九月服顺胎饮，妊娠十月服滑胎饮。沈金鳌如此评价"凡服此者，从未见有产厄，真宝方也"。

另一方面，沈氏已经开始重视妊娠期用药的宜忌，充分认识到了某些药物对胎儿的危害，在妊娠期用药上较一般医家有更领先更细致的领悟。常规妊娠恶阻临床常用半夏来止呕，胎前许多方中均有半夏，但沈氏认为"半夏犯胎，最易取用，以古方用之者多，须留心检点"，故而在胎前用药的方剂中一般均建议去除半夏,这与现代对于半夏的药理研究有一致性。同时他还提出了一些解决办法,如妊娠期误服毒药毒物所致胎动不安,宜黑豆汤,或白扁豆子去皮,研末米饮下。

3. 重视脉法,审因论治

当时,由于社会因素的影响,医生给妇女诊病时,患者羞于隐私,病症不能描述详尽,多有掩蔽,也不能让医生检查,故而脉诊在妇女病的诊治上显得尤为重要。"其家一委之医,医一凭之脉",医生若切脉不准,则可能误诊误治,甚至危及生命。因此,沈金鳌在《妇科玉尺》中的每卷均详细记录妇人的各种脉证,甚至单列脉法篇章,常脉、病脉均有,可见其对脉诊的重视程度。

沈金鳌根据脉证及其他症状,审证求因,审因论治。以崩漏病为例,沈氏认为崩漏证型有六,"一由火热,二由虚寒,三由劳伤,四由气陷,五由血瘀,六由虚弱"。审证求因,如火热证之所由,或是"脾胃伤损,下陷于肾,与相火相合,湿热下迫",或是"心气不足,心火大炽,旺于血脉之中,又脾胃失调,而心火乘之",或是"肝经有热,血得热而下行"等。审因论治,如因脾胃伤损者,必大补脾胃而升降气血,故可用补中益气汤与凉血地黄汤相合;如因心气不足者,此乃心病,治必大补气血脾胃,少加镇坠心火,补阴泻阳,可用六味丸加黄连、麦冬;如因肝经有热者,则宜四物汤加柴胡、山栀、苍术,条理清晰。审因论治,一病对诸证,一证对诸因,一因择一方。

4. 情志内伤,调畅气血

沈金鳌认为,妇科疾病多由外感六淫、七情内伤、饮食劳倦所生,其中最常见的就是七情内伤。当时的时代背景下女性社会地位大多较低,大多数女性安于一隅,家宅琐事,各种关系错综复杂,抑郁忧思者多。故而情志内伤引起的气血失调的妇科疾病也多,包括月经病、胎前产后及杂病等。

沈金鳌在《妇科玉尺》原序里就记载"妇女深居闺房,则情不畅;妇女见地拘局,则识不开;妇女以身事人,则性多躁;妇女以色悦人,则心偏妒。稍有不遂,即为忧思;忧思之至,激为怨怒。不知忧则气结,思则气郁,怨则气沮,怒则气上,血随气行。故气逆而血亦逆,血气乖争,百疾于是乎作"。而对于情志内伤导致的诸多疾病,还是总以调畅气机为主,故多着重理气。沈金鳌喜用延胡索散理气活血止痛,治疗一切血气病;如是因忧思积虑而致的干血痨,可选用月红汤;如调理月经时,妇女月经临行时若先腹痛,沈氏认为此乃气滞血实,宜四物汤加延胡索、枳壳、蓬术、木香、桃仁等。

妇女经历经、孕、产、乳,数伤于血,"气为血之帅,血为气之母",气血相依,情志因素,或抑郁、或烦躁、或忧思、或焦虑导致气血不调。气血是女子月经和生育的根本,故而沈氏认为调理气血是治疗妇科病的根本大法。这体现在《妇科玉尺》的每个篇章,月经篇中列举了大量气血不调导致的月经病,并且有调理气血治疗月经病的许多方剂。如"经水不调,所下淡色似水者,血虚也,宜四物汤加参、芪、香附,腹痛加阿胶、艾""妇女经不调者,或由诸般气滞也,宜艾附丸""妇人室女,七情伤感,至于血并,心腹作疼,或连腹痛,或引背膂上下攻刺痛,血瘀作搐,或经不调,一切血气病也,宜延胡索散""经水不调,或前或后,或多或少,及一切气、食等症,则惟四制香附丸,或丹参散为主。经病之烦多若此"。一方治气,一方治血,其调理气血方法运用可谓娴熟。

沈金鳌同时强调气血非仅在治疗月经病时重要,求嗣之道需"女养血",胎前安胎需"养血顺气","产后之疾,先以大补气血为主",即使带下之疾也与"妇人多郁,郁则伤肝"及忧思伤损心脾等有关。由此可见沈氏对女性情志因素的重视及理论阐发的深入,至今调理气血之法仍在妇科临床上广泛使用。

5. 辨证学说,考镜源流

沈金鳌所著《杂病源流犀烛》,书中分列脏腑、奇经八脉、六淫、内伤外感、面部、身形6门,每门论述若干病种,每一病证之下沿引古人之论说,再结合自己的经验,"究其原委、悉其症形、考其方法"。沈金鳌对冲脉、带脉等的论述,具有较高的实用价值。

沈金鳌结合《黄帝内经》、仲景学说,认为"冲脉既为十二经之海,而下为血海,又与督脉为十二经之道路,及与任脉、阳明脉会于气街,则督任二脉皆可谓之冲",所以古人常不细分督脉、任脉、冲脉,而总其名为"太冲"。冲脉在其中独主血海,是因其为先天精气之主,能"上灌诸阳,下渗诸阴,以至足跗"。所以冲病最易出现冲逆之症,宜降气泄热,沈氏常用的药物有陈皮、当归、沉香、木香、吴茱萸、黄芪、地黄、槟榔、白术、川黄连、黄芩、黄柏、知母等。

而对于任脉,沈金鳌阅诸家之说后,认为"任脉固起于真阴",女子天癸

"乃天之元气,降则为精气以充于地,则真阴自生,既生而渐至于充,然后地气通,太冲脉由是始旺"。也因此认为不孕症与任脉关系最为密切,"若无子者,必其任脉虚,以致冲衰血竭地气不通"。沈金鳌推崇杨玄操《难经集注》中所云"任者,妊也",认为任脉起中极之下,是人生养之本。方如夺命丹、一捻金散、木香顺气散、和气汤都为治疗任脉病的常见方。

而对于女子常见诸病,沈氏亦考镜源流,点明病因与治法。如妇女阴挺,症见阴中突出一物,如菌,如鸡冠,四围肿痛,沈氏认为此多为肝郁脾虚下陷所致,可先以补中益气汤加山栀、茯苓、车前、青皮以清肝火升降气,而后更以归脾汤加山栀、茯苓、川芎调理,同时配合外治法,涂抹藜芦膏。

6. 脾统四脏,以滋化源

沈金鳌遵许叔微"补肾不如补脾"之说,重视调理脾胃。在其著作《杂病源流犀烛》中有"脾统四脏,脾有病,必波及之,四脏有病,亦必待养于脾,故脾气充,四脏皆赖煦育,脾气绝,四脏不能自生。昔人云,后天之本绝,较甚先天之根绝,非无故也。凡治四脏者,安可不养脾哉"。此脾统四脏之说,总结了脾与其他脏腑之间的密切关系,强调了调治脾胃的重要性。脾胃为中焦枢纽,脾健则四脏康健,脾衰则四脏亦衰,因其重要作用,他脏之病亦可从脾论治,是治病治本之意。

对于脾实证,沈金鳌认为宜除湿清热,常用药物包括白术、山栀、猪苓、泽泻、车前子、茯苓、滑石、防风、葛根、白豆蔻、枳实、黄连等;而对于脾虚证,沈金鳌认为可甘温辛酸,常选用大枣、黄芪、山药、扁豆、建莲、砂仁、茯苓、橘红、白豆蔻、藿香、木瓜、白芍、枣仁、炙甘草等药物。

于妇科诸病,沈金鳌亦多通过调理脾气治疗。如治疗带下病时,病因之一即"气虚,脾精不能上升而下陷也",妇人多有郁结。郁则伤肝,肝伤则使脾受克,从而湿土下陷,脾精不守,不能输为营血,此带下以白为主。治可开郁补脾,多可用补中益气汤加茯苓、枣仁、山药、苍术、黄柏、麦冬,或六味丸加杜仲、牡蛎、牛膝、海螵蛸。再如调理月经病时,也多有因脾胃伤损者,沈氏强调"不尽可作血凝经闭治也",调理脾胃亦可调理月经,脾气旺则能生血而经自通。可遵王伦经验,以白术为君,苓、芍为臣,佐以黄芪、甘草、陈皮、麦芽、柴胡、芎、归等。

三、医案选粹

1. 闭经案

年十五,脉数而浮,中焦有痰湿,妨碍经脉,天癸四月不至,腹硬不痛,瞀闷食减,拟化痰利气。

制香附、丹参、桃仁、制半夏、乌贼骨、海浮石、橘红、茯苓。

2. 崩漏案

久患吐血,咳嗽气促,是虚损之体,近更天癸过期而发崩漏,色瘁脉虚,恐成脱证。

真人参、炒熟地、茯神、酸枣仁、白芍、清阿胶、北五味子、炙甘草、黑壳建莲。

第五节 黄堂

一、生平概略

黄堂,字升阶,号云台,清代无锡人,清乾隆四十年(1775 年)邑庠生。自幼随父学习《灵枢》《素问》《伤寒论》《金匮要略》等,后为名医缪松心之门生。在吴县、无锡等地行医,临床善用运气学说,其名被载入《江苏历代医人志》,有《三余纪效》《黄氏纪效新书》《黄氏医案》等著作存世。

二、学术思想与临证经验

1. 奇经论治,肝脾同调

黄堂调经从奇经八脉论述最多,《黄氏纪效新书》中共记载了 39 则调经案,涉及月经先期、月经愆期、月经过少、崩漏、闭经、痛经、经行吐衄、经行泄泻等 8 个病证,其中有 14 则都从奇经而治。或是奇经不通,或是奇经少固,亦有“此冲任虚中有滞,最不易调”。黄堂认为奇经与女子经带胎产的生理功能及相关的病理变化有着密切联系。冲脉气血的盛衰与女子月经来潮密切相关,任脉调节全身阴经气血。冲、任二脉气血旺盛,其血如时如量下注于胞宫,月经才能信而有时。若冲、任二脉气血不足或者运行不顺,则会发生月经不调、闭经等病症。督脉起于胞中,又络肾,因此督脉与女性月经亦相关。带脉环绕腰腹一周,奇经可直接参与女性的经带胎产等生理活动。

因女子月经先期、量多,带下量多,房劳产后均易造成女子营阴亏损,损伤奇经,导致奇经不固,进一步加重病情。因此,治疗上重视奇经,注重补益冲任、顾护带脉。治疗总为"调补奇经",或可"宜和肝胃,以通奇经",或可"议用归脾法,佐以摄固",总体来说肝脾同调之法最为常见。

如张某经行腹痛案,考虑到患者自幼时起常有内热,辨其"荣阴素亏",是"冲任有病","其经皆隶乎肝胃"。治疗需"滋养疏肝",予生地、归身、砂仁、楂炭等健脾醒胃,配合郁金、苏梗、香附、白芍、丹皮等疏肝理气之品,肝脾同调,果有良效。再如陆某崩漏案,患者已"经漏四十余日,脉海空亏,怔忡阴吹,更兼呕吐不止,脉虚芤弦",黄堂宗妙香法,参辛香两和肝胃法,治予"党参、益智仁、茯苓、龙齿、姜渣、乌梅、枣仁、紫石英",肝胃同治,气血兼顾,果"衃血频下,而漏得止"。

在调经篇中,黄堂还详论了"避年"本意,并给出了相应治则,是以归脾法补养气血为上。"避年",是特殊的月经,指身体无病,月经一年一至者。但其最初是指初潮后停经一年者。黄堂指出"经来复断是避年",是因"气血不充也",可"从奇经治",治宜"调中以资化源",予四物汤加活血理气之香附、丹参、茺蔚子、丹皮等;若乏力较为明显,可佐补气之药如黄芪、白术等。

2. 养血安胎,化源为本

"气为血之帅,血为气之母",气血是女子生育的根本。而脾胃乃后天之本,气血生化之源,黄堂指出调脾胃以资气血是治疗胎前病的根本大法。

在胎前卷中,黄堂多有"阳明为气血之总司,九窍不和,责在肠胃""脾虚失其运行""从资生法,坤厚载物之义"等论说。12则病案中,有11则都用到茯苓一味。茯苓有健脾益气之功,对其安胎之效,仅《日华子本草》有载,"补五劳七伤,安胎,暖腰膝",然脾胃健便能化血养胎。黄堂最常用砂仁与之配伍,有8则都用到了砂仁一味。《本草汇言》载:"盖气结则痛,气逆则胎不安。此药辛香而窜,温而不烈,利而不削,和而不争,通畅三焦,温行六府,暖肺醒脾,养胃益肾,舒达肝胆不顺不平之气,所以善安胎也。"茯苓与砂仁配伍,正是通过调畅脾胃三焦气机,从而达到安胎之效,黄堂用之效如桴鼓。

同时胎前患者因妊娠生理或恶阻,难以坚持服用汤剂,黄堂还会根据患者病情,灵活运用丸散膏丹。这些剂型不仅可以减少服药量、改善口感,还方便贮藏携带,便于患者长期坚持治疗。如吕某滑胎案,就以一个黄牛鼻,醋炙为末后炼白蜜为丸。

3. 产后多法,运气为纲

黄堂认为产后因元气大伤,气机多有逆乱,治疗可从调理气机入手。其医案中多有记载"气攻则剧""肝气易于化风,升逆太过""其气欲逆而热甚重者""气虚不摄使然"此类描述,治疗或疏肝气,或补胃气,或固摄元气,总以调理气机为主。在调理气机的基础上,若纳减不思饮食,酌加健脾之品,少用滋腻;若兼有瘀积,可佐辛香通络;若肢节酸痹不仁,宜养营通利经络;若已有脱象,拟护阳摄阴之法。

黄堂作为龙砂医家,临床善用运气理论推断病因、分析病机、拟定治则、处方用药。这一诊治疾病的特点在妇科产后病中也多有体现,多则案例中都有"将交夏节,何怙不恐""显是清肃之令不行""入春木旺土衰"等语。

其中最具代表性的案例莫过于王某产后手足麻木案,黄堂明言:"经言,阳维维于阳,阴维维于阴,春之令木少滋涵,其咎使然。"予方"熟地、巴戟、牛膝、虎骨、归身、苁蓉、桂枝、桑枝"。此方与《三因司天方》中的苁蓉牛膝汤颇为相似,乃为六丁年岁木不及所立,缪问注释此方曾云:"但肾为肝母,徒益其阴,则木无气以升,遂失春生之性;仅补其阳,则木乏水以溉,保无陨落之忧,故必水火双调,庶合虚则补母之义。苁蓉咸能润下,温不劫津,坎中之阳所必需。熟地苦能坚肾,润以滋燥,肾中之阴尤有赖。阴阳平补,不致有偏胜之虞矣。合之牛膝酸平达下,再复归、芍辛酸化阴,直走厥阴之脏,血燥可以无忧。"上案王某,产后营血亏虚,肝肾不足,适厥阴风木之气当值,而又当春应生发之时,如果一味滋阴则会有碍升发。缪问对苁蓉牛膝汤的分析,正合王某病机,黄堂处方用药与苁蓉牛膝汤之意不谋而合。

4. 女子多湿,就地取材

苏南多雨,水域密布,故病湿者多。湿为阴邪,其性黏滞,极易困阻脾阳,

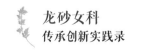
而形成脾生湿、湿困脾、脾伤及肾,或湿聚成痰的病机转归,可引起妇女经行浮肿、经行泄泻、闭经、带下病、子肿、子满、产后身痛、不孕症等。黄堂认为治疗湿邪,清热祛湿的同时要重视顾护脾胃。其在淡渗祛湿的同时,常佐活血行气之品,还会因地制宜,就地取材,灵活使用龙砂地区独有的养阴祛湿药,如白螺蛳壳、荸荠等。

如周某带淋案,兼有腰疼酸楚,经事不调,黄堂认为此乃"冲任湿热"为病。组方除萆薢、黄柏、茯苓、砂仁、白螺蛳壳等清热祛湿药之外,另佐以炒茜草、丹参等活血行气之品。

另如黄某产后暑湿伏邪案,患者"去年产后营亏,入夏阳旺,身热绵延不已",但近日受暑邪之侵,"便泄腹痛,舌黄黏腻,且兼咳呛,脉形弦数"。黄堂认为"邪之所凑,其气必虚",当先治标,清暑湿热邪为先。组方"冬术、桑皮、藿香、橘红、炙草、川贝、茯苓、砂仁、地骨皮、荷梗",从脾胃立法,清暑祛湿。

三、医案选粹

1. 崩漏

张　血去过多,漏下未已,呕吐六日不止。据述能纳不能运,渴不喜饮,病在脾元可知。诊右濡左芤弦。土愈横,眩晕肢麻,有由来也。经云:肝藏血,脾统血,垂训昭然。

冬术、半夏、乌梅、白芍、淡姜渣、茯苓、广皮、枣仁、党参、炒谷芽、伏龙肝(煎代水)。

2. 胎前

朱　经停两月,有恶阻之状。然素患肝气,亦颇类是。虽曰有故无殒,其血气久亏者,不可专于逐邪也。

苏梗、川楝子、乌梅、竹茹、益智仁、云苓、橘白、砂仁。

3. 产后

华,二十二岁　起自冬温寒热,致产后八脉空虚,余邪逗留肺胃。咳嗽痰沫,舌浊口甜黏腻,夜不得寐。显是清肃之令不行,浊痰壅滞,气机窒痹犹然。络脉失畅,肝气易于化风,升逆太过,下焦少摄纳之权,变端有不可测者。今胃不思谷,土愈弱而愈病,木愈无制矣,脉虚弦芤数。先从肺胃为主,填纳缓商。

人参、半夏、仓米、紫蛤壳、橘红、麦冬、茯苓、甘草,紫石英煎汤代水。

二诊:前方益胃生金,稍觉安适。经旨,肺为娇脏,胃为之市,聚浊成痰,失司清肃。虽产后下虚,滋腻难投,亦勿犯虚虚戒律。

人参、半夏、麦冬、苡仁、紫蛤壳、白扁豆、茯苓、浮石、川贝、橘红,紫石英煎汤代水。

第六节 许廷哲

一、生平概略

许廷哲,字潜修,清代荆溪(今江苏宜兴)人。中年行医,以医术闻名于荆楚间,精妇产、婴幼诸证,择验方,去冷僻药,所著《保产要旨》《保产节要》二书行世。许氏博览群书,对诸先贤所著妇科书籍皆了然于胸,并能融会贯通,在《保产要旨》中常常引经据典,旁征博引。引用书籍包括《素问》《脉经》《诊家正脉》《济阴纲目》《大生要旨》《女科切要》《保产机要》等;并参诸家之说,如孙思邈、陈藏器、王好古、朱震亨、许叔微、汤仲简等。许廷哲集百家之智,神会心融,横纵穿贯,并结合自身临证感悟心得,著成佳作。

许廷哲生平事略甚少,仅可从《保产要旨》跋言中窥见一二。据载:"吾邑许廷哲先生,泉石为心。作山中之良相,造化在手,握艺术之正宗,顾精其道,不居其名。念丹溪莫医妇人之说,参仓公垂诊女子之微,爰探证治之精华,用揭《难经》之奥旨。药可活人,悬诸《肘后》,方堪《寿世》,摄在目前。争生死于须臾,即是返魂之术;判安危于顷刻,堪矜夺命之丹。"

二、学术思想与临证经验

1. 尤重脉法,以脉测胎

许廷哲尤重脉法,胎前、临盆、产后三卷中均有脉法单篇。其于胎前卷中,就根据《素问》《脉经》《滑伯仁论》《诊家正脉》等前贤论述,提出候胎脉法:"三部脉浮沉正等无他病而不月者为有妊,或手少阴脉动甚亦为有妊,或阴搏阳别(尺中之阴脉搏大,与寸部之阳脉迥别)亦为有妊。至于尺脉左大者为男,右大者为女,左右俱大产二子(大者如实状);或左手沉实为男,右手浮大为女,左右手俱沉实为生二男,左右手俱浮大为生二女;或左右尺俱浮为产二男,不尔则女作男生;或左右尺俱沉为产二女,不尔则男作女生(或一男一女之胎,女胎死而男胎生)。大抵胎脉宜弦紧牢强滑,不宜沉细而微。"此以脉测胎法,许廷哲已能翔实阐明。

另其于临盆卷中,还根据《脉经》《脉诀》二书提出了临产脉法:"产脉离经(谓离于经常之脉,如昨小今大、昨涩今滑、昨浮今沉之类)沉细而滑。大抵脉匀细易产,大浮缓气散难产。"

在产后卷中则是参丹溪论及《济阴纲目》提出了产后脉法:"产后脉当缓滑沉细,不宜实大坚牢涩疾。又云产前脉当洪数,既产而洪数者死。若洪数中有胃气者亦生,无胃气而坚强者死。"许廷哲还在此补充,还需根据产妇生产前禀脉、体质如何,加以参考,不可拘泥。

在西医诊断技术不发达的古代,诊病全赖中医的望、闻、问、切。其中以切脉最为难于把握,许廷哲却能详细描述辨妊娠脉、辨男女脉、辨临产脉、辨产后生死脉。这对当时产妇的诊断、治疗及预后有着重要的指导意义。

2. 十产论说,鼎新阐微

旧时缺医少药,妇女生产十分危险,龙砂地区也有"生儿育女鬼门关"的谚语。许廷哲十分关心这一问题,在其著作《保产要旨》中就参考杨子建的《十产论》提出:"凡生产先知此十症,庶母子两命皆得保全。世之业收生者宜知此,庶不害人;妊娠之家宜知此,庶不自害。"其又根据《女科百问》《便产须知》等书,鼎新阐发了《十产论》,点明了横生、倒生、偏产、碍产、坐产、盘肠产、冻产、热产、惊产、伤产等十种难产情况及相应解决方法。

以其论述横生为例,此难产主要是因"儿身方转,母用力太早,逼令儿身不正,先露手臂",类似现临床常见的胎位不正。许廷哲指出,此时应令"产母安然仰卧,稳婆以盐半分涂儿手心,以香油抹儿满手,轻轻送入推上扶正。复以中指探儿肩,弗使脐带绊悉。待儿身转正,头对产门,然后让产母服加味芎归汤,以助精力,审儿欲出时,方用力一送,足先出者亦如上之法"。许廷哲在杨子建《十产论》的基础上,加上了香油抹儿满手、让产母服加味芎归汤等法,都具有临床意义。

此类解决办法虽已不适用于今时,但是在当时,香油润滑、手法复位、中药补虚,都是积极的处理手段,能有效提高产妇及婴儿的生存率。

3. 重视调护,未病先防

许廷哲格外重视女子胎前产后的调护,以及各类生活、饮食的忌宜。《保产要旨》的每一卷均提到了女子不同时期的各种忌宜、调护。这充分体现了中医的"治未病"思想,未病先防,既病防变。

例如,在女子妊娠期,许廷哲就提出了受胎保护 8 条:"避外感、除恼怒、禁房劳、慎饮食、节沐浴、戒举动、要束胎、防弄胎试月。"在妇女小产后,又提出了当慎 5 条;提出食物中的宜食者,如海参、鲈鱼、鲫鱼、鸭肉等,忌食者如猪脑、猪心、狐、兔等。

对于新产妇,许廷哲提及了新产宜忌:"小儿出户,扶产人,即以两手轻抱产母胸前,产母亦自以两手紧抱肚脐,令胎衣下坠,再以手从心下轻轻按摩至脐,日三四次使恶露不留。房内宜四壁遮围以避风,厚铺裀褥以免寒,用高枕靠垫勿令睡下,宜仰卧不宜侧睡,宜立膝不宜仰足,宜闭目静养,切忌忧怒惊恐、高声急叫,亦不宜过喜,勿令熟睡。房中宜烧旧漆器,用铁秤锤烧红入醋中……令醋气入鼻以免血晕。产后如无他症不必服药,三日内可宜益母草等下恶露,若腹痛甚,可服生化汤。"产后饮食各处不同,提出三日内不食鸡蛋,三日后可食煮熟的鸡蛋,十日之内不可食猪鸡肉,一月之内不可食猪油,产后不可多食盐。初产时不可问是男是女;月内不宜梳头洗足,不宜独宿,不可刮舌,不可刷齿;产后百日内不宜会合。提出初生调护 14 条:捏两乳、搅儿口、护儿背、忌烘火、晒衣背、同睡法、捏宿乳、治过饱、令啼哭、宜暴露、抱儿法、忌过饱、乳食忌相并、食物宜忌论。如此多的"治未病"的临床经验,至今仍对临床有一定的价值。

许廷哲亦在《保产要旨》中提到堕胎者多在三五七月,且分属不同经络所养,治疗亦不同。妊娠三月乃手厥阴心包络所养,若悲哀思虑惊动而堕,以芎归补中汤或茯苓汤治疗;妊娠五月乃足太阴脾经所养,若饮食失宜起居不慎则堕,以五味异功散加芎、归、麦冬、阿胶治疗;妊娠七月乃手太阴肺经所养,若多言大哭食凉犯寒则堕,以补中益气汤倍加芎、归、砂仁、枣仁、姜、枣治疗。若前次受胎此月会堕者,后至此月必应期而堕,务必先期半月服对症调补之药。这

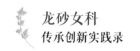

体现了中医"未病先防"的理论。

4. 简易治疗,疗效显著

许廷哲与众多龙砂医家相同,都喜收集整理简易经验方。如倒生简易经验方有千金方、六一散等;难产催生简易经验方如加味芎归汤、佛手散;对于下胞衣,则提出平胃散加朴硝方专下死胎。胞衣不下者可急断脐带,这与现代西医临床处理方法不谋而合。另有血晕简易经验方、子宫不收简易经验方、通乳简易经验方、难产简易经验方、撮口脐风简易经验方、盘肠产简易经验方等,都是有效的治法良方,对临床很有启发,在危急症中许多方法颇为切合实用。随着医学水平的提高,许多疾病的发生已大大减少,且许多中医治疗方法也慢慢被西医方法所取代,但不可否认其在当时的价值及意义。

许廷哲擅长用小简方实现大疗效,有时对于一些繁杂的方子,还会"删繁方",力求让普通百姓都能用得起,且有疗效。《保产要旨》中载有医方数百首,如治疗胎气不和、凑上心腹之子悬的紫苏饮方;治疗子宫下脱的人参干姜汤;治疗产后不语的芎归汤;治疗产后喘症的参苏饮;治疗产后气血虚弱、外感风邪昏晕不省的清魂汤;治疗产后枕作痛及恶露不行腹痛的生化汤;治疗妇人临产损破脬胞小便不禁的补脬饮;治疗妇人产后阳虚又遇风邪虚寒不止的黄芪汤等,好多都沿用至今,临床上运用甚广,疗效颇佳。

《保产要旨》记载得最多的就是治疗难产的各种简易疗法,从名医古籍到乡村效方,许廷哲都详细记录下来。由此可见,当时妇女因难产而死亡的情况还是十分常见的,这与当时社会尚未普及无菌观念、稳婆医学知识不够、没有专门的产科大夫都息息相关。许廷哲自述治疗难产确有疗效的验方如:"用鱼胶五寸、新瓦土煅灰温酒服";"用酒酿、麻油、蜂蜜、童便、鸡白各半盏煎温服即下"。另有教授稳婆的一些简便手法,如产妇胞衣不下,除急服佛手散或牛膝汤外,稳婆可"以手指顶其胞底,使血不留聚,或以手指摸上口扳开一角,使恶露倾泻,则中空自落矣",或"用瓦油盏烘热仰放产母脐上,令男人以脚抵住油盏,其胞即下"。虽然这些方法有些在现代已不具有临床价值,但可一定程度地反映当时的医疗水平和医生的智慧。

第七节 王旭高

一、生平概略

王旭高(1798—1862年),名泰林,一字以行,晚号退思居士,又号九龙山人。江苏无锡西门外梁溪坝桥人,清代著名龙砂医家。王旭高始祖为宋王皋,护驾南渡而居梁溪,为无锡望族,至王旭高已25世。王旭高秉资聪慧,幼读经书。弱冠赴江阴南菁书院乡试,因试卷溅墨而未得第,乃慨然弃儒习医。从其舅父高秉钧学,心无旁骛,穷究医典,上自轩岐,下迄清代诸家,无不精心贯穿。于古书则研求古训,于后人书则必分别疑似,取精去粕。初为疡医,后治杂病,尤其以善治肝病闻名于后世医林。

王旭高医德高尚,爱人好士,他认为:"医,仁术也。其心仁,其术智。爱人好生为之仁,聪明权变为之智。仁者余而智不足,尚不失为诚厚之士;若智有余而仁不足,则流为欺世虚妄之徒。"王旭高常救治贫苦的患者且不收酬金,甚至无偿供药。为了给病家节省开支,他会骑上一匹白马自行去病家施治救人,因此被世人尊称为"白马医生"。

王旭高一生医著颇丰,可惜晚年避乱乡间时著作大多散失。后人将其残存的著作收集整理并刊行于世,主要有《王旭高医书六种》《王旭高临证医案》4卷、《环溪草堂医案》3卷、《医方歌括串解》《王旭高外科医案》《西溪书屋夜话录》等。

《王旭高临证医案》卷四中有"妇人门""产后门"。妇人门医案22则,包括崩中、漏下、经事愆期、经事先期、痛经、闭经、带下病、不孕症、石瘕等。产后门医案13则,包括小产结瘕、产后癃闭、产后劳损、小产后癫狂、产后腹痛、产后头痛、产后痉厥、产后恶露不净各1则,小产后感邪2则,产后发热3则。医案少则一诊,多则二三诊。医案全面记录了病程中病情及舌脉变化,病机的演变,辨证诊断的推求,处方用药的加减应用及对疾病的认识、分析和诊断等,详细完整,临床参考价值很高。

二、学术思想与临证经验

1. 从肝论治,疏理清泻

肝藏血,主疏泄,喜条达,恶抑郁。肝司冲脉,冲为血海,为十二经脉之海。

妇人以血为本，经、孕、产、乳均以血为用，肝在妇女的生理活动中起到重要作用。肝气平和，妇女经、孕、产、乳正常；肝失条达、肝血不足，则诸病丛生。王旭高认为肝的生理功能出现异常，可导致各种妇科疾病：肝气有余，瘀凝停滞，可致月经愆期；肝气郁结，可致腹中结瘕；肝气横行，可致痛经；血虚肝旺，可致经行作呕；肝气夹寒，可致少腹痛；肝风炽张，营虚气耗，可致产后痉厥；肝阳上亢，可致产后癫狂；血虚肝郁，可致产后身痛；肝经郁热，兼夹瘀凝，可致产后身热腹痛、带下血筋。

王氏所著的《西溪书屋夜话录》记载"治肝三十法"，分别以肝气、肝风、肝火隶之。肝气、肝风、肝火皆为肝病，病皆起于足厥阴肝经，故曰"同出"；而肝气、肝风、肝火又是肝病发展过程中三个不同的阶段，程度各有不同，故曰"异名"。肝气郁结则可变为肝气，郁久化热则为肝火，升及巅顶则为肝风。该书中指出治肝气有疏肝理气、疏肝通络、柔肝、缓肝、培土泄木、泄肝和胃、泄肝、抑肝、散肝9法；治肝风有息风和阳、息风潜阳、培土宁风、养肝、暖土御寒风、平肝、搜肝7法；治肝火有清肝、泻肝、清金制木、泻子、补母、化肝，并附温肝法，共7法。另有补肝、镇肝、敛肝3法，无论肝气、肝风、肝火皆可相机参用；末为补肝阴、补肝阳、补肝血、补肝气4法。王氏"治肝三十法"中治肝气之疏肝理气、疏肝通络、柔肝、培土泄木，以及治肝火之清肝、泻肝之法可广泛应用于妇科病中。

疏肝理气法是临床上常用的治疗肝气为病的首选治法，以疏肝解郁为主。王氏云："如肝气自郁于本经，两胁气胀或痛者，宜疏肝，香附、郁金、苏梗、青皮、橘叶之属。兼寒，加吴萸；兼热，加丹皮、山栀；兼痰，加半夏、茯苓。"络脉瘀阻以辛润化瘀，药用当归须、桃仁、旋覆花、泽兰等。疏肝通络气胀甚，当加柔肝法与缓肝法。王氏云："如肝气胀甚，疏之更甚者，当柔肝。当归、杞子、柏子仁、牛膝。兼热，加天冬、生地；兼寒，加苁蓉、肉桂。""如肝气胀甚而中气虚者，当缓肝。炙甘草、白芍、大枣、橘饼、淮小麦。"若肝气横逆侮脾，当培土泄木，又云："肝气乘脾，脘腹胀痛，六君子汤加吴茱萸、白芍、木香。"

《王旭高临证医案·妇人门》载何案："漏下淋沥不断，少腹板痛，微寒微热，口渴不欲饮。此有瘀血着于脐下，拟化瘀生新法……又，漏下淋漓，少腹板痛。化瘀和营，未能奏效。食少无力，微寒微热。治在肝脾，缓之调之。柴胡、当归、丹参、茯苓、泽泻、赤芍、白术、香附、地鳖虫、山楂炭。"治疗予化瘀和营未见疗效,改以疏肝解郁,健脾祛湿,佐以活血化瘀止血方能奏效。《王旭高临证医案·产后门》载丁案:"产后瘀凝未尽,新血不生,身热日久,少腹疼痛,小溲淋浊,带下血筋。此肝经郁热,兼夹瘀凝为患,殊非小恙。姑拟泄肝、化瘀、和营为法。鲜地渣(姜汁拌,炒焦)、金铃子、延胡索、丹参、焦山栀、生姜渣(鲜地汁拌,炒焦)、龙胆草、当归、赤苓、甘草梢、青葱管、新绛屑。"

肝火治疗首法即清肝。肝内寄相火,非凉剂无以平和,清肝首属羚羊角、丹皮、栀子、黄芩、竹叶、连翘、夏枯草等。清肝不及当泻肝(肝火),泻肝用当归龙荟丸、龙胆泻肝汤。清肝火,亦有治他脏以清肝火法,如补母法(补肾滋阴),用六味丸、大补阴丸;泻子法(泻心),黄连合甘草。《王旭高临证医案·妇人门》中:"某,经停,少腹痛,小溲淋塞有血缕。此肝火与瘀凝交阻,当通而导之。龙胆草、小蓟炭、车前子、丹皮、桃仁、大黄(酒炒)、冬葵子、海金砂、延胡、焦山栀。"方中使用了大量清肝火的药物,龙胆草清热泻肝火;丹皮清肝泻火,清热凉血;海金砂利尿通淋,清肝化痰;延胡入肝经,活血化瘀,行气止痛。王氏治疗妇人病,最重疏肝理气、清肝泻火。

2. 肝脾同治,土木合德

女子以肝为先天,肝藏血,肝不足则血亏,失于濡养,经血不调。气有余便是火,妇人常因忧思愤怒而情志不舒,易肝气郁结或肝火旺盛。肝郁则气机失调,肝旺则冲气上逆,导致冲任不畅。正如"调经肝为先,疏肝经自调"。《女科精要》云:"谷气入胃,其清纯津液之气归于心,入于脉,变赤而为血。血有余,则注于冲任而为经水。"脾土居中,为后天之本,以水谷精微化生经血,为女子所用。脾胃功能关系到女子月经的正常与否,正如《女科经纶·月经门》言:"妇人以血为主,脾胃虚弱,不能饮食,荣卫不足,月经不行,寒热腹痛,或崩带证,皆脾胃不足所生病。"因而调理月经,当先调理脾胃,如张景岳言:"调经之要,贵在补脾胃以资血之源。"

《王旭高临证医案·妇人门》的 22 则医案中肝脾同治的医案有 6 则,涉及月经淋漓、经事愆期、闭经、漏下腹痛、淋带腹痛、不孕症。《王旭高临证医案·妇人门》载奚案不孕症:"肝为藏血之脏,脾为生血之源。肝气郁则营血失藏,脾气弱则生源不足……气弱血虚,宜乎不孕矣。调补肝脾,则冲任充足,自然有孕。"由此可见王氏对肝脾同治的重视程度。

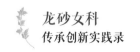
3. 产后亏虚,养营和营

产后亡血伤津,故多虚证。孙思邈主张产后即虚,宜补不宜泻。其认为"妇人产讫,五脏虚羸,惟得将补,不可转泻"。朱震亨认为"产后无得令虚,当大补气血为先。虽有杂证,以末治之。一切病多是血虚,皆不可发表"。宋代陈无择提出妇女产后气血亏耗,脏腑亏虚为产后病的核心病机,主张补益气血,五脏安则病自除。《三因极一病证方论》云:"产后气血既衰,五脏俱损,唯得将补,不可转利。"王氏对于产后多虚、营阴亏损与产后病的关系描述颇多,在产后门的 13 则医案中有 8 则产后病与营阴亏虚相关,包括小产后腹痛腹泻、小产后感邪、产后劳损、产后腹痛、产后身痛、产后痉厥各 1 则,产后发热 2 则。

王氏认为妇人孕时将自身气血濡养胎儿,产时努责生胎,加之出血较多,气血损耗严重,产后脾胃虚弱,后天气血运化不足,可导致各类疾病的发生。因此妇女产后多虚,以气营两虚为主,养营和营为产后病的首要治法。《王旭高临证医案·产后门》载:"某,左脉细数,营阴亏也;右脉细软,脾气虚也。产后不能安息,反加劳碌,气血伤而不复,致身常内热,心荡若嘈,久延虑成劳损。人参养营汤加减。"毛案:"产后腹痛,一载有余。营虚木郁,脾胃受戕。时作恶心,时吐酸水。用《千金》当归建中汤法。"赵案:"病后小产,产后感邪。咳嗽,寒热似疟。服解散疏和药五六剂,邪退未尽,夜犹微热。然头晕心跳,寐则惊惕,虚象见矣。拟养营化邪法。"

三、医案选粹

1. 崩漏案

陆 营分有热,则经至而淋漓;卫分有寒,则脉小而迟缓。脾为营之本,胃为卫之源。经至而舌苔反布,胸无痞闷,是胃阳虚而无气以化浊也。拟醒胃阳以摄脾阴为法。

归芍六君子加神曲。

又 经行过多,血气两衰,肝肾失固。丽翁所论包括尽矣。然治病之道,有相机从事之权。夫舌白多痰,胃有浊也。咽干色红,阴虚而火浮也。脉细迟缓,中气不足也。考古人肾虚有痰浊者,金水六君煎;气虚而上有浮火者,生脉四君子。合而参之,似觉不可擅易,还祈哂政。

大熟地、半夏、五味子、归身炭、陈皮、於术、茯苓、麦冬、人参、谷芽、建莲肉。

又 肝肾与脾胃同治,经漏仍然不止。左脉稍觉有力,原得归、地之功;右脉更觉细微,脾气虚衰不振。许学士谓补肾不若补脾,盖谓脾胃虚者言之。今心跳食少,心脾不足可知。经血如漏卮不息,冲任不得不固;腹中微痛,气虚且滞,不得不补,不得不通。仿黑归脾法。

熟地炭、黄芪(炒焦)、茯神、枣仁、白芍、广木香、归身炭、冬术、人参、陈皮、炙草。

2. 闭经案

孙 经期一载不来,大便时常秘结,每月胸中不舒数日。此肝血虚而胃气不和也。理气之方,不在平肝而在养血;和胃之法,不在破气而在补气。气血充而肝胃自和矣。

西党参、熟地(砂仁拌)、枣仁、陈皮、归身、制半夏、丹参、於术(人乳拌炒)、茯苓、白芍、沙苑子、橘饼、谷芽。

又 肝肾素亏,气郁,胃气不舒,脾阴不足。饮食知味而不能多进,经事不来,二便时常不利,肩膝酸疼,舌苔或黄或白。此有湿热夹杂其中。补养气血之方虽稳当,然无理气化浊之品,未能奏效。今拟一方,以观验否。

制首乌、怀山药、枣仁、牛膝、焦山栀、柏子仁、茅术炭、陈皮、半夏、建莲肉。常服苡仁、红枣煮食。

3. 产后骨蒸发热案

王 产未百日,骨蒸发热,淹延匝月,热势渐加,迄今五十日矣。诊左寸关,轻取虚小,中按之数,重按数而且坚,知其热在阴中,心肝之火独亢;右寸关虚软而数,则知脾肺气虚;两尺皆虚,肾阴亏也。阴虚阳盛,热气熏于胸中,蒸动水谷之湿上泛,故舌苔反见浊厚耳。耳鸣而聋者,肾虚肝阳上逆也。据述,服参、芪则热势愈甚,投胶、地则胃气益惫。节近清明,地中阳气大泄,阴虚阳亢莫制,恐其交夏加剧。刻下用药,以脾胃为要。土旺四季各十八日,清明节后土气司权,趁此培土,冀其脾胃渐醒,饮食渐加,佐以清金平木,必须热退为妙。

北沙参、地骨皮、丹皮、归身、怀山药、白扁豆、茯苓、生熟谷芽、白蔷薇露。

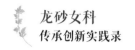
第八节 柳宝诒

一、生平概略

柳宝诒(1842—1901年),字谷孙,号冠群,江阴市周庄乡人。1865年在江阴院试中考中秀才第一名;1885年以"优贡"被选入京,后又通过殿试,试用为正红旗官学教习,钦加五品衔。教习之余,柳宝诒潜心研究医学,访求名医,精研医书,由儒入医,儒以医显,尤在温热病治疗方面颇有心得。士大夫有病求治,往往妙手回春,常收神效,在京城名噪一时。后由于目睹清政府的腐败无能,柳宝诒决定弃仕回乡。其回到家乡江阴周庄镇,一心钻研医道技术,热心于治病救人。

行医后,柳宝诒发现在江阴小镇购买道地药材很不方便,加上药店炮制草率,即便有良方,也难以配到好药,十分影响疗效,往往会贻误医治的最佳时机。1890年,柳宝诒便在周庄镇开设"柳致和堂药店"。"致和"是致力于医,饮之太和的意思。其亲撰《致和堂跋》时写道:"万物所藉以生养者,太和元气也。天时、人事或失其和则病矣。医药者,将以调其不和者,俾得致其和也。导其和惟药之功,违其和即药之过,然则选药之精、制药之宜,所以程致和之功能者,将于是乎? 在而谓可卤莽从事哉! 颜其额曰:致和藉以自勖并以勉诸同志云。"

柳宝诒存心济世,普救病患。他根据多年的诊治经验,制成一些丸散膏丹,让患者按症服用,疗效显著。以秘方制成的柳氏圣济大活络丹、参茸卫生丸、保赤金丹、柳氏半夏等尤有功效。这些丸丹声名远播,常有患者不顾路途遥远,前来求医问药。4年后,柳宝诒又在江阴城中大街开设"柳致和堂分店",并将各方中药的炮制、配伍、治病之理逐方解释,汇编成《柳致和堂丸散膏丹释义》一书,以木刻版印行。当时,在中医药界流传"北有同仁堂,南有胡庆余堂,中有致和堂"的说法。

柳氏收徒著书,得意门生百余人,闻名于江浙一带,自成一家。其临证不囿于一家之说,而将诸家之论融会贯通,独树一帜。尤其对伏气温病的论治造诣颇深,据运气原理阐发伏邪理论,终成一代名家。著有《惜余小舍医学丛书》12种、《柳宝诒医案》6卷、《柳致和堂丸散膏丹释义》7卷等。后其门生又根据柳宝诒平生医方、言论、丸散作辑成医书一批。《柳宝诒医案》为柳宝诒临证

经验之结晶,其关于女科疾病的学术思想与处方用药特色,从其医案中可窥
一斑。

二、学术思想与临证经验

1. 伏温理论,从瘀热治

柳宝诒据运气原理阐发伏邪理论,提出"伏气温病说"与"助阴托邪法",
对后世影响甚为深远。柳氏不仅在伏气温病论治上颇有造诣,在以伏温理论
指导女科处方用药方面更有创见。

柳宝诒强调女科诸疾多由热邪所致,认为瘀热内蕴是女科经、带、胎、产诸
疾的主要病因。瘀热的形成,一种是"先瘀后热",如柳氏指出"腹痛病历多年,
营血日耗,肝火转炽,因瘀而热";另一种是"先热后瘀",如柳氏认为"产后寒
热时作,温邪乘新产而发,瘀阻腹痛"。瘀热还有内外之别,外热者多为温邪内
伏,内热者多责之肝经郁热。平素瘀血在络或有蓄血,又有温热之邪与之相搏,
"伏邪与瘀血为伍,蒸蕴化热",自内而发,热与血搏,瘀阻营络。温热之邪与之
纠结,热得血附愈加缠绵,血得热固愈加形胶。

瘀热影响月经,"经漏紫而不畅""少腹刺痛,经速而少,此下焦瘀热内
阻"。柳氏强调经迟不可一概以后期主寒来论治,也可以因血热而瘀凝。"肝
木不调,营气阻室""木郁化风,挟瘀结之火",则上见"时复冒眩""纳谷作呕",
下则"癸水迟期,色带黄紫"。此案点明了瘀结之火,能使营气不畅,经水后期,
且其病程缠绵,易入奇经虚损之途。

瘀热亦能影响带脉,柳氏记岑案"向患淋带,今春剧发,渐觉少腹胀满,刺
痛酸坠,大便不爽,小溲淋数,所下带浊,杂色黏厚如脓。推其病情,先因肝气
不调,致营血瘀阻,更因脾运不旺,致湿浊流陷,瘀湿内壅,下注于奇经",内湿
蕴久化热,任带奇脉受损。可见柳氏除认识到"带下俱是湿证"的机理外,更
强调了湿、瘀、热相结合所致带下病的特点为带下秽浊不洁,色黄赤相夹。

在胎产方面,柳宝诒指出"木火挟郁痰升逆于上,间作鼻衄,胎火上
浮""时邪从产后而发,瘀阻腹痛,气窒热蕴",说明新感、伏邪与内生之火亦可
使瘀浊互结,发为胎产之病。

瘀热致病,容易致生他变,致使证候错杂。如"经水先期,瘀热流注膀胱"
而见小溲淋闭;瘀湿下注奇经,"带下不止,病经数载,癸水参差不期"而致经

带同病;"腹痛营络瘀阻,郁久暴崩"而致血不归经。柳氏重视妇科瘀热病因,强调热邪致病,与其对伏气温病的深入研究是分不开的。

女子以血为用,女科疾病易耗损阴血,阴血亏虚则易生内热。柳宝诒常借鉴温病治法治疗妇人病。温病的本质是郁热在里,其治则不外"清、透、养"三法,即清泄里热、透邪外出、养阴生津。女科疾病如为瘀热所致,须用导瘀清热之法,先导去瘀血,使热邪随瘀而下,病势庶可转危为安。如上述柳氏治疗时氏产后腹痛案:"时邪从产后而发,瘀阻腹痛,气窒热蕴。迁延半月,阴液更伤,脉来数疾,舌色光红,中苔灰黄。病势已深,正气恐不能支。"患者产后瘀血未尽,营血不充,时令之邪乘虚而诱发内伏邪气,致瘀热互结,里热炽盛,阴液受损。故其强调泄热祛邪的同时,补益气血津液,养正以托邪,予疏瘀导热、清透伏邪之法治之。

2. 调理气血,治病重肝

柳宝诒论治妇科疾病,多从肝、脾、肾三脏入手,尤其重视肝脏。而对于月经病,柳氏认为是因脏腑功能失调,气血不和,导致冲任二脉的损伤。因妇人的疾病多由气血之因,如妊娠耗血、产后失血、月经不调或不通以及癥瘕积聚,皆为气血营运障碍之疾。

柳氏总以调理气血为主,善从肝论治,有清肝、泄肝、疏肝、养肝、柔肝等多种治法。如对于月经病,柳宝诒认为"肝主血,肝病则不特气窒,而血络亦不调畅矣"。血生于肝脾,而统摄于冲任。肝气逆乱导致气乱血乱,冲任失司,血海蓄溢失常而致经迟速不匀,血海不能满溢引起停经。气滞血瘀,瘀阻冲任,或血不循经,非时而下,发为崩漏。治疗肝气不和,营络因之窒塞,而作崩漏者,当疏肝和络,血去阴伤,兼滋养营血。药用生地、白芍、当归等味养阴和络的同时,参以香附、橘络、枇杷叶等味疏肝畅气,必得血随气运为宜。肝气郁结而失于疏泄,久则津液不布则变为痰饮,痰饮又会进一步阻碍气机运行。故柳氏常佐以瓜蒌、竹茹、半夏等化痰平喘之品,以冀气机条达而疏邪外达。"肝主藏血,下行胞宫是为血海""肝属木,木气冲和条达,不致遏郁,则血脉得畅"。如肝血不足或肝失疏泄,则易导致月经病、妊娠病以及妇人杂病的产生。此外,肝阴不足,木燥化火,或是痰气窒阻,木郁化火,而肝火旺盛下注冲任,致冲任受损,亦会引起月经先期、淋漓不尽、经停等月经病。

妊娠期间血聚于下,冲脉气盛,妇人多见肝气上逆。如"肝气上逆于肺,升于巅顶,窜及经络,而以气急一项为最重。又值重身,木火易逆。近日发热痰黄,肺胃兼有客热",故对于妊娠病,柳氏总治以泄肝清肺为主。

此外,妇人杂病亦多与肝脏相关,如乳腺结节、腹胀腹痛、眩晕耳鸣等。如医案中记载:"胃有积饮,肝木被其郁遏,失其条达之性,化火生风,横冲直窜。其嘈扰、呕吐、惊悸、眩晕,悉由乎此。"临证时常用疏肝之品,如川楝子、延胡索、柴胡、木香等以求气行血行,血随气运。此外,亦用生地、归身、白芍、麦冬等养血柔肝、养肝血以治之本,使用黑山栀、玄参、黄芩、左金丸等清肝泻火等。总以疏肝畅气、养血柔肝、清肝泻火为要,以求肝气平和、肝血充足,促进血脉的流畅,血海安宁,以防妇人疾病的产生。

三、诊疗特色

1. 活用经方,以契病机

重视经方的灵活运用是柳氏的学术特色之一。柳氏对《伤寒论》的研究十分深入,他主张"寒温统一",推崇以六经辨证治温病。柳宝诒擅长根据病机及病情变化,灵活化裁运用经方治疗疾病。

柳宝诒常用半夏泻心汤合小陷胸汤、瓜蒌薤白半夏汤等加减治疗经带疾患:"前予调气通阳十剂后,牝疟得止。但时觉烘热,胸闷气迫,脘中嘈胀,兼作纳少便艰,甚则作呕,脉象较前稍畅,右关独弦,舌苔黄腻。胃中痰气窒阻,木火郁而不达,逆行于上,则膈阻气痹,凡此皆气分病也。从前经候愆迟,带白腰酸,营分虚而不畅,亦因气阻所致。气为血帅,自当以调气为先。观古人调经一门,未有脱却气分者,可以识其意矣。拟方再予疏肝安胃,化痰通痹。"处方:"姜半夏、干姜(盐水炒)、川黄连(姜汁炒)、瓜蒌皮(姜汁炒)、枳实、旋覆花、薤白头、郁金、黑山栀(姜汁炒)、醋炒青皮、橘红、竹茹、制香附、木蝴蝶(炙研,冲服)。"此案中患者因胃中痰气窒阻,膈阻气痹而致经候愆迟、带白腰酸,柳宝诒取半夏泻心汤之半夏、干姜与黄连辛开苦降,调理气机以和胃;半夏合瓜蒌皮、黄连有小陷胸汤宽胸散痰热结气之意;瓜蒌皮、薤白头与半夏乃取瓜蒌薤白半夏汤之宣通阳气、豁痰通痹之功;加之以枳实、郁金、黑山栀、醋炒青皮、橘红、竹茹、制香附、木蝴蝶等疏肝清热、化痰行气之品,使痰浊除,气机调,肝胃安,疾患愈。柳宝诒分析错杂碍手之病机,巧妙融合诸法于一方,以治疗本案虚实纷错之病情。

又如旋覆代赭汤治疗产后呕逆案:"肝木犯中,腹痛作呕,新产奇脉不充,冲脉因之上逆,遂致胸脘撑胀,上及于嗌。脉象左关浮弦而数,巅痛项强,风木化火,郁而上升。当泄木和胃,兼平冲脉之气。"处方为:"旋覆花、代赭石、半夏、象贝、前胡、黑山栀、金铃子、川郁金、小青皮、东白芍、长牛膝、瓦楞子、甘菊、香橼、木蝴蝶。"此案患者为产后奇脉不充,冲脉上逆所致之呕逆,又见胸脘胀满、嗳气之症状。柳宝诒选用《金匮要略》中的旋覆代赭汤,并加减应用,取旋覆花下气除嗳气,代赭石重镇降逆,加前胡与半夏降少阴肺气和阳明胃气,金铃子、川郁金、小青皮、东白芍、香橼调厥阴肝经之气以平冲,再加象贝、甘菊、木蝴蝶等共奏降气和胃、泄木平冲之功。

柳宝诒对经方运用之灵活由此医案可窥一斑。

2. 妙用生地,顾护阴津

柳宝诒强调女科诸疾多由热邪所致,认为瘀热内蕴是女科经、带、胎、产诸疾的主要病因,因此治疗时强调"当步步顾其阴液"。他在治疗妇科疾病时喜用生地,在对生地的炮制使用上体会颇深,制法多变,尤善以药制药,其匠心独运之处不胜枚举。生地分大生地、细生地、鲜生地、干地黄之不同,鲜生地长于清热凉血,不滋阴却能凉血,常用于热病伤阴、舌绛烦渴等症;大生地凉血滋阴清热,滋阴之力与滋腻性均强;细生地既能清热凉血又能滋阴生津,滋阴之力较弱且不甚滋腻,介于鲜生地与大生地之间;干地黄则长于滋阴。

柳宝诒根据病情与症状之变化,选择更适合病情的地黄性状与炮制方法。如治疗木火之气夹温邪所致左侧头目不爽、鼻流浊涕时,将鲜生地与薄荷六分同打,取薄荷辛凉之性,清泻肝胆之火,宣散肝经风热,使得火郁外达;治因气机不畅导致湿痰凝滞、伏邪不能外达的痎疟时,将紫苏叶与鲜生地同打,取紫苏叶辛温行散之力,"于养阴法中参入疏化之品",冀得气机宣畅,痰浊可消;治邪伏少阴时,因豆豉为宣发少阴、治伏气温病的对症之药,发散之力平稳而不伤阴,故将豆豉与鲜生地同打,从阴经疏达伏邪;治少阴经气亏虚不能鼓邪外出时,将大生地用辛温之附片汁拌,以少量助阳之品鼓荡阳气,并结合鲜生地与豆豉同打,从阴经托邪,两种制法不同的生地黄同时使用,内伏少阴之温邪可被鼓达外出,外达三阳。

3. 巧用药对,和协通调

柳宝诒治疗妇科疾病以清热凉血、活血化瘀行气药物为主,佐以扶正补虚之品。治疗时善用导瘀清热、养营托邪之法。活血化瘀多用丹参、牛膝、郁金、延胡索,清热凉血多用丹皮、生地、白薇、栀子,行气多用木香、青皮、香附、陈皮,养血补肾则用当归、白芍、续断等。常用药对有当归-白芍、丹皮-当归、丹皮-白芍、生地-当归、丹参-当归、生地-丹皮、当归-砂仁、生地-白芍、当归-木香、白芍-砂仁、续断-当归等。其中许多药对都被现代临床研究证实两者配伍使用会增加药物本身的疗效。

4. 精于炮制,以药制药

柳宝诒在炮制中药上深稽博考,精益求精,灵活运用盐炙、醋炙、酒炙等常规炮制方法,以引药归经、改变药性或增强功效等,主要体现在以药制药和善用炭药两方面。柳氏多次使用以药制药的炮制方法。以药制药,即以一些药物炮制另一些药物,以达到加强药力、增强其功效或去其毒、抑其偏、转其性等效果的传统炮制制药技术。如"妇人崩漏屡发,兼有瘀块,而崩久致虚",柳氏将阿胶"蒲黄炒"以增强阿胶止血祛瘀的功效,使阿胶具有补血而不碍行、止血而不留瘀的优点。

柳宝诒治疗妇科疾病常用香附一药,认为其能行气以活血,为治疗妇科疾病之要药。然香附生用性味过于燥烈,阴虚患者服用不甚适宜,故有了用盐、酒、醋、便四制,使之入于营分,以为调经之剂。四制方法各有特色,以盐制者可化其燥烈,用酒制者可助其宣通,用米醋制之能引之入肝经,用童便制之可约其入阴分。可再配合陈皮、丹参、蕲艾、茴香、莱菔汁等品,层层监制,使香附有开郁活血之功,而无破气劫阴之弊。凡妇人肝脾气郁,以致月事不调,经来腹痛,不能受孕者,用之无不效。

此外,在同一方中,柳宝诒常对多味药物进行炮制,助引药归经以合奏更佳的治疗效果。如治疗肝肾阴亏为主,兼有肝气肝火而"晚热少寐,鸣眩心悸",用龙眼肉拌蒸西洋参,增强西洋参养血养肝、养心安神的功效;并用猪胆汁炒枣仁,猪胆汁寒能泄热,滑能润肠,助枣仁养心益肝,兼清肝火;川连与吴茱萸同炒,取左金丸之意,清泻肝火,降逆止呕等。

《惜余医案·妇人门》中所用炭药共计15种。除常用的止血药大蓟炭、侧柏炭、茜草炭、陈棕炭、血余炭外,还将其他功效的中药炒炭运用。中药炒炭后,不仅能发挥药物原有的功效,而且能缓和药性,具有止血、止泻、止带等收敛功效更为突出的优点。柳宝诒根据炮制前药物的功效,将炭药分为7类:①清热泻火类如荷叶炭。清热解暑的作用减弱,兼能收涩化瘀止血。②清热凉血类如生地炭、丹皮炭。清热凉血作用减弱,兼能凉血止血。③理气类如枳实炭。破气消积作用得到缓解,兼能通滞理气。④活血祛瘀类如川芎炭、山楂炭。如用血中气药之川芎炒炭,活血行气的同时兼有止血之功。⑤养心安神类如远志炭。苦燥之性得缓,收敛止涩的功效增强,兼能安神益智。⑥补气类如白术炭,能培脾清湿,同时收敛止带的功效更佳。⑦补血类如当归炭。既能补血又兼具活血止血、调经止痛之功。由此可见,柳氏运用中医思维辨证论治,并灵活运用各种炭药,更大程度地发挥了炭药止血、止泻、止带等各种功效,达到治愈疾病的目的。

四、医案选粹

1. 崩漏案

黄 肝气不和,营络因之窒塞。癸期迟速不匀,停阻两月,忽作崩漏,血色鲜瘀杂下,少腹时痛,兼旬不止。血去阴伤,渐增内热,舌红脉数,两关带弦。理宜疏肝和络,滋养营血。所嫌肝气横逆,上自肺胃,下及少腹,气之所在,无所不窒,不独下焦营络,宜通不宜塞也。而肝失所养,风阳浮扰,又标病中之最要者。刻下肝血宜养,络血宜通,于养阴和络中,参用疏肝畅气之法,必得血随气运,则诸恙乃有就绪,无治丝而纷之虑矣。

生地(炒)、白芍、炒当归、丹参、制香附、炒丹皮、石决明、乌贼骨、茜草炭、橘络、川断、鸡血藤膏、枇杷叶、藕节。

二诊:瘀块畅行,营血得以疏运,本属至顺之境。惟少腹尚觉撑痛,余瘀未净,而正气先伤,恐其不克支持,自宜以扶助本原为要。今早形寒发热,其来势似挟新凉,与寻常虚热不同。扶正以固本,畅气以和营,此两层必须并重,而表热一层,亦须顾及为稳。

西洋参、参须、生地(炙)、炒当归、延胡索(醋炒)、乌药、川楝子(酒炒)、茜草炭、沉香(磨)、青蒿、鲜藕(煎汤代水)。

加减:如少腹不痛,去延胡、川楝子、乌药、沉香,加丹参;鲜血不止,去当归,加童便、赤芍、阿胶(蒲黄炒)、丹皮、枣仁;寒热止,去青蒿;胃纳不佳,加霍石斛、砂仁、扁豆、木瓜。

2. 产后发热案

洪 小产后发热,恶露即止,少腹即觉块痛,小溲即涩痛不爽,渐至大腹胀满。两月余来,寒热不解。此伏邪与瘀血为伍,蒸蕴化热,瘀阻气窒,不得透达。惟脉虚数不能鼓指,头汗津津。色萎神枯,正气有不安之虑。正虚邪实,恐难挽救。姑拟清托伏邪为主,疏瘀畅气佐之,冀得转机为佳。

鲜生地(豆豉打)、丹皮、赤苓、当归、郁金、元明粉、山楂炭、丹参、泽兰叶、琥珀、益母草。

第九节 张聿青

一、生平概略

张聿青(1844—1905年),名乃修,清末医家,又字莲葆,江苏无锡人。张聿青生于清末年间,时值太平军兴起,社会动荡不安,先生年少家贫流离,备尝艰苦。张聿青出身医学世家,其父张甫崖为当地名医。张氏年少时博览群书,通晓大义。18岁因病弃儒,承父业,立志攻医,在无锡行医30余年,声名斐然。晚年厌嚣,将书斋更名为"且休馆"。1895年,51岁时迁居上海,旅沪10年,治愈疑难症无数。

张聿青熟读《黄帝内经》,尊仲景之著作,继承并发扬了仲景学术,博采刘完素、张从正、李杲、朱震亨、薛己等诸家之说,临床诊病集诸家之长,融会贯通。其毕生勤于临床,经验丰富,所遗仅存医案,经门人吴文涵等分类编撰成《张聿青医案》20卷,一名《且休馆医案》。其中妇科医案共112则,160余次诊疗经过,占全书医案的十分之一。书中详细记载了妇女调经、带下、崩漏、胎前、产后、乳症6种病症。具体包括调经案34则,主要有月经先期、月经愆期、痛经、闭经、经行腹胀、月经过多、干血痨等症;带下案17则,包括白带、赤带、黄带、赤白带及阴肿1则;崩漏案12则,包括崩中和漏下;胎前案14则,包括胎漏、子满、子淋、子肿、妊娠恶阻、妊娠外感;产后案25则,病症繁多,主要有产后腹痛、产后恶露不绝、产后发热、产后血虚、产后痢疾、产后大便难、产后痉证、产后身痛;乳症案 10 则,主要论述乳中结核的治疗。医案少则一诊,多则四五诊,对连续就诊的患者,医案全面记录了病程中病机的演变、辨证诊断的推求、处方用药的加减应用及对疾病的认识、分析和诊断等,详细完整,临床参考价值很高,为后世中医妇科的发展奠定了基础。

二、学术思想与临证经验

1. 重视气血,理气调经

张聿青重视《黄帝内经》,认为气血失调是妇科疾病的重要病机。《素问·调经论》有云:"人之所有者,血与气耳。"疾病的发生基于阴阳而归结于气血,而妇科疾病,不论在脏腑经络,或在皮肉筋骨,亦离不开气血,"气血者,人之所赖以生者也"。妇女以血为本,月经、胎孕、产育、哺乳都是以血为用,而又易于耗血,以致机体处于血分不足、气分偏盛的状态。气血失调可致月经先期、月经愆期、痛经、月经过多、崩漏、产后恶露不绝、产后腹痛等症。正如《灵枢·五音五味》云:"妇人之生,有余于气,不足于血,以其数脱血也。"

女子之病,虽以血为主,然气血密切相关,不能单纯治血,气为血之帅,气行则血行。故调气尤为重要,"盖妇人以血用事,气行则无疾"。在调经案中张氏多次分析气血失调病机,"气乱则血亦乱,不能循行经络""血为气之配,气和则妄行者循经而不乱矣""气为血之帅,经前胀满,经至淋沥,皆气滞不宣""血中气滞,气行则血行,故曰调经以理气为先也"。妇科卷中"调气"一词出现次数高达 12 次。

张氏在论治痛经、月经延期、闭经、产后腹痛时,讲究宣通气血。如"宣通气血""宣通营卫""宜为宣通",常用调气药物如制香附、川芎。尤其是制香附,妇科卷中使用 72 次之多。《神农本草经疏》载其:"治妇人崩漏、带下、月经不调者,皆降气、调气、散结、理滞之所致也。"《滇南本草》谓其:"调血中之气也……开郁气而调诸气,宽中消食。"《汤液本草》载香附子:"益血中之气药也。"血不自行,必随气而行。气机不通,则血亦凝涩;气顺,则血亦从之而和畅。香附为女人崩漏带下、月事不调之病所常用药,张氏临证应用时常将其与当归、丹参、鸡血藤膏等养血活血药合用以获良效。

2. 重肝脾肾, 尤重治肝

张聿青临证善于调肝, 在其医案中如是有云"十二经之血, 注于冲脉, 从冲脉而下者, 谓之月经。冲为肝之隶脉"。其调经多从调肝气入手, 可窥一斑。观其所记录的妇科病例中, 提及肝脏的次数多达 70 余次, 这一数字明显多于对脾脏的 27 次和肾脏的 14 次提及。肝气致病, 病机演化多端, 与脾肾关系密切。在妇科卷医案中张氏多次分析肝气失调病机, 治肝之路颇多, 如养血息肝、育阴涵肝、滋肾养肝、养血柔肝、疏肝、平肝等方法。用处广泛, 加减变化亦多。

肝藏血, 主疏泄, 肝经与任冲二脉相连。因此, 肝的功能与月经的状况有着密切的联系, 有"肝为女子先天"的说法。肝气平和, 气机调畅, 则血脉流通, 血海宁静, 周身之血亦随之而安; 反之, "情怀抑郁, 木土失和, 中脘作痛, 冲脉之气, 因而阻滞, 经事数月方行"。肝气郁结, 可以化火, 导致"肝火内亢, 肝阳上旋"。而肝阴不足与肝阳有余之间, 又相互关联。阴虚则阳尤易亢, 肝阳愈亢则肝肾之阴愈不足。"经事一月再期, 肝阴愈虚, 肝气愈旺, 肝阳愈盛, 头昏作胀""肝肾素亏, 风阳上升, 时为头痛。经事迟行"。

肝与脾的关系密切, 主要表现在疏泄与运化的相互为用、藏血与统血的相互协调关系上。肝主疏泄, 调畅气机, 协调脾胃升降, 促进脾胃运化功能; 脾气健运, 水谷精微充足, 气血生化有源, 肝得以濡养而使肝气冲和条达, 有利于疏泄功能的发挥。肝主疏泄, 调畅气机, 促进血行; 肝藏血, 调节血量, 防止出血, 有助于脾; 脾气健运, 为气血生化之源, 脾统血, 防止血液溢出脉外, 则肝有所藏。肝脾相互协作, 共同维持血液的正常运行。肝与脾在生理病理上密切联系。在病理情况下, 一方面如"肝脾不和, 气湿不运""木旺脾虚, 肝木克土, 土不运旋, 以致腹筒板硬, 时为痛泄, 月事不来"; 另一方面如气郁而木横克土, 犯胃及脾, 特别是最易犯胃, 致"中脘作痛""中脘胀满"等。另外, 肝脾同病, "肝脾并亏, 统藏失职", 致崩漏, 血复下不止。

肝与肾之间有着密切的联系。肝肾的阴液、精血之间相互资生, 两者的生理功能皆以精血为物质基础, 而精血又同源于水谷精微, 且又同具相火, 故有肝肾同源、精血同源、乙癸同源之称。肝与肾之间的病理影响, 主要体现于阴阳失调、精血失调和藏泄失司等方面。肝主疏泄和藏血, 体阴用阳。肾阴能涵养肝阴, 使肝阳不致上亢; 肝阴又可资助肾阴的再生, 恢复阴阳平衡。如"咽中如阻, 中脘不舒, 筋脉跳动, 甚至欲厥, 经一月再行。营血久亏, 风阳震动。再

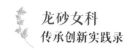

育阴以涵肝木""肝阴愈虚,肝气愈旺,肝阳愈盛……宜滋肾养肝,参以凉营"。滋肾阴而涵养肝阴,使肝阳不致上亢,保持肝阴与肝阳之间的动态平衡。

张聿青在调经、带下、崩漏等病的论治中,强调培补脾肾,补益先后天之气。在其膏方医案中尤能体现其"脾肾并调"思想。如治疗沈某经事愆期案时,"脾虚则不运,肾虚则不藏,脾不运则大便时溏,肾不藏则封固不密。每至冬令,易召外感,而为喘咳,经事遂不应期,带脉从而不固。宜从脾肾并调"。张氏用大量的补肾健脾药,如炙黄芪、炒萸肉、炒山药、党参、川断、制首乌、菟丝子、破故纸、巴戟肉、甘杞子等,以三胶(清阿胶、鹿角胶、龟板胶)溶化收膏,嘱患者晨服七八钱,终获痊愈。

三、诊疗特色

1. 取义《黄帝内经》,法宗《伤寒论》

张聿青熟谙《黄帝内经》理论,在一些医案中多次直接引用《黄帝内经》原文,以指导辨证施治。如根据"汗为血之液""夺血者无汗"理论治疗产后恶露不下,指出产妇宜微汗而不宜无汗,宜有汗而不宜多汗。

张聿青法宗《伤寒论》,讲究六经辨证。其妇科医案中常见经方就包括鳖甲煎丸、金匮肾气丸、旋覆代赭汤、温经汤、黄连汤、越婢汤等。如治疗金某淋带漏下案中,患者"少腹自觉冷气结聚,气分攻撑",辨为"冲气不和,冲脉不固",以仲景温经汤原方为基础进行加减,组方"党参、阿胶、吴萸、炮姜、炙草、茯神、当归、白芍、香附"。诸药相配,共奏调补冲任、温阳散寒、行气固经止血之功。

但在妇科临证中张聿青更多的是取仲景辨证立法之意而不拘泥于其方,或取其方而不限于伤寒之病证。如"金(右),怀孕八月,腹痛异常,呕吐不止,腰府酸痛如折。胎从下注,有坠脱情形……呕而不受,即用黄连汤,宗仲景法通降胃府,呕吐即止,胎坠身安",张聿青以黄连汤为基本方药,以党参配白术平调寒热,和胃降逆;川断佐杜仲,滋补肝肾;归身与白芍共用,和血止痛。由此可见张氏对仲景辨治之法运用之娴熟。

2. 重视舌诊,以舌鉴证

张聿青临证重视舌诊,认为舌诊与脉诊同等重要。在情况复杂时,其往往能从舌诊中求得真相,并合参舌脉,以作全面的诊断辨证。如患者舌心光剥则可提示"营血亏损,不能养肝,肝木克土……水亏木旺,土弱肝强";"久崩之下,肝脾并亏"患者的舌苔往往浮白无华。再如"舌淡无华,脉象细涩",则提示"气血皆滞,当为宣通"。

张聿青医案有很多都详细记载了舌象,在辨舌的腻苔方面还颇有发挥。如治疗张某崩漏一案时,先予调气镇逆,和肝胃之阴诸药后,诸症略有减轻,但"口中黏腻,津液悉成涎沫,不能下咽",故频频吐涎。张聿青观其"舌边白糜星布,脉虚左大,右关无情",正是"胃阴耗残之甚,恐虚火挟浊上蒸,而糜腐大布,所谓虚中生变者,即此而是",故予"西洋参、麦冬、赤苓神、制半夏、橘皮、乌贼骨、茜草炭、赭石、竹茹、枇杷叶"以降胃之逆,和胃之阴。药后果"脉象较敛,舌糜已化",提示病情好转,予方再行巩固。

3. 血肉有情,填精补髓

血肉有情之品,是与草木金石无情之品相对而言的。用人或动物的血、肉等有情之物来填补人的精血,达到填精益髓、补益气血的目的。中医有"以脏补脏""以髓补髓"之说。妇女因其特殊的生理功能,易产生气血不足疾病,病症日久,"恐难以草木奏功"。张聿青在治疗妇科疾病时善用血肉有情之品来补益气血、调理冲任、填精补髓、滋养肝肾等。对调经、带下、崩漏、胎前、产后病案中的阴阳气血亏虚之证,张聿青以阿胶、龟板胶、龟甲、鹿角胶、鲍鱼片、贻贝等补虚生血,滋阴补阳,并依据证型的不同,佐以不同的配伍。张氏使用阿胶时,多用蛤粉拌炒。此法可降低阿胶滋腻之性,又可增强阿胶的润燥作用。而在多用于治疗慢性疾病的膏方剂型中,阿胶的使用亦较多,因其可增强补肾填精养血的作用。

4. 丸散膏丹,灵活运用

张聿青在用汤药治疗妇科疾病的同时,多配合使用丸、散、膏、丹剂,应用灵活,收效显著。

龙砂膏方为龙砂三大学术特色之一,张聿青在妇科医案中亦多有运用。如朱某经前不适案,患者平素"经前腹胀,带下腰酸,悸眩少寐,心中作痛",辨其病机为"气滞血少,血不养肝",奇经之脉多隶属于肝,肝木旺则阳气升浮而致向上诸症,带脉不固则致向下诸证。张聿青认为此病最宜慢养调理,以"补血之不足,疏气之有余",故予之膏方,择党参、生地、天冬、三胶等诸药,收成老膏。另如孙某带下案,患者"久带不止,液耗阳升,头旋眩晕,肝肾空乏,足膝作酸"。此症多由带脉不固所致,可补益中气,兼摄脾胃,故取黄芪、熟地、菟丝子、破故纸等药制膏方以调理。

而丸剂多为慢性病后期病情稳定时调理所用,取其释药缓慢,作用持久之性。张氏在论治虚损所致妇科疾病时,取丸剂作用持久之性,应用了八珍丸、六味地黄丸、千金大补丸、补中益气丸、滋肾丸、资生丸、金匮肾气丸等缓缓而治。治疗气机不畅所致妇科病症,张氏酌情选用四制香附丸、藿香正气丸、左金丸调理气机;治疗湿热带下,其在使用清热利湿之品的同时,用愈带丸益气调经、散寒止带、补虚固本;对妇科结块,张氏宗仲景法,选用鳖甲煎丸治疗,以活血化瘀、软坚散结。

散剂有逍遥散、益元散。逍遥散疏肝解郁、健脾和营,多用于妇女肝脾不调,气血瘀滞的病案中。

丹剂有人参回生丹、震灵丹。震灵丹补肝肾、固冲任、镇心神,张氏将其用于治疗崩漏淋漓不止,冲任损伤等症。人参回生丹,张氏将其用于治疗产后恶露不行等危症,取其起死回生之意。综上可见,张氏灵活运用膏方及丸、散、丹剂来治疗妇科各种疾病。

5. 按需炮制,以效为度

炮制方法不同,则药物功效有很大的不同。张聿青用药时特别注意药物的炮制方法,以期增强药物的功效。如土炒可增强药物健脾止泻的功效,张氏用土炒白芍、於术、陈皮等增强补土的作用;入盐走肾脏,张氏用盐水炒潼沙苑、菟丝子、柴胡、牡蛎、竹茹等增强入肾的作用;姜能温中止呕、化痰止咳,如姜片炒竹茹可增强竹茹化痰之效。

张氏在医案中应用的炮制方法还有红花汤炒、砂仁拌炙、赤砂糖拌炒、甘草汤拌炒、元米炒、吴萸拌炒等,根据病情与症状的不同,灵活应用炮制方法。

同时,张氏十分注重药物的使用方法。如"清阿胶三两、鹿角胶二两、龟板胶二两,以上三胶溶化收膏,晨服七八钱""楂炭三钱、赤砂糖六钱,二味同炒枯研末,米饮为丸,如桐子大,每服三钱,药汁送"等都颇具特色。麦冬汤送服、鲜藕煎汤代水、益母草煎汤代水、伏龙肝煎汤代水等送服方法独具匠心,疗效显著。

四、医案选粹

1. 月经后期案

沈(右) 阴虚气弱,脾不运旋,封藏不固。每至冬令,辄易感风,大便或结或溏,经事愆期,不时带下,脉濡细,苔薄白。拟气阴并调。

党参三钱、茯苓三钱、炒山药三钱、白芍一钱五分(酒炒)、炒扁豆三钱(研)、潼沙苑三钱(盐水炒)、於术一钱、炒木瓜皮二钱、菟丝子三钱(盐水炒)、杞子三钱、六味地黄丸一钱五分(晨服)。

二诊:脾虚则大便或结或溏,肾虚则封藏不固。收藏之令,辄易感冒咳嗽,经不应期,时为带下,脉象濡细。气阴并调,从前法扩充。

炒萸肉一钱五分、大熟地四钱(砂仁炙)、杭白芍一钱五分(酒炒)、橘白一钱、奎党参三钱、炒於术二钱、生山药三钱、炙甘草三分、茯苓三钱、潼沙苑三钱(盐水炒)。

三诊:脾虚则不运,肾虚则不藏,脾不运则大便时溏,肾不藏则封固不密。每至冬令,易召外感,而为喘咳,经事遂不应期,带脉从而不固。宜从脾肾并调。

炙绵芪三两、炒萸肉一两、炒山药二两、奎党参四两、远志肉五钱、炒扁豆二两、川断肉二两、炒於术二两、白茯苓三两、炙黑草五钱、制首乌四两、菟丝子二两、破故纸二两、巴戟肉二两、甘杞子二两、制香附一两五钱、潼沙苑三两(盐水炒)、广皮一两、大熟地四两(砂仁炙)、制半夏一两五钱、粉归身一两五钱(酒炒)、杜仲三两、杭白芍一两五钱(酒炒)、紫丹参一两五钱、泽泻一两、大生地四两(姜汁炙)、炒枣仁一两(研)。

清阿胶三两,鹿角胶二两,龟板胶二两,以上三胶溶化收膏,晨服七八钱。

2. 痛经案

钱(右) 经事愆期,腹痛,脐下滞坠,按之尤痛。冲脉气滞,姑为宣通。

熟地炭三钱、赤白芍各一钱(酒炒)、制香附二钱(打)、台乌药一钱五分、南楂炭三钱、全当归二钱、川芎一钱、降香片七分、上徭桂四分(饭丸)。

二诊:少腹作痛未止,经事未行。再宣通气血。

制香附二钱、乌药一钱五分、川桂木五分、茺蔚子三钱、小茴香五分、延胡索一钱五分(酒炒)、缩砂仁五分、泽兰叶二钱、降香片七分、楂炭三钱。

三诊: 经来而仍未畅,少腹仍然作痛。营气阻滞,再为宣通。

全当归二钱(酒炒)、乌药一钱五分、炒小茴香五分、炮姜五分、川芎一钱、川桂枝三分、香附二钱、紫丹参二钱、茺蔚子三钱、益母草六钱。

3. 带下病案

梁(右) 带下腰酸,小便不禁,心悸火升。带脉不固,肝肾空虚,阳气上逆也。

奎党参三钱、生山药三钱、潼沙苑三钱(盐水炒)、菟丝子三钱(盐水炒)、阿胶珠二钱、生牡蛎五钱、桑螵蛸二钱(炙)、杜仲三钱、杞子三钱、芡实三钱。

二诊: 带下大减,小便亦能约束,心悸火升。的是阳升而奇脉不固。效方进退。

阿胶珠三钱、潼沙苑三钱(盐水炒)、甘杞子三钱(盐水炒)、煅牡蛎五钱、厚杜仲三钱、桑螵蛸三钱(炙)、莲须八分、菟丝子三钱、於术一钱五分、肥玉竹三钱。

三诊: 带脉渐能约束,火升亦定,然寐醒舌干口燥。阴液耗损不复。前法参入甘凉。

石斛四钱、牡蛎五钱、天冬二钱、山药三钱、莲须八分、炒阿胶二钱、沙苑三钱、杞子三钱、桑螵蛸一钱五分(炙)、菟丝子三钱(盐水炒)、杜仲三钱。

第十节 方仁渊

一、生平概略

方仁渊(1844—1926 年),字耕霞,号倚云,别号思梅,江阴顾山镇人,是著名的龙砂医家。方氏少攻举业,继而矢志岐黄,受业于龙砂名医王旭高,逢太平天国战事而辍学,辗转去苏州药店为伙计,又从名医邵杏泉先生游。医道成后,先执业于无锡,后移居常熟城内草荡街,诊寓名"倚云医馆",书斋题"倚云吟馆"。治病宗"天人合一"之旨,每据岁运,辨证施治。1880 年,岁值太阳寒水司天,太阴湿土在泉,民病多寒湿,方氏以燥湿辛开之剂治之,无不应手。从此医名鹊起,求医者继踵相接,每遇疑难危症,必苦思冥索,竭力挽救。方氏曾辑录《王旭高医案》4卷,另著有《倚云轩医案医话医论》《新编汤头歌诀》《舌苔歌》等。

方氏曾言医寄于儒,学医必先立品,品行既立,再加学识,两者既优,自然有仁心仁术。1906年完成了《倚云轩医话》3卷,当时方氏已是63岁花甲之龄。其自感精神衰老,但古今医籍尚未尽观,临证诊疗对某些疾患仍不能拿稳,医业却不能再进一步,只愿来世仍能再为医士,遂自作一挽联于书眉。

"可怜身入红尘,苦辛历尽,读书未成名,学医未济世,安贫行我素,不学仙不佞佛,惟望来生再为医生;从此魂归碧落,色相皆空,登山可御风,玩水可乘云,壮志尽消磨,生无益死无憾,尚留虚愿付与后人。"

数日后方仁渊对此联又作修改,尾于引言之后:"读书不为世用,学医未能济人,碌碌人寰,不学仙不佞佛,惟愿来生再为医士;遇事不敢骄矜,立身惟求俭恭,茫茫无壤,生无益死无憾,要留余地付与后人。"

此前后可为独立的两副挽联,是方仁渊的明志,亦是他著述的缘起。其以此表达来世再为医士之愿,情真意切,赤志铸精诚,心雨洒杏林。

临证之余,方氏对中医学发展极为关注。1922年,年届杖朝,其被推选为常熟医学会会长。为抗议国民政府内务部颁布的旨在逐渐取缔中医的《管理医士暂行规则》,方仁渊团结同道,共议对策,并创办《常熟医学会月刊》用于团结中医同道,学术交流,革故创新。

二、学术思想与临证经验

1. 知切脉大要,晓有孕脉断

方仁渊师从名家,勤学博览,理论根底深厚。脉诊为四诊之一,其理深微,方氏最推崇石芾南之《医原》论脉,认为石芾南用圆字论脉甚妙。"盖圆者,指下从容圆润,不迟不数,不硬不软,应指自有和顺、圆稳之状,无论何脉,中藏得圆字者,即属胃气,即属神根,病尚可治"。方氏强调人之禀性不同,脉体各异,但其要旨在从容和缓,有根有神。全无和缓者,虽轻病亦难治,重病必死矣。

而诸脉之中,方仁渊指出初妊之脉最难识别。"所难识者,本体有病,经期本通涩不调,脉则似是而非。妊妇自先遑惑,不信有妊,全凭医者一言。此时三指之下，关系非轻，若有错误，祸福立判，全在心领神会"。所以方氏强调在诊候之际，须详细询问从前经事如何，目前停否，有无癥块、腹痛等，抑或其他宿疾。"如本无此等，只觉从前经不甚调，或乳子后，经本未到，或已到即停，眼前经断不来，腹虽不痛，亦不甚和，或腹和无他，但恶食贪酸，沉闷泛哕，喜嗷新异之物，脉虽不见滑、疾、数、大，此即可以妊断"。虽然妇人可因本体有病或气血不足，不能充盈脉道，或气滞血阻，导致脉道欠利，但等待调理病去之后，脉自会显露。

方仁渊强调"下焦乃胞宫之地，身中有身，阴中藏阳，必有见乎指端"，确实会有人妊娠十月，脉始终不显，但细按"必有一部流利，尺部沉实，犹为有微"。所以在诊断妇人为结代二脉时，务必谨慎细求。代脉虽有"气衰之象"，但也可是"阴阳更代，气血未定"之象；结脉则"可阴可阳"，主"血凝气滞"，除了妊娠，停经也可见。所以务必要"合其见证，方可决断"。但是细涩脉、迟涩脉、弦涩脉、弦迟脉、迟紧脉，皆"经阻之象"，"以紧主沉寒痼冷，涩主气滞血少"，必不能是妊娠之脉。

2. 明求嗣之说，需男女同治

方氏对于求嗣诸说，讲究"择地布种"，虽然求嗣前男子须节欲，女子重调经之说已是医家共识，但需要注意的是"节欲非一端薄滋味、省精神，须随处检点，不但色欲已也"。节欲还包括节制饮酒、节制饮食、节制忧思等，这些行为皆伤精耗气，导致男子"精少而薄，射之无力"。

而对于女子调经，方仁渊认为调经有多种方法，妇人有"素体精薄血少者"，有"血虽盛但气滞，窒塞不如期"者，有"宿疾频发，或块或痛，移前落后"者，都须详审其病源，然后分而医之。

方氏亦指出妇人形体、声容笑貌均有讲究，"声宜和顺，不宜尖大；容宜端正，不宜过激。言笑有节，生子必美好；形体宜瘦不宜肥，宜短不宜长"。方仁渊直言肥胖不利受孕，与现代医学之多囊卵巢综合征象类。

3. 肝脾胃同治，调经寻其源

方仁渊调经常从畅木和中、培土疏木、崇土抑木等法调治。其推崇薛己所云："血者，水谷之精气也，和调五脏，洒陈六腑。在男子则化为精，在妇人则上为乳汁,下为月水。故虽心主血,肝藏血,亦皆统摄于脾,补脾和胃,血自生矣。"方仁渊指出女子之肝,最易不足,但世人调经多有伐肝之弊,是加重其虚损,有违其本性,"凡经行之际,禁用苦寒辛散之药,饮食亦然"。

妇人血证,方氏则首调肝脾。如经期吐血、鼻衄,是"厥阴之气逆行",当平肝降逆;癸事淋漓,是肝脾两伤,脾伤则气陷而不藏血,肝伤则气逆而不藏血,故方仁渊常以"平其肝逆,举其陷气"为治法,药如吴茱萸、白芍、柴胡、防风等。

时医曾治疗妇人月事不行,症见寒热往来,口干颊赤,或早暮咳嗽,医以为干血痨病,用毒药活血祛瘀,方氏认为此不尽然也。"夫经闭之由非一,有气滞瘀凝,有血少营枯,有肝郁脾虚,有冲任受伤,或病后失调,须寻其源而治,未可概事通瘀"。正如《素问·阴阳别论》有曰:"二阳之病发心脾。"心受之,则血不流,故不月也。方仁渊调经多肝脾胃同调,审证求因,对症施治。其病案中多有因肝胃不和而致月经愆期者,认为此乃木邪侮土所致,治疗宜从平肝和胃着手。

4. 重视伏邪说,分期不同治

伏邪理论起源于《黄帝内经》,《素问·生气通天论》曰:"冬伤于寒,春必病温……秋伤于湿,冬生咳嗽。"伏邪就是指"感而不随即发病,而伏藏于体内的病邪",后因新感外邪、饮食内伤、情志不畅或正气不足等因素而诱发。

方氏所著的《倚云轩医案医话医论》"妇人门"中共有3处提及"伏邪"。

首先是经行时期,若有伏邪,月经常不期而至,至而即停,症见"寒热加重,腹痛晕厥,痛在脐上脘下,扪之拒按,舌腻罩灰,脉弦而大"。方氏认为此多为湿热伏邪,往往"结于太阴膜原之分,阴土为湿所困,地中之清阳不升,肝木因而被遏,气机不能宣畅,经血即为凝滞。肝邪乘胜来贼,脾气益见窒塞"。方仁渊多用苦燥之药以"开湿热之伏",再佐辛甘之品以"伸肝木之遏",最后辅以"血药以通之,淡渗以降之",使"湿热化而瘀滞通"。常用药物包括川连、淡芩、炙山甲、红花、肉桂、柴胡、桃仁等。

胎前亦可见伏邪,方仁渊记载一由伏邪转疟妊娠妇人病案,发病将近两月,"寒热无定期,痰多结癖,口噤风动,曾经平复,近又风噤再作。诊脉弦滑而大小无定,苔白而腻,舌不能伸"。方氏通过仔细揣摩脉证,判断此乃"湿热久壅,中焦脾胃失输运之权,化为痰涎。胎热与肝热相合,化风化火",才导致

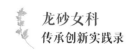

了一系列的症状。故予崇土抑木之法,治以清降平肝、化痰熄火之法,药用羚羊角、酒黄芩、钩钩、石决明、菊花、橘红、茯苓等,同时强调勿伤胎元。

而产后伏邪,多为"湿热遏伏于太阴阳明",症见"汗多不解,恶露淋沥",灰腻湿胖苔,脉浮虚数。方氏考虑此时患者正值小产后,血气大伤,且有大汗出,营气亦亏损,实为亏虚之体,但"一候有余,伏邪未化",病机属正虚邪实。故治予黄芪桂枝汤合小柴胡汤加减以温阳通脉、治从少阳,果然"冷热未作,口渴较减,舌苔较化,伏邪已有化机",再予原方加减,三诊伏邪果解,漏止胃醒,再予产后调理,养血益气,以摄奇经。

5. 善疗产后病,标本缓急治

方仁渊因其母生产时,罹患产后伤暑,半月即去世,故倍加重视产后病的调治。方仁渊强调产后诸病"不可以补法概之",产后营血空虚,肌腠疏松,更易感六淫邪气,汗法、下法等易伤其阴气的治法都须慎之又慎,总体治则应为救阴化热,佐养血通瘀。

(1)新产中风症,分虚实而治:方仁渊指出古人治疗产后病,往往只以补虚为主,但其实不尽然,须分清虚实而治。《倚云轩医案》中记载一新产中风案,某陈姓产妇平素身体康健,冬初生产后,"三朝即出房操作。七朝饮食减,少有不快",然"二更后忽身热如灼,口噤不语,面赤如妆,汗出如浴,两手颤振,两目上视",延请医生后,认为是肝风死证,故给予龙骨、牡蛎、龟甲、地黄等药以潜阳息风。然不见好转,就请方仁渊来治。方氏诊其"脉洪大搏指,重按虚,擦其舌,尖绛苔糙,罩灰而干",又问其恶露如何,得知二三日即无,判断此乃"产后中风"症,只因"脱血之后,阴不配阳,早日劳动,心肝之火暴起,外感时令温风,劫夺其阴,气不能承守,阳气炽张,有升无降,九窍失其通和,百骸失其柔运,遂成此证"。方仁渊择制羚羊角、石决明、鲜地黄、栀子、连翘、黄芩、杏仁、贝母、当归、钩藤等药大清其热而降其火,另磨回生丹冲服,主以化下焦瘀热为主,果然病情好转。

当然新产中风亦有全虚案例,南门王氏妇,前年患臌病,由方仁渊治愈,今产后亦患中风一症,症见"舌强不语,左体偏废……身热舌灰,脉弦芤无力,面白舌淡",便是中风全虚证,须大进温补。

方仁渊指出,新产中风,有虚实之分,治法即异。陈妇壮年暴病,脉证本虚标实,故"以清热泻火为息风。热退风平,即进补气养营以善后"。由其标虽实,其本则虚,不用过剂,清热泻火之药可用。而王妇本元虚损,加上此次生产去血太多,脉证一派虚象,故主以甘温益气养营为息风。

产后中风一病,李杲由气论治,刘完素以火论治,朱震亨从痰论治,均是从虚而论。但方仁渊强调"标病虽实,本病必虚。能察其虚面,方能治其实面",产后确须以补为主,但不得"虽有别证,从末治之",须分清虚实之治不同,不可拘泥。

(2)产后感邪证,先补而后泄:方仁渊治疗产后感邪之证,先补后泄之法颇具特色。《倚云轩医案》中记载如下:"裴菊村先生尊宠,三月间因小产,去血过多,晕厥甚危,连进温补,一月来已就痊矣。四月望,以梳头而偶感微寒,夜即发热,热尚微。如是者两日,至十七日,热势大作,汗出如雨而不退,气逆神迷。先生善医,为吴地名手,以前两夫人俱病产而殁。故今兹惶惑甚急,来招余商之。余诊其脉洪数而芤,呼吸七八至,扪之热烙手,舌苔铺白,口不渴,少纳粥。呼之则清,少停即迷而乱语,面㿠唇白。余曰:此营血大虚,气欲随血上脱之象也。然以壮盛之年,产已匝月,当不至此,有别故否? 主人曰:将及满月,癸又大来。余曰:是矣,为商参、芪、归、草、芍药、萸肉、熟地、龙、牡、炮姜大剂投之。次日诸恙少减,余谓药向效求,请毋更方。主人谓病者素体中虚多痰,恐熟地腻膈,可易於术,既请赵歆芬、吴纯青两先生同诊,亦主前议。服之热仍甚,汗多神迷不减,口渐渴,苔渐糙,再参龟板、麦冬。明日起即眩晕、恶心、呕苦、有梦交。余曰:胆胃之痰火盛矣,须左金温胆法。主人曰:可。一服恶心呕苦除而诸恙不少减,苔渐起灰,口渐燥渴。余曰:是必有温邪在内。于是议交加饮合栀、豉,彻邪养阴法。服后夜来烦躁不寐,明晨再诊脉,呼吸七八至,芤大而弦,形神更倦。自言身体两分不能自主。主人谓正气不支矣,恐有汗脱之变。诸人彷徨,余亦踟蹰无定。既而曰:昨方既不得手,唯有仍进参、地、龙牡之法,诸公以为可否? 主人曰:须加五味以收肾气。余曰:妙甚。服后脉少敛,热颇减,神亦少安。原方再服,诸恙渐退,而咳嗽甚盛。舌苔灰干渐聚底,质渐红,始多汗,今身热无点汗矣。余谓主人曰:今虚象渐退,温邪大现,非轻清宣解不可。虽然血脱阴虚之后,其养阴扶正,必不可少。议生地、阿胶、西洋参、鲜沙参、桑、丹、杏、贝、姜皮、白薇为方。一服汗出颇润,舌灰渐化,表热大衰而咳嗽仍甚。再加炒黄芩、芦管、生甘草轻清上焦而服,灰苔退而舌润,热大退,知饥思谷,脉

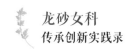
和平,渐次向愈。于是相与论之曰:是证频危者,再非主人高明,鲜有不挠败者。"

此案甚为精妙,方仁渊以先温补后苦泄之法治疗产后感邪之证,正是考虑到产妇产后气血大为亏虚,"非大补则邪陷而不起,非清化则起而不达,始则补之,添其饷也,既则敛之,集其兵也,终则清之化之"。此案亦能看出方仁渊临证治法富于变化,不拘泥于一方一法,不墨守成规。

(3)产后昏喘证,甘温除大热:"甘温除热"之法最早见于李杲《脾胃论》,方仁渊拓展其运用范围,用于产后昏喘之证,疗效显著。产后昏喘多见于频年产育之"阴血空竭"之人,其"下焦肝肾之奔迫上冲",症见一派虚脱之象,故予人参、附子、熟地、酒当归、酒白芍、炙草、黑姜炭、续断、龟板、紫石英、紫胡桃等品,再用益母草汤代水煎药。

方仁渊不单单用四物汤或龟板等品,认为会滋腻脾胃,每配伍姜炭、附子等甘温大热之味,以其温热之性,助其药力,流动其阴血,使胃无壅滞之患。方仁渊点明如需用大量滋阴滋腻之药,姜、附之品不可或缺,可运行药力,不会伤阴,正如朱震亨曾云:"产后热愈甚,黑姜用之宜重。"

6. 精运气之学,重天人相应

方氏临证尤精运气之学,重天人气机相应,施治多宗"天人合一"之旨。其言:"农家占节令之风云,以占年岁;医者占时令之寒温,预知疾病。"又言:"医者须细思其本年之天时,阴晴寒暖,何时不正,邪从何来,再合本年运气之生克,庶稍有把握。"方氏重视用五运六气理论预测疾病,重视时令气候异常、气化天时岁运对疾病的影响,注重气候、物候、病候,诸象合参,思本年之天时,再合运气之生克。方氏尤其能根据运气因素,不拘成说,三因制宜,指导选方用药,从而提高疗效。

7. 识痰饮顽症,妙用探吐法

方氏言痰饮一症,病者甚多,或有脘中吞酸作痛者,称为肝气;或有气逆咳嗽者,称为寒嗽;或有咳逆痰沫,喘不得卧者,以痰喘而治。痰饮一症多发于秋冬之际,春暖之后病情平稳,正是因"由肺胃之阳气衰弱,经外寒束缚,顺降失职,饮食精微凝滞,化为酸苦痰沫使然"。方仁渊治疗痰饮顽症,多用探吐法,效果奇佳。

如治疗河东街邢氏妇,患者"去秋劳倦阴虚,夹痰饮病,治愈未复。今春饮食失节,复病。蒸热口燥,舌红便闭",方仁渊首作风温夹食治,不效,症状同前,不饥不纳旬余,热稍退,仍脘痞不饥,头眩作痛。后方氏因思丹溪"无痰不作眩"之说,予栀子豉汤合左金丸加半夏、生姜、茯苓等服,并探吐之,患者吐去酸苦水数碗,热退痞开眩定而愈。

另如治疗浦氏妇,该妇人"经停已久,整夜热如疟,有干劳之状,屡治不效",首予逍遥法加减,患者热稍轻,转头眩作晕,略吐酸水,这才知其中脘有积饮也。治宜温中化饮,降逆消痰法,予"苓、姜、术、桂、左金、旋代",这才"始中气化而饮食增,眩晕亦平,后且月经亦至矣"。

再如某患者"亦时呼头眩、头痛或脘痛,夜每发热,饮食如常",方仁渊便知其为痰饮而夹风温者。先予疏解合化饮法不效,乃仍前方服之,使探吐,吐去酸饮苦水盈碗。患者"眩痛定,发热亦平",这才知晓积饮病,亦有发热症,只是发于夜晚。后续方仁渊分析道"或由荣卫之气凝滞不和,夜分阳气失化,郁热蒸蒸使然"。

如上述案例所示,方氏以探吐法治疗痰饮所致眩晕、发热诸症,每每吐出数碗酸苦水后热退眩定而愈。尤以浦氏案效果最为显著,因痰饮致月经停闭已久,经治后不仅眩晕平,月经亦至。可见此案因中脘有积饮,痰湿阻滞冲任,壅遏血海,经血不能满溢,故经闭不行。

三、医案选粹

1. 产后风温案

吴右顾山 胎前病虚未复,产后更受风温,正虚不克化邪,热势起伏,类疟。舌苔罩灰,咳痰不爽,六脉弦大而数,气阴血脉皆虚,延二十余日,虑其邪正两脱,殊属深重。

桑菊、川贝、荷、杏仁、翘、蛤粉炒阿胶、酒炒归身、酒炒川芎、艾绒炭、炙甘草、川断、茅根。

又 昨与扶正化邪,起伏之热,焦灰之苔,皆见松化。数弦大之脉虽未平静,可见药病相当,惟产后营卫血脉皆虚,邪恋日久仍虚,变端反复。

照方加熟地三钱、炮姜三分(同打),去阿胶。

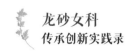

又　两进养正化邪,焦灰之苔已化转润,洪弦之脉渐敛,固属佳象。而起伏之热未平,咳嗽尚甚,产后元虚,风温恋肺,仍守一面化邪,一面养正,望其正旺邪却乃妙。

照方,熟地四钱,炮姜四分,加桔梗,去炙草。

又　脉象舌苔神情俱见佳象,固属转机。惟类疟之热不尽,咳嗽仍甚,伏温虽由此而泄,但产后正元大虚,邪机固之留恋不化,不得不养正化邪,庶勉邪正两脱之险。照方去艾,加苏子、炮姜四钱、枇杷叶。

2. 经行咳嗽案

任　气虚营热,木火易张,肺金受制为咳嗽,经事淋沥。拟凉营益气,佐以调固奇经。

细生地、酒炒白芍、黄芪、升麻、牡蛎、桑叶、菱皮、百合、川贝、南北沙参、茜草炭、浮麦、红枣。

冲入鲜藕汁(一酒杯)。

又　经漏已止,咳嗽亦松,再养清肺。

熟地、归身、酒炒白芍、续断、黄芪、乌鲗骨、牡蛎、川贝、前胡、桑皮、砂仁。

又　带止咳瘥,议益气以生血。

四物加黄芪、艾绒、蒲黄炒阿胶、陈皮、续断、砂仁。

第十一节　余景和

一、生平概略

余景和(1847—1907 年),字听鸿,号少愚,又号萍踪散人,晚清阳羡(今江苏宜兴荆溪)人。少时因家人亡于战乱,只得依附兄长药肆学药。其间因感人世甘苦,乃勤奋自励,以所业与医近,又承兄教,始习《医宗金鉴》等书,冥心搜讨,无间寒暑。至 20 岁时,《黄帝内经》《难经》《伤寒论》《金匮要略》等已能背诵如流。后得费兰泉收为弟子,入室 3 年,侍诊而立。其后十余年,仍为药肆伙计,虽不悬壶,但偶尔为人治病。1882 年迁居常熟,应友人之邀而正式行医,因屡愈危症而名声大振,时有"余仙人"之称。汪莲石赞曰:"究竟从伤寒入门者,自高出时手之上。"

余景和认为:"为医者,当济困扶危,死中求生,医之责也。若惧招怨尤,袖手旁观,巧避嫌疑,而开一平淡之方以塞责,不徒无以对病者,即清夜自问,能无抱惭衾影乎?"因此,其诊治病人,必尽心着力,甚至有"虽雪深三尺,日夜踌躇,衣不解带者半月"的感人场面,深为当时之人所称颂。

余氏于内科、外科、喉科、妇科等领域造诣颇深,著作出版的有《余注伤寒论翼》《外证医案汇编》《诊余集》(又名《余听鸿医案》)。未刊刻的有医著《海虞寄舫医案》、诗集《随吟拾草》。其中《诊余集》中记载的妇产科医案共有 19则,主要为胎前病、产后病,还有少量属妇科杂病。

二、学术思想与临证经验

1. 生理各异,用药不同

余氏认为女性在不同生理阶段身体状况会发生相应变化,对此应针对相应生理特点进行调治,不可刻舟求剑、墨守成规。如某妇产后溲难,他医以通草、瞿麦等通利之药,不效。余氏辨证之后认为,首先应考虑到患者为新产妇,张仲景在《金匮要略·妇人产后病脉证治》开篇即提出:"新产妇人有三病,一者病痉,二者病郁冒,三者大便难,何谓也?师曰:新产血虚,多汗出,喜中风,故令病痉;亡血复汗,寒多,故令郁冒;亡津液,胃燥,故大便难。"强调血虚津亏是女性产后的体质特点,治疗产后病不可不顾及此。本案患者溲少而艰难正因产后津亏血少之故,应遵从仲景先师的认识,急养其阴血,阴血生则虚阳潜,而不应一味清利湿热,使得阴血更伤。即用"复脉增液合导赤汤法:生地、麦冬、玄参、阿胶、天冬、石斛、生草梢、生牡蛎、生龟板、西洋参。三剂而小溲清长"。事后他感叹道:"产后温邪热病,伤阴劫液,以致水源竭涸,为医者又复用淡渗利水,何异操刀杀人乎!"

"子痫"案中,患者妊娠七月,痢下红白。他医治以利湿清热分消,痢益甚,肠滑后重痢下日夜百余次。余听鸿诊其脉滑利而少力,腹中气机湿滞已通,舌绛滑无苔,头眩耳鸣,虚热上冲。认为其为气虚,应防胎元滑脱。陷者举之,当用升提;脱者固之,当用酸涩。若再用通套利湿之方,恐胎元滑脱矣。先采用补中益气法加减,又以参附汤调赤石脂末口服,病势渐减后,以五味子、木瓜、干姜等研末合赤石脂,饭糊为丸,每日用附子一钱、别直参三钱,煎汁送丸四

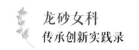

钱。再服异功、参苓白术等收功。

2. 治法取舍,贵乎中病

余听鸿在妇科治疗中,虽重视女性生理特点,但也提出治病不可拘泥,始终不离实际病情,"随心所欲不逾矩",以切中病机、解除症状为根本思路。"治病不在胎前、产后,有病则病当之"。"产后咳痢"一案中,患者怀孕 7 个月,始则咳嗽,继则下痢,产下未育,咳痢更甚。众人认为产后忌补,产后补剂,胜于鸩毒,必致殒命。余听鸿则认为患者年近四旬,气血本弱,产前咳嗽本属土不生金,子反盗母气,脾胃反虚而致清气下陷,转而为痢。现咳痢已有 3 个月,又兼新产,名曰重虚。遂进以十全大补汤,加枸杞子、菟丝子、杜仲、饴糖等。余听鸿在案末说:"此症若泥于产后忌补,或惑于人言,冷眼旁观,以徇人情,免受人谤,将何以报少田之知己乎⋯⋯惟药不论补泻,贵乎中病,斯言尽之矣。"

又如"黄带"一案,某妇带下黄腻水,终日淋漓而量多,臭秽不可近。余听鸿没有囿于带下色黄、味臭秽不堪而使用清热利湿之套法,而是考虑到患者病已半年之久,虽有湿热,然正气亦不可支。故诊为脾经湿热,清气下陷,不能固摄。用补中益气汤去当归,加菟丝子、龙骨、牡蛎,使其清气上升,脾有约束,又以菟丝子、龙骨、牡蛎堵截其下焦,3 剂病已霍然。

又如治某"每受妊至三月即小产"案,余听鸿察其面色㿠白而略兼青色,口淡不渴,饮食不能克化,脉细濡而形寒。故用药一反"胎前忌热,产后忌凉"之说,嘱每日服附桂八味丸三钱,服至临产,果母子俱安。对此他提出:"譬如瓜果结实,贵在天气之温和。人之养胎,亦贵阴阳调和。人之体热火旺而滑胎者,如瓜果方结,曝日亢旱,雨露少滋,自然叶萎而果落,故宜用凉药以润之,使热去而果可自保。寒体滑胎,如花后结果,阴雨日久,天气寒凉,无阳和之气,果亦不克成长,故服热药,使其阳气舒发,阴寒去而果乃可保。若拘于成书治病,即无从下手矣。况安胎本无成方,热者清之,寒者温之,气血不足者固之补之,气血有余者理之和之,所谓大匠诲人,能与人规矩,不能使人巧也。"

3. 扶正固本,重剂救危

余氏对因难产失血过多,脉已绝的危重病症敢于使用超大剂量的扶正固本疗法,其多用血肉有情之品,诸如老母鸭、鹿胶、龟板胶、牛筋、羊胫骨、鸡翅、线鱼胶、猪脊筋、羊肾、海参、淡菜等,对"精不足者,补之以味"深有体会。余氏认为扶正固本可补益人体脏腑气血之不足,调整阴阳之盛衰,使之归于平衡,故善用补法。但他亦反对滥用补药,认为滥用补药不仅不能裨益于患者身体,而且有百害而无一利。其曾说"药能中病,大黄为圣剂;药不中病,人参亦鸩毒",为此还列举许多食参致盲、致呆等病例,告诫人们"气有余,即是火,煎熬津液为痰,清窍充塞不灵",指出应有目的地适度进补,不可乱补。如某妇因难产失血过多,脉已绝,目瞪直视,牙关紧闭,用力撬之,舌缩色白,面色如纸,肢体俱冷。余氏判为气随血脱,用黄芪四两、当归二两、炒枣仁三两、煅牡蛎四两、煅龙骨一两、炙甘草三钱、炒淮麦三钱、红枣三两、炒白芍六钱、桂枝钱半、桂圆肉二两、茯神二两、党参四两。火罐煎沸,以气熏其鼻,频频灌之,共服十余碗始醒。

4. 通权达变,外治救急

对于部分妇科急症,余氏常配以外治法,以求尽快解除患者危险。如患者服用桃仁承气汤送服抵当丸后,出现腹痛欲厥,余听鸿即以艾叶煎汤,洗熨少腹,使其下黄腻水、紫血块数枚而痛止。"胞阻"案中,患者妊娠四月,小溲点滴不通,某医进以寒凉之品而小溲秘之更甚。余听鸿诊其脉沉细而涩,断为寒凉凝滞膀胱,故将葱二斤,煎水熨洗少腹,使小便稍通。"产后中暑"案中,患者生产正值酷暑,新产两朝,猝然神昏颠倒,言语错乱,余听鸿应诊认为此乃热中于里,避阴外出而大汗,即将草席置于地上,令病妇卧于上,再用盆置井水于旁,使其安卧片刻,神识即渐清,脉亦稍静。此时再予仲景白虎汤合竹皮、竹叶等甘寒之品,内外同治,以清热生津,调和阴阳,患者遂渐得康复。

余氏治法全面,通权达变,不但精于常规治疗,对一些奇特治疗手段亦能应用自如,如催吐法、嗅鼻法等,常能起死回生,化险为夷。余氏认为治大病,如肝厥、食厥、气厥等症,只有吐法取效最快。他在《诊余集》中说:"余见肝厥、食厥、气厥等症,唯有吐之为最速耳。所以吐之一法,不可弃而不用也。"曾有常熟大东门陶姓妇人,暮年丧子,肝气久郁。又因有一人抵赖其子赊出之账,两相执持,陶氏突然跌倒,呼吸气息全无,目上反,脉来沉伏,手足厥冷。此乃肝郁气闭,痰阻灵窍,药不得入,用至宝丹、苏合香丸各一粒,用竹沥、姜汁、菖蒲汁、藜芦煎汁一杯,将诸汁和入灌之,以鸡羽三四支探喉,吐出白腻痰甚多,

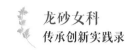
气息稍通。片刻后又气息全无,再饮再探再吐,如是五七次,病始救回。其总结吐法因病症而异,肝厥治以仲景乌梅丸三钱连渣灌下;食厥宜用生莱菔子、藜芦、橘红、炒盐等煎汤饮,并以鸡羽探喉催吐。吐出物以痰、食为多。

5. 善用大黄,下血分瘀

大黄作为常用的攻下通便药,因其性猛而著称,然其下瘀血的功效却常被忽视。近代医家唐容川在其著作《血证论》中曾有论述认为:"大黄一味,逆折而下,兼能破瘀逐陈……此味今人多不敢用,不知气逆血升,得此猛降之药,以损阳和阴,真圣药也。且非徒下胃中之气而已,即外而经脉肌肤,凡属气逆于血分之中者,大黄之性,亦无不达。盖其气最盛,凡人身气血凝聚,彼皆能以其药气克而治之,使气之逆者不敢不顺。今人不敢用,往往留邪为患,惜哉!"

余氏很重视大黄下瘀血的功效,认为其为"血分之下药"。在治疗吴姓少女月水不行、少腹硬结之干血一案中,余氏屡用桃红、归芍等活血化瘀之品罔效,后投以桃核承气数剂则下紫血块数枚而痛止。余氏在案后总结说:"余读《金匮》仲圣有瘀血在少腹,或水与血结于血室,大黄甘遂汤、下瘀血汤、抵当汤,皆非大黄不可,因大黄是血分之下药也。此症若不遵古训而不用大黄,虽三棱、莪术千剂,亦徒然耳。所以仲景之书不可不读也。"

余氏曾在《诊余集》中言:"人之大便不通,如河道之舟不行。气不畅者如舟之无风,当服以理气药;如河中水涸,舟不得行,当进以养血润肠药;如河中草秽堆积,当服以攻积导滞药;如有坝碍阻塞,当服以软坚攻下药;如河中冰冻不解,不得行舟,当服以温药,使暴日当空,春回寒谷,东风解冻,其舟自通。"形象而生动地阐述了便秘的不同治法。

三、医案选粹

1. 胞阻案

常熟长田岸某姓妇,妊娠四月,小溲点滴不通。某妇科进以鲜生地、龙胆草、青麟丸等寒凉之品,小溲秘之更甚,已有三日。余诊其脉,沉细而涩,少腹胀痛。余曰:此胞阻也。被寒凉凝滞膀胱,无阳不能化气而出。即将葱二斤,煎水熨洗少腹,略能小便,即进五苓散,桂枝一钱,猪苓、赤苓各二钱,泽泻二钱,白术二钱,研粗末,煎沸,滤清饮之。仍不能通畅,而少腹痛势稍减轻,将前方去桂枝,易肉桂一钱,服法依前。服后而小便大畅而愈。如曰胎前忌热,专用寒凉,杀人在反掌矣。

2. 血分案

常熟旱北门吴姓女,十九岁。

经停四月余,饮食如常,脉亦不涩,肌肉不削,不内热,不咳嗽。其父母恐停经而成干血。余曰:饮食如常,肌肉不削,少腹胀硬,此乃水寒与血互相胶结于血室之中,若不趁其正气旺时攻之,待至日久,正虚难以再攻。即以瞿麦、桃仁、红花之类,罔效。再以归尾、红花、肉桂、三棱、莪术、延胡、五灵、炮姜、桃仁等品,服百余剂,不效。

自六月至十月,少腹渐硬,诸药不效。至十二月,余适回孟河度岁,请某姓妇科,服以四物等汤,恐其血虚,经不能济,先养其血,少腹更硬。又延某医治之,曰:被余某破血太甚,急宜补之。进以四君、补中益气之类,少腹仍然。

二月,余回琴,仍邀余诊。少腹胀硬,令其母扪之,其冷如冰,痛不可言,肢冷面青。余曰:水与血互结血室,下之亦死,不下亦死。既是血虚,岂有服三棱、莪术、归尾、桃仁等百余剂而不死者耶? 余即进桃核承气汤,大黄四钱,桂枝一钱,炙草一钱,芒硝二钱,桃仁三钱,陈酒和水煎,分三次服。初次服下,小便中即下黄腻水,连服三次,连下三次,腹痛稍缓,神气极疲,少腹稍软。明晨,余恐其过下气脱,即进以活血理气之品,血仍不下,腹痛更甚。再进以桃仁承气汤,送下抵当丸,不料腹痛欲厥,即以艾叶煎汤,洗熨少腹,下黄腻水更多,又下紫血块数枚,而痛即止。两月后,信水如常,至九月出阁,强健如昔。

余读《金匮》仲圣有瘀血在少腹,或水与血结于血室,大黄甘遂汤、下瘀血汤、抵当汤,皆非大黄不可,因大黄是血分之下药也。此症若不遵古训而不用大黄,虽三棱、莪术千剂,亦徒然耳。所以仲景之书不可不读也。

第十二节　周憬

一、生平概略

周憬(1851—1920),字莘农,号惜分阴轩主人,清末医家,无锡西郭外梓树巷口人。据谱牒记载,周氏为宋濂溪元公(即宋朝理学鼻祖周敦颐)第30世孙。周憬从商,亦通医学,其父达三公,其子周小农,三世从医,为人和蔼可亲,彬彬儒雅,持躬端正,平素最爱旧书,最好搜集断编残简。

据周憬在《惜分阴轩主人述略》中的自传,19岁年冬曾忽染天痘,初发时人事不知,厥症甚剧,延请锡城名医汪艺香来诊,医治十余次方得转危为安,结痂后头发爪甲全脱,痘毒结于左足背,一年半方愈。此后身体一向不佳,多有失眠心悸诸症。25岁那年突患寒疝一病,有善人告知单方背阴草(即凤尾草)一握是治疗寒疝之妙药,但另需购猪肚一双,洗净后将草药放入肚内,宽水煮烂,稍加盐酒,去草连汤一起吃,果然痊愈,数十年未再发作。29岁年冬,其妻小产后患咳嗽,又因抚儿自乳气血愈亏,屡更医药终不轻减。到了第二年正月病愈增剧,痰咳五色,二日一夜不能食不能卧,面色黧青,骨瘦如柴,奄奄一息。幸得有人邀来盛巷曹氏儿科曹清华大夫,用扶正泄肺诸剂兼用醋炭纳气归元,继以调理,并用海参、淡菜与猪蹄清水白煮服之,如此药物配合食疗调理两月有余,周妻方才气喘渐平,逐渐康复。多次亲身经历也坚定了周憬收集民间精简验方,诊病时常配合食疗的思想。

周憬熟读医书,精研《黄帝内经》《神农本草经》等书。43岁时曾和好友谈论医道时提及"《脉诀》何者为善本?必须熟读《内经》一书,如《灵枢》类纂不过摘其要旨耳,须将全部《黄帝内经》读熟,自易得手,切其中亦有《脉诀》也"。其对《黄帝内经》的推崇可见一斑。

1897年周憬携子入沪行医,造福乡里。先生精心钻研,救死扶伤,一向淡于禄利,薄于自奉,常济贫给药,义诊乡里。

周氏编撰书籍有史部传记类《周烈妇传赞》1卷,现存1913年石印本。《惜分阴轩主人述略》为周氏平生事略自传,藏于中国国家图书馆,后由国家图书馆出版社整理辑入《近代人物年谱辑刊(第五册)》。《周氏集验方易简方合刻》共有2卷,卷一《卫生易简方》、卷二《周氏集验方》,共收方348首,汇订8门,即内症、急救、伤科、眼目、喉症、妇科、幼科、疮毒诸门,附戒烟、少饮、节欲、延年益寿卫生诸法,间附评注,又见于《医药丛书十一种》。《周氏集验方续编》载方226首,收录《肘后备急方》《备急千金要方》《外台秘要》各家验方,以及亲朋捐赠秘方、简方,中西杂陈,治法颇备。全书亦分为8门,亦见于《医药丛书十一种》。另著有《临产须知》。

二、学术思想与临证经验

1. 天人相应,避之有时

周憬在《临产须知》中提出"生产乃造化自然之理,俗谓瓜熟蒂落,原属平常之事"。胎孕前须注意《种子刍言》云:"奉劝艰嗣君子,深体天心,广行阴骘,出言酝天地之和,居心存忠厚之意。"由此可见妇人产子乃顺应天地之事,同时讲求天地相和,阴平阳秘乃可。胎孕前,妇人要慎寒温,顺应四时昼夜之气,"夏不登楼,宜着地气;夜不露坐,宜暖背腹"。临产时,应避之有时,《临产宜忌》中写道"天时寒冷,产母衣裳宜厚,被褥宜温,背心更宜和暖,房中宜设火盆,辟除寒冷,否则气血凝滞,儿难送下;盛暑之月,产室须要清凉,热甚则产母头痛面赤昏晕……若遇疾风阴雨又当谨避"。妇人临产之时须注意宜忌,根据不同时象作相应调整,正如《素问·上古天真论》云"虚邪贼风,避之有时",天寒宜暖,天热宜凉,寒热适宜,则生产有益。周氏亦注重养生,提倡戒烟、少饮、节欲等,以达到延年益寿的目的。人居天地之间,与天地相应,与四时相副,人参天地,顺应自然规律,养生以延年。

2. 中西汇通,以中寓西

周憬广稽群籍,汲取各家所长,同时又学习西医,《周氏集验方续编》《临产须知》都有相关西医学的陈述。例如《临产须知》中学习西医优生遗传,书中写道:"西医云父母体弱则稚儿亦弱,其遗传也;西法对天花亦有益处。"先生以谨慎周密见长,重视基础理论的学习,但并不拘泥于古学,汲取西医之长,中西汇通,以中寓西,治病救人。

周憬对受胎摄生、临产宜忌、难产治要及产后调摄的论述颇为详细。备孕之时男子要"坚守仁心,身心其康"。胎前即养,除恼怒、禁房劳、戒生冷、慎寒温、服药饵、宜静养。受孕后应注意,譬如饮食宜清淡,不宜滋腻肥厚。先生结合临床经验,在临产六字真言的基础上新增勿早用力,注意临产宜忌。针对难产,周氏提出十产论,详细描述难产原因及接产时产妇、产婆的应对措施。书中既辑录《太平惠民和剂局方》等经典方论,又不乏民间串雅之验方秘技,还多次引用《达生篇》等前人妇产科经验与成就,且旁及妇人内、外科。

周氏重视优生优育,对新生儿诸疾治疗见解独到,讲究优生遗传,强调婴儿优劣与其父母有关。保婴用方78首,详明主治、药物组成、用法,切合实用,对临床有一定指导意义。小儿脏腑娇嫩,形气未充。周氏治疗小儿疾病,在自身临床经验的基础上,结合诸家经验,多用外治法。如中药贴敷法,小儿感冒,可用生姜汁调天南星,贴敷于头门;详细描述种痘治疗天花的具体方法,小儿种痘宜早,天气温和之时为佳,假痘宜重种,同时又提出西法对天花亦有益处。其治疗小儿的诸多方法对临床大有裨益。

同时周氏还指出初生儿有三类急症最为凶险,分别为口噤、脐风和撮口。其中最凶险的就是口噤一症,又名噤风,患儿眼闭口噤不乳,哭啼声如鸦叫,时见舌上有聚肉如粟米大小。临证特点为面色红赤、多有啼哭、不吐白沫,可与撮口鉴别,得者多不治。因此病需等初生儿4个月大之后才不会得,所以百日内的防护都是极为重要的。

3. 气调胎安,气逆胎乱

周氏强调注重气血。女子为阴,以血为本,以气为用。先生在《临产须知》中曰:"气调则胎安,气逆则胎乱。"指出妇人备孕之时要注意精神调摄。女子以肝为先天,不可过怒,防止肝气逆乱,"肝气上冲,则呕吐衄血,脾肺受伤;肝气下注,则血崩带下、滑胎、小产"。先生提出防治之法为"必先养其气"。《临产方药》云:"产以气血为主,气足则易于送胎出门,血足则易滑胎落地。若忍痛过久则伤气,下水过多则伤血,气血伤而不足,产何能下?"周氏选用蔡松汀保产神方治疗久产不下,补益气血。女子因经、带、胎、产,屡伤气血,故而气血充盈至关重要。

针对妇女亦出现干血痨等虚劳证候,周憬提倡可用鲜韭菜根三两捣成糊状,取汁一杯,温热后空心服用,病情重者三服,百试百验;如头晕急剧,可用桂圆百枚,连皮肉捣烂,配合钩藤八钱,煎服即效。

4. 阐微《达生篇》,注重"养护"

周氏临产诸般思想多源于《达生篇》及《妇婴至宝》此两本清代早期问世的价值颇高的产科专书,但认为此二书卷帙浩繁,仓促临产时不易检查。故选择其中重点篇章,简明切要,主为应急之便,于1906年撰成《临产须知》一书。周憬认为妇人生产犹如瓜熟蒂落,原属常事,虽因某些情况所致各种难产凶险,二三日不下之事,若不及时妥善处理,可危及母婴生命。但难产之因不仅在于临产一时,与平日多犯禁忌、不知保护也颇有联系。尤其是富贵人家的小姐,平时养尊处优,多食肥甘之品,身安逸乐,体气柔弱。加之性情骄傲,在生产时,往往不听人言,稍觉疼痛,就无法忍受,便呼汤唤水。负责生产的稳婆也都没有医学常识,就肆意用各类珍贵药材,最容易贻害无穷。

周氏强调情志养生,其在论述《胎前即养六条》时首条就强调要除恼怒,受胎后切不可打骂人,气调则胎安,气逆则胎病;第六条又强调养胎宜静养,"不计较是非则气不伤,不争得失则神不劳,心无嫉妒则血自充,情无淫荡则精自足矣"。

注重饮食禁忌也是周氏临产养护的一大特色。周氏强调对于妊娠期妇女,饮食宜淡薄不宜肥浓,宜轻清不宜重浊,宜甘平不宜辛热。不论是贫困人家还是富贵小姐,青蔬白饭才是最养人的。周氏还将临产妇女宜用食物与忌食之物都一一罗列,例如猪肚、麻油、腐皮应多食,鸡、鸭、鲫鱼、白菜、莲子、山药、芡实等也是宜用食物,而如花椒、生姜、野味、鳝鱼、螃蟹、猪血等则都应忌食,更不可多饮酒或乱服药。

针对产后调护,周憬认为产后首先应靠坐在床褥上,不宜平卧,还需时常用手向脐下推使瘀血更易向下排出。为了防止妇人出现产后血晕,须早晚烧炭淬醋中以嗅其烟。

产后禁忌之事尤多,周憬事无巨细,面面俱到。如因产后身体甚虚,易出现惊厥等危症,故不可让产妇一人睡觉。又如产后不可刮舌,会伤心气;一切瓜果,尤其是桃子,都应忌食;在产后一两月内应注意情志调摄,切勿大喜大怒;生产后七日内不可洗下部,生产后十三日内血气未定,梳洗宜慎重等。总结概括为"节饮食、均寒暖、禁淫欲、戒劳碌、夏月忌贪凉用扇。犯时微若秋毫,感病重如山岳,可不慎哉"。

5. 收集验方,自创效方

周憬平素最喜收集各类验方,友人亦每抄方以赠,如此积累数十年。收集到的验方又被周憬多次运用于临床,有效方才记录下来。如《拔萃良方》中的仙传通津救命玉灵汤,记载可治"裂胞生及难产数日,血水已干,产户枯涩,命在垂危者"。组方两味,即"桂圆肉去核六两、生牛膝稍一两黄酒浸捣烂",先将

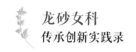
桂圆肉煎浓汁,冲入牛膝酒内,混合后让产妇喝下。周憬也多次在临床运用此方,确有奇效,半日即产。其在《周氏集验方》中载为"亲救数人,无不神效"。

而周憬又考虑贫者往往没有钱财购买药材,故自创效方,都为简单的一两味药,且均为龙砂地区常见食物、药材,如黑鱼、冬瓜、核桃、豇豆等。但其对于如何使用,以及水煎服剂量都颇为讲究。如其治疗吐血一症,就仅用玫瑰花一味药,但共需 100 朵,且均为初开去心蒂者。再用河水 2 碗,煎半后滤汁,再用河水 1 碗,煎半去渣,两次和匀重新煎至 1 碗,再加入 2 两白糖,收膏即为吐血玫瑰膏。可嘱患者不时服之,尤其是吐血之后,面青唇白时,服之最宜。

周憬强调应季药材的重要性,注重道地药材、食材。如治疗红白痢疾时,周憬认为荠菜花有效,但强调一定是端午前后的荠菜花;治疗盗汗所用桑叶,也强调须经霜后才能起治疗作用;治疗缠喉风用的万年青,强调须用广东万年青;治疗痢疾初起时,所用糖盐橄榄须产地为福州。

周憬还自创了一些女科效方,如保胎方,以杜仲 8 两、川断(糯米汤炒)4 两、淮山药粉 2 两。酒焙两味为末,再加山药粉为丸,空心盐汤送下 3 钱,对保胎效果极佳。对于产后诸杂病,周憬所拟效方往往仅有数味方药。如治疗产后阴肿,可用穿山甲(炙为末)每服 2 钱,乳香 5 钱研细加葱白泥外敷治疗;产后溺闭,以橘红 1 钱为末,空心服下即可;产后下痢,可予赤砂糖 4 钱炒枯、山楂炭 5 钱、伏龙肝 1 两;产后发喘,可予血竭、没药各 1 钱,童便和酒调服;产后中风,择当归、荆芥各 2 钱,水、酒、童便煎 7 分灌之;而对于产后血晕一病,单用五灵脂(半生半炒),白汤调服。

第十三节 曹颖甫

一、生平概略

曹颖甫(1868—1937 年),名家达,一字尹孚,号鹏南,晚署拙巢老人,江阴市澄江镇司马街人,祖籍江阴市周庄镇。曹颖甫是民国时期著名的中医临床家和中医教育家,尤以临证时善于使用经方而著称,是"近代一个纯粹的经方家"。

清同治七年,曹颖甫出生于江阴大司马的名门望族。该族世代书香,官宦众多。其伯父曹秉生，不仅诗文出众，而且是中医爱好者，家里藏了很多医书。平日里家人或亲戚生病，曹秉生就按医书开方，虽效果不一，倒也能解决一些问题。由于曹秉生膝下无子，曹颖甫的父亲曹朗轩就把曹颖甫过继给曹秉生。凭借这个有利条件，曹颖甫很小就跟着养父接触中医，12岁就开始看张隐庵注解的《伤寒论》。14岁这一年，他做了一件大胆的事。邻居老太卧床不起多日，找了几位郎中诊治却疗效不佳。曹颖甫见到后，回家煮了一碗"大承气汤"端给老太喝，没想到一碗药下去，老太大便一通，很快就好了。但这仅是最初的好奇和兴趣，真正加深他对中医感情的，是他16岁那年，父亲曹秉生病了，狂泻不止，他吃了几副自己开的药不见效，就请来郎中开了黄连、黄芩等药，可十几副药下去竟虚脱了。在这关键时刻，父亲的朋友赵云泉来了，他一搭脉一望舌，开了"附子理中汤"加丁香、吴茱萸。才吃1剂，父亲的冷汗就止住了，终于转危为安。赵云泉对曹颖甫说："为什么先前那些郎中给你父亲开的药方吃不好？就是因为他们不读《伤寒论》。"

清光绪二十一年(1895年)曹颖甫参加举孝廉考取秀才，入南菁书院深造。南菁书院为清代江苏学政黄体芳在当时的两江总督左宗棠支持下，于光绪八年所创建。据黄体芳在《南菁书院志》中所言："既成，乃取朱子《子游祠堂记》所谓'南方之学，得其菁华'者，命曰'南菁书院'。"时任院长的黄以周(字元同)为晚清汉学大师，常于治经之余以考据训诂之法移治医经，对《伤寒论》研究造诣颇深。黄氏主张"实事求是，莫作调人"的治学原则，这对曹颖甫有很大的影响。曹颖甫后来在研究经方时始终秉持的严谨务实、认真执着的治学态度，就是形成于南菁书院。

曹颖甫在南菁书院治经学的同时钻研医学，常以仲景之方为人治病而得心应手。正当他立志学医时，父亲却要他考科举来光耀门庭。曹颖甫闭门苦读多年后于1902年中举，谁知2年后清王朝废除科举。就在曹颖甫对人生感到困惑时，他的母亲病了，剧烈咳喘并吐胶状脓痰。曹颖甫给母亲开了"皂荚丸"。皂荚与大黄、芒硝、甘遂、附子并称伤寒五大猛药。服药后母亲开始大便，便中痰液清晰可见，很快痊愈。经过这次实践，曹颖甫决定重拾医书，他潜心研究《伤寒论》《金匮要略》长达14年。1919年，他从江阴市迁至上海的江阴路，正式悬壶济世，时年已51岁。

当时，丁甘仁刚创办上海中医专门学校(1931年改名为上海中医学院)不

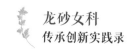

久,网罗了一批学养丰富、医术精湛的名医大家前去执教,曹颖甫也在受邀之列。曹颖甫受丁甘仁校长之邀去该校任教,担任上海中医专门学校教务长,同时兼主上海慈善团体同仁辅元堂诊务。曹颖甫临证数十年,经验丰富,疗效卓著,大凡他医所谓不治之症,经其治疗者多愈。仅1年时间,曹颖甫在上海名声显赫,被沪上百姓和中医界誉为"经方大师"。

曹颖甫主张以研究经方作为学习中医的基础,并亲自开设讲座,教授《伤寒论》《金匮要略》。他以其精深的汉学修养,以及对文深义奥的仲景原旨讲解透彻,令学生折服。曹颖甫培养出姜佐景、吴凝轩、秦伯未、章次公、严苍山等一大批中医新秀,学生数百人,被学生尊为"近代经方大家"。

曹颖甫不仅是位医学家,还能书、善画、工文章,是中医界著名的辞章家、画家。他尤擅画梅,毕生风骨寓于画意,傲气凛然。著作有《汉乐府评注》《评注诸子精华录》《气听斋诗集》《梅花诗集》等。

曹颖甫性格耿直,刚正不阿。八一三事变后,曹颖甫拒绝出任维持会会长,避居故里。不久,江阴沦陷,曹颖甫为救一名被日军侮辱而逃至曹家的妇女,扶杖挺身而出,痛斥日军暴行,坚贞不屈,被刺身亡。其史迹被载入江阴忠义祠。

二、学术思想与临证经验

1. 正本清源,提倡经方

曹颖甫致力于仲景之学数十载,著名的中医学家任应秋在《中医各家学说》中如此评价先生:"近百年来,善用经方者颇不乏人,如蜀之唐宗海、周址痕、吴棹仙,苏之曹颖甫皆是,尤以曹、吴二氏为最著。"当时正盛行温病之术,曹颖甫身处于苏南时医之林,却能够独具慧眼,40余年笃守仲景之方,相当了不起。

曹颖甫强调《伤寒论》《金匮要略》的重要性,认为"古方可以治今病"。他强调经方为源、时方为流,可以说是为中医学术界正本清源。曹颖甫认为研究中医要从源寻流,但也不反对时方。他认为《伤寒论》奠定了中医辨证论治的基础,后世医家都应遵循这个基础。在当时能有如此清醒的见解,实属难能可贵。这种观点也一直被沿用至今。

当温热派兴起之后,医家倾向于把伤寒和温病看成两个对立面,曹颖甫却认为应以临床实践统一寒温之争。他认为《伤寒论》是讨论广义伤寒,温病应当按六经辨证,不必自成体系。这种观点在当时可谓让人醍醐灌顶。

2. 实事求是,研究经方

曹颖甫著有《伤寒发微》《金匮发微》两部巨作,他在撰写时,秉承了实事求是的态度,除了部分内容是写诸家之言,绝大部分结合了自己真实的临证医案而加以说明阐释。他认为搞学术研究,一定要以"考验实用"为目标,而非虚名。曹颖甫这种事必躬亲的治学态度,为后世医家树立了将理论与临床实践相结合的优秀榜样。

在其门人姜佐景整理编写的《经方实验录》中,客观地记录了曹颖甫对很多危急重症的诊治经过和心得体会。《曹颖甫医案》一书,记载了他许多独特的创见和灵活运用经方的案例,拓宽了经方的使用范围,极大地丰富和发展了仲景经方的医学思想。以上这些内容,深深启发了后世医家。

3. 医德高尚,坚守经方

曹颖甫认为,对待病患,必须不遗余力、殚精竭虑,力求尽可能快速地解除病人痛苦。而这一点正与医护工作者需要为之不懈努力的"病人至上"的奋斗目标相契合。他有时为了能尽快治好疾病,宁可独自承受病人对他的误解。正如他的学生所言:"先生之临险症也,明知其难治,犹必殚精竭虑,为之立方而后安。曰:毋有方而不用,宁不效而受谤。"为尽快治好疾病,他多下猛药,认为"在死生存亡之顷,欲求速效,授以猛剂"。这里的猛剂,就是指仲景之方。由于仲景方药作用迅猛,常常不被时医所用。而曹颖甫想的是,为了更好地治病救人,必须着力研究如何运用仲景方药。因为"用经方取效者,十常八九"。也正是因为曹颖甫敢于使用经方,才让后世医家能够更加深刻地去了解经方,进而信赖经方。可以说,曹颖甫用他事必躬亲的真实的行医经历和体会,让越来越多的后世医家拥有了学习经方、研究经方进而用好经方的信心和勇气。

4. 六经八纲,衷中参西

曹颖甫认为,"六经"不仅为伤寒而设,也完全能用以指导治疗杂病。他强调,汤方辨证在认识和应用上,不能脱离和违背六经辨证论治的基本原则。

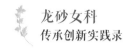

同时曹颖甫也十分重视八纲辨证,认为是对邪气强弱、正气盛衰、证候性质、病变部位以及病症发展所做的阴阳、表里、寒热、虚实之证的归纳总结。他提倡后世医家将八纲辨证作为临床诊治的准绳。

曹颖甫对西方医学秉持着"衷中参西"的理念。他在医著中经常借用一些现代医学名词和生理病理学概念,来剖析疾病的病因病机或指导治疗。可见曹颖甫虽然笃信经方,但其思想并不僵化,而是包容和开放的。

三、诊疗特色

1. 善用经方

曹颖甫认为,"中医之长,即能观其脉证,知犯何逆,随证治之"。因此,他常以方证来命名所论病症。他重视抓主证,有是证而用是方,且在诊治时不拘于病名。

2. 善用峻方

曹颖甫将仲景经方分为三类:第一类和平方,如桂枝汤、白虎汤、小柴胡汤等;第二类次峻方,如麻黄汤、大承气汤、大柴胡汤等;第三类峻方,如大陷胸汤、十枣汤、抵当汤等。此三类经方,曹颖甫尤擅使用次峻方与峻方,且每每效如桴鼓。

3. 善用攻下

曹颖甫因善用承气汤类方而享有"曹一帖"之尊称及"曹承气"之雅号。他将大承气汤广泛用于各种病症的同时,也非常讲究用药分寸,常用平和之药调和善后。

四、对女科证治的研究

1. 论温经汤

曹颖甫认为,妇人年五十所病下利,数十日不止,暮即发热,少腹里急腹满,手掌烦热,唇口干燥,是由于该妇曾半产,少腹留积败血,寒湿互结,久而腐化而下白物。年久则津液下渗,故唇口干燥;寒瘀互结则少腹急、病下利。因此,病机为寒湿下注而浮阳上升。曹颖甫认为温经汤可作为调经统治之方。

2. 论当归芍药散

曹颖甫认为,妇人受孕全恃养胎之血,受孕后周身气血循环不利,水湿不能运化,停阻下焦及腹部,可致腹中痛。方用川芎、当归、芍药和血,茯苓、泽泻及白术泄水湿。水湿去血分调,则腹痛止。同样,妇人经水按月而潮,血不足而水湿有余而致腹中诸疾痛,可以当归芍药散治之。

3. 论桂枝茯苓丸

曹颖甫认为,宿有癥病而后妊娠,即有漏下之变,皆因养胎之血,不能凝聚胞宫,反为宿癥阻,而致漏下。桂枝茯苓丸用于此证,是借其"缓而下之"的功效。他认为,癥乃起于寒湿,桂枝茯苓丸方中,桂枝通阳,茯苓泄湿,丹皮、桃仁、赤芍攻瘀,故癥去胎长。

4. 论抵当汤

曹颖甫认为,闭经若伴见少腹结痛、大便黑,即为血瘀所致。此类闭经如小便自利,可用抵当汤或抵当丸攻下逐瘀通经,下后气血大亏者,再予补气养血药和之。

5. 论妇人"陷经"漏下之治法

曹颖甫认为,妇人以虚寒所致漏下名曰"陷经",因寒湿下陷而瘀血色黑者,治当温化。如其友人丁甘仁云:"凡吐血下血见黑色者,皆当用附子理中汤温运脾阳。"曹颖甫认为,可用胶艾汤加干姜方治陷经漏下。

6. 论小建中汤

曹颖甫认为,妇人腹中痛俗名"下肝气",皆由妇人心胸狭隘所致,气逆入腹即见胀痛,所谓肝乘脾。《伤寒论》云:"阳脉涩,阴脉弦,法当腹中急痛,先与小建中汤。"方中重用饴糖,是因"肝苦急,食甘以缓之"。

7. 论甘麦大枣汤

曹颖甫认为"妇人脏躁,悲伤欲哭",此脏实为肺脏,因肺主悲、主哭,悲伤欲哭,病在肺。人倦则欠伸,数欠伸者,脾阳不振而中气急。饮食入胃,由脾气

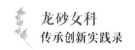

散津上输于肺,若脾精不能运输而致肺阴虚,则肺脏窒塞,故表现为妇人悲伤欲哭。他认为,方用甘、麦、大枣之甘味药,可使脾精上输于肺,从而气机舒畅,悲伤欲哭之证可不作。

五、医案选粹

1. 产后阳明病

师曰:同乡姻亲高长顺之女,嫁王鹿萍长子,住西门路,产后六七日,体健能食,无病,忽觉胃纳反佳,食肉甚多。数日后,日晡所,觉身热烦躁,中夜略瘥,次日又如是。延恽医诊,断为阴亏阳越,投药五六剂,不效。改请同乡朱医,谓此乃桂枝汤证,如何可用养阴药?即予轻剂桂枝汤,内有桂枝五分、白芍一钱。二十日许,病益剧。长顺之弟长利与余善,乃延余诊。知其产后恶露不多,腹胀。予桃核承气汤,次日稍愈。但仍发热,脉大,乃疑《金匮》有产后大承气汤条,得毋指此证乎?即予之,方用:

生大黄五钱、枳实三钱、芒硝三钱、厚朴二钱。

方成,病家不敢服,请示于恽医。恽曰:不可服。病家迟疑,取决于长顺。长顺主与服,并愿负责。服后,当夜不下,次早,方下一次,干燥而黑。午时又来请诊,谓热已退,但觉腹中胀,脉仍洪大,嘱仍服原方。实则依余意,当加重大黄,以病家胆小,姑从轻。次日,大下五六次,得溏薄之黑粪,粪后得水,能起坐,调理而愈。独怪近世医家遇虚赢之体,虽大实之证,不敢竟用攻剂。不知胃实不去,热势日增,及其危笃而始议攻下,惜其见机不早耳!

曹颖甫曰:产后宜温之说,举世相传,牢不可破。而生化汤一方,几视为金科玉律,何怪遇大实大热之证而束手无策也。大凡治一病,必有一病之主药,要当随时酌定,不可有先入之见。甚有同一病证,而壮实虚赢之体不当同治者,此尤不可不慎也。

2. 妊娠腹块

师曰:丁卯新秋,无锡华宗海之母经停十月,腹不甚大而胀。始由丁医用疏气行血药,即不觉胀满,饮食如常人。经西医考验,则谓腹中有胎,为腐败之物压住,不得长大,欲攻而去之,势必伤胎。宗海邀余赴锡诊之,脉涩不滑,不类妊娠。当晚与丁医商进桃核承气汤,晨起下白物如胶痰。更进抵当汤,下白物更多。胀满悉除,而腹忽大。月余,生一女,母子俱安。孙子云:置之死地而后生,宣其然乎?

曹颖甫曰:《金匮·妊娠篇》:"宿有癥病,当下其癥,桂枝茯苓丸主之。"方中丹皮、桃仁、芍药极破血攻瘀之能事。丹皮、桃仁为大黄牡丹汤治肠痈之峻药,芍药为痈毒通络之必要,今人之治外证用京赤芍,其明验也。桂枝合芍药能扶统血之脾阳,而疏其瘀结。观太阳病用桂、芍解肌,非以脾主肌肉乎?用茯苓者,要不过去湿和脾耳。然方治平近,远不如桃核承气、抵当丸之有力。然当时非经西医之考验,及丁医用破血药之有效,亦断然不敢用此。而竟以此奏效,其亦"有故无殒,亦无殒也"之义乎?

3. 血瘀经停

月事两匦不至,少腹痛,按之尤甚,面色黧黑,脉沉实。此必内有瘀血,当下之。

抵当丸五钱,作三服,开水下。

(记)服后,大便下黑白秽物甚多。后与调和气血之剂,经已行矣。

经停七月,前服大黄䗪虫丸合桃仁承气汤不应,小解时少腹极痛,脉大而实,当大下之。

水蛭一钱,䗪虫一钱半,桃仁一两去皮尖打。

下后,经已通,气血大亏,脉虚,当和之。

生党参五钱、生黄芪四钱、全当归四钱、川芎三钱、大熟地一两、陈皮一钱、柴胡四钱。

4. 崩漏

脉滑,崩漏不止,脾阳不能摄血也,当大补气血。

生党参二两、大熟地四两、生绵芪二两、陈皮五钱。

(记)此方随便书就,似不成方。不料次日即愈,病人喜绝,称谢不已。盖其病已四月有余,屡医无效。一日忽愈,诚是喜也。

5. 血虚经少

月事或前或后,血少而淡。脉虚细,此为血虚,当补之。

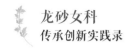

铁屑四两、红枣二两。

上二味以水一大罐,煎至半罐,去滓入后药:

生熟地各一两、全当归三钱、大川芎一钱、生白芍二钱、阿胶五钱、陈皮二钱。

(记)此方令服三剂。未知效否,无从探悉。但立方意义极妙,故录之。

6. 倒经

经停四月有余,五日前曾有稍至,昨忽吐血盈盆,今犹未止。法当先止其冲气。

生川军三钱、牛膝炭二钱、杜红花三钱、茜草炭三钱、制半夏三钱、鲜生地五钱、鲜茅根一两。

(记)此方服一剂后,吐血即止。复诊方因未录出,迄已忘矣。

第十四节 朱少鸿

一、生平概略

朱少鸿(1873—1945 年),江阴峭岐凤戈庄人。先人八世皆工医,其父朱鸿九、伯父朱锦荣,为第八代,声名远播。先生幼承家学,14 岁即在父亲身边侍诊,研习医学,精于医理。26 岁时曾考上秀才,但 28 岁时因父殁即弃儒行医,矢志岐黄,始在本乡行医。40 岁后定期至无锡应诊,50 岁后移居上海,悬壶于静安寺同福里。先生与幼弟莘农两人都以善治"夹阴伤寒"而负盛名,与其弟朱莘农、其子朱凤嘉享有"一门三杰"之誉。

先生一生好学,平素最喜钻研《伤寒论》,勤于临床,多有心悟,成为"伤寒派"的杰出代表。出诊坐轿手不释卷,座中常备叶桂《临证指南医案》、沈金鳌《杂病源流犀烛》。学崇伤寒,博采众长,而自成一家。龙砂医家柳宝诒首提伏气温病用生地伍豆豉助阴托邪,而少鸿于温热病门中亦每常用之。其近一些医案中,还融入了一些现代医学的诊疗知识。朱少鸿常教导学生并自励:"学然后知不足,教然后而知困""医道艰深,人命关天,多问博识,乃医者要旨。"古稀之年,常于方笺上题词:"虚度七十无真迹,聊集医方作了凡。"

先生因家学渊源,而又贯通多家名派,兼收并蓄,临证施治,既不拘于经方,又不泥于时方。每用苦辛通降以运化中焦,斡旋枢机,力革丹溪、景岳之习,远近就诊者,不计其数。生平擅长内、妇科,而于杂病调理尤具心得。而对于辨证诊断,又创用"脐腹诊法""咽喉诊法",独树一帜。

先生一生授徒众多,无锡顾履庄、华夏初,丹徒杨贞白、江阴许履和、吴仁育、陆景唐、夏仁达、徐治贤等,都是他的嫡传弟子,皆负盛名。朱氏忙于诊务和授徒,少有著作传世,但传人卓有成就者颇多,至今犹有深远的学术影响,成为近代锡澄一大中医流派。江苏省名中医邢鹂江亦得少鸿先生亲挚。国医大师夏桂成、全国名中医黄煌、江苏省名中医徐福松等俱受先生医学思想的影响。

二、学术思想与临证经验

朱少鸿先生深谙《黄帝内经》、仲景之学。医案无不引经据典,皆有所本;而临证施治,灵活变通。对于肝经气火风阳诸症,喜用镇摄兼以柔静收功。对于妇科诸症,重视肝脾关系,用药平补缓消,每多寒热润燥相兼。

1. 本于经典,活用经典

朱少鸿常以《黄帝内经》的基本理论指导其临床实践,多能出奇制胜。医案中每于"《经》云"始,娓娓道来,其病因病机,临床症状,顷合脉象,由是治法方药,水到渠成。

如《朱少鸿医案·瘕癖门》中"夫是证起于思虑抑郁,《经》云:郁怒伤肝,思虑伤脾,可知病根必在肝脾也。《经》又云:肝藏血,脾统血。肝脾藏统失职,冲气摄纳无权,是以天癸当止之年,经水频频下漏。《经》又云:冲脉为病,带下瘕聚。又云:逆气里急。刻虽带漏暂止,而脐下之瘕形,散漫无着;大腹之膨胀,高凸如箕,且疼痛频作,胃中时泛,嗳气不得,矢气不能,何者非脾土失于健运,肝木失于疏泄所致耶……舌光无苔,小溲不畅,上泛酸水,浊痰戌亥,胀闷益甚。诊得脉象郁涩,沉部带弦,足征气有余而血不足,脾土弱而肝木强"。故治法当和脾胃以疏肝,通中阳以调气。予淡干姜、苦参、生香附、制陈皮、炒枳壳、台白术、川楝子等。三诊时朱氏云:"尝考《经》旨,有积聚一门。夫积者五脏所生,聚者六腑所成;积为阴而聚为阳,聚无形而积有象。《难经》所谓沉滞久

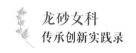

积聚。"切其脉沉弦带郁,《脉经》以沉主肝肾,古训昭然,可无疑矣。"治疗以制肝和胃为主,通阳泄浊为佐。予胡黄连、川郁金、生山栀、生牡蛎、泽泻、东白芍、炙内金、楂炭、橘叶络(各)、川楝子等。服后痛势未作,胀势仍然。如此医案,有理有据,使后学者倍感信服也。

2. 脉证相悖,舍证从脉

朱氏在《朱少鸿医案·妇人门》中提及"自来体强者,脉强;体弱者,脉弱,是病向来肝阴虚,而脉得弦细者,理固然也。但刻下脉细而滑,腹大如妊,经仍按期,《济阴纲目》中恰有漏胎名目。所异者,腹大已越两载,果系怀妊,断无逾年之理;设或抱病,亦无胃纳胜常之量。再四审度,究属不得不以妊断也。不必绕缕,治须平肝育阴为法",是指一妇人腹大如妊,然仍按期出血,其胃纳如常,推无抱病之象,测其脉细而滑,朱氏断其漏胎也,予滁菊、稆豆衣、天麻、制首乌、条芩、白术、石斛、石决明、牡蛎、茯神及双钩等以平肝育阴治之。又云"滞下不爽,腹痛,利冻色红,但脉有滑象,不免怀妊,宜留意",是指一妇人腹痛利红,滞下不爽,但脉滑之象明显,推其怀妊之身,调理肠胃时用淡芩、砂仁之品亦可安胎。由此可见,朱氏重视脉诊,尤其当脉象与临证相悖时,须再三审度,谨慎决断,甚至必要时舍证从脉。

3. 因时制宜,随症立方

"人以天地之气生",自然界天地阴阳之气的运动变化与人息息相关。《朱少鸿医案·痃癖门》中"现在谷雨之中,土旺用事,而土气尚难振立,若节交夏至,阴在内而阳在外,阴阳剥复之际,其病能无出入乎? 根株深远,难许无碍,急宜开展怀抱,乃为上策",朱氏治之以和脾胃以疏肝、通中阳以调气,切合节气,顺应天时调理。又《朱少鸿医案·妇人门》中"肝体素盛,脾土必虚,时令暑湿,乘虚袭入,留恋肠胃,壅塞气机,以致脘痹干恶,腹隐痛而便利,头昏晕而腰酸。怀孕在身,平时胎漏,最虑小产",治疗予川连、白术、条芩、白芍、砂仁、香附炭、木瓜、茯苓等以清泻肝火、健脾止呕。朱氏用药每每据时令气候节律,这是龙砂医派的特色之一。

4. 注重调肝,平抑亢害

朱氏认为妇人肝病最多,肝属木,木喜条达,一有不舒,则气郁乎内,化火发风。肝脏刚而其性急,触情著气即郁而不舒,且愈郁愈结,其乘脾为泄泻,犯胃为呕吐。朱氏指出妇人肝病之表现多样,宜随证治之。

在崩漏治疗中,若漏下无腹痛,但见纳食痞胀,头目昏眩,朱氏认为此因肝体虚而血失藏,脾气滞而血失统。治以疏补兼施,和阳摄阴。予香附、补骨脂、归身炭、炒甘菊、艾炭、煅牡蛎、阿胶、乌药及莲房炭等。若崩漏伴腹痛攻撑,脘痹嗳逆,朱氏认为此为肝气加凌于脾脏,脾脏失其传司,天癸无堤防所致。治以疏肝健脾,理气化瘀。予制香附、官桂、艾炭、郁金、乌药、青陈皮、延胡索、补骨脂、当归炭等。

若经信来前,腹痛,伴纳食痞胀,泛泛恶心,朱氏认为此乃肝脾之不条达也,宜逍遥散加减以疏肝理脾调经。若经至过多,至不弥月,经后多淋,腰脊酸疼,能食易饥,少寐,朱氏认为此为八脉虚而血分有热,肝阳盛而阴气未充。治以和阳摄阴,兼顾八脉。予紫石英拌炒小生地、墨旱莲草、丹参、淡苁蓉、大白芍、海螵蛸、煅牡蛎等。

若病发值经,颧赤如赭,哭笑不休,朱氏认为此为经行情志异常,得之或因平素性情固执,肝木之火郁勃不能解散,伴随月经举发。治以清其肝火,泄其血热。予真西毛珀、丹皮、丹参、郁金、珍珠母、川连、朱茯神、生山栀等。药后燥转润而哭笑愈,神识清楚矣。

若乳头溢血,朱氏认为此乃肝火蒸迫所致,治宜清降肝火。予羚羊片、稽豆衣、旱莲草、丹皮、刺蒺藜、归身炭、白芍等。

若妊娠而频发痫厥,朱氏认为此乃风火炽张,痰热上涌,治以羚羊角散以平肝息风。

若产后下部脬坠不收,伴呕吐,朱氏认为病在下而虚在中,肝侵其虚位,胃气逆而不下降,治当先平木兼和胃气。予左金丸、煅牡蛎、炒白术、制半夏、制香附、木瓜、天麻、石决明等。

朱氏治妇人病时,注重调肝,和阳摄阴,亦重视肝肾、脾胃之间关系;治疗主张平抑亢害而扶持不足。

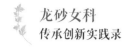

5. 胎前诸症，妙用芩连

在《朱少鸿医案·妇人门》所记载的胎前病11例中，条条均列黄芩。黄芩具有清热燥湿、泻火解毒、止血安胎之功效。朱氏用之，有时防其恶阻，如"经停四月，块聚少腹，脉来流利"时；有时防其坠胎，如"腹痛而便利不爽，气滞不舒"时；有时恐有损胎，如"滞下不爽，腹痛，利冻色红，但脉有滑象"时。甚至"胎元受寒，胎不动，当调气血，去寒气"时，亦于桑寄生、茧壳、白术、砂仁等药中反佐一钱半酒芩以安胎。此外，朱氏在治疗妊娠小溲癃闭时，予补中益气中加一钱半淡子芩以安胎。

左金丸由黄连、吴茱萸组成，具有泻肝火、开痞结之功效。朱氏在治疗肝旺之体胎前病时，如"胎前受暑热，心中烦躁，腹痛腰酸，恐有损胎之变"，予左金丸、淡芩结合淡豆豉、黑栀等以平肝火泄暑热；又如"肝旺之体，胎火上升，夜寐不安，头眩烦绞"，予左金丸、黄芩结合滁菊、黑栀、白芍、白术、橘白、竹茹等平肝和胃；再如肝体素盛，怀孕在身，暑湿留恋肠胃，致脘痹，干恶，腹隐痛，便利，头昏晕，腰酸，治疗予吴萸炒川连结合条芩、白术、白芍、砂仁、木瓜、茯苓等以清泻肝火、健脾止呕。

6. 用药平缓，寒热相宜

朱氏在治"小产后血去过多，心神烦躁，颧赤，漏红，脉躁急，舌边绛"时，考虑此为产后血虚，冲阳升动。治疗时紫石英与龟甲同为三钱，寒热并重，结合丹皮、穞豆衣、白芍等平抑肝阳。在"经漏过多，奇络已伤"时，朱氏认为治疗宜温、清、通，故予艾炭、川断、补骨脂与生地炭、白芍、旱莲草等同用。在"产后未满百日，感暑湿，复停食滞"时，朱氏指出宜温化，在炮姜、乌药、山楂炭等中加吴萸炒川连以制约诸药温燥之性。

无论胎前还是产后，朱氏多处使用左金丸，或使用吴萸炒川连，旨在清肝泻火之时，又防其过于寒凉。一清一温，苦降辛开，以收相反相成之效。

此外，朱氏注意药物的炮制方法，以期能纠正药物之偏性，使其趋于平缓。譬如紫石英拌炒小生地、砂仁煎汁炒大生地、紫石英拌炒大白芍、姜汁炒山栀、上官桂煎汁炒大白芍等。

三、医案选粹

1. 妇人肝火致月经不调案

城内王右 《经》云:厥少阴之脉,循喉咙,挟舌本。溯是证,咽喉肿痛屡发,舌根先已光红,显系火起厥少,关乎肾肝也。肾水久耗,无以涵肝,肝旺于春,春令升发,适值烦劳,偶触情志,其火愈炽,其气益结。是以胸胁板室,心中烦绞,热烘烘而欲上,心惕惕而不安,夜无寐时,脘有嘈象。其为气火两燔之证,而患在素有痰湿之躯。今痰不能多得,气分之郁热无疑;湿亦不见外露,火势炽猖已极。火属无形,四窜入络,络热则四肢牵掣,而节骱亦形掣痛也。顷合脉象,初按郁涩,重按带弦,关尺尤盛,足征肝脏大失和平,症情颇有瘈疭搐搦之虑。拟于静镇之中,佐以行气开结,虽不议痰湿,而痰湿亦当化解也。

玳瑁(先煎)五钱、生牡蛎(先煎)五钱、石决明(先煎)五钱、龙骨(先煎)三钱、伽南香(磨冲)一分、白芍二钱、丹皮二钱、稆豆衣三钱、川郁金一钱半、旋覆花(绢包)一钱半、酒炒木瓜二钱、橘红络(各)一钱、竹二青一钱半、朱茯神三钱、朱灯芯三寸。

二诊:操劳伤气,肝脏风木炽张;肥体气虚,湿热痰火亦盛,故迭进柔肝降火、泄湿化痰之剂。再诊:肝刚之性,渐转柔和,是以火得降而颧红转退,脘转适而烦躁渐除。病情既有转机,前法本无更易。惟近日纳谷之余,必有黏痰沃出,此本体之湿在中,因气分之虚难化。然气虚者,血必失偶,经血非期而至,阴液从此又伤,于是有耳鸣腰楚、神倦少寐等症。虚不可补,最为淹缠。顷诊其脉象尚弦,弦而带涩,深虑血去过多,阴液无以涵阳,阳火有复猖獗之势。今当重以养血,佐以化痰,复入原意。

九制首乌三钱、紫丹参二钱、稆豆衣三钱、陈阿胶(蛤粉拌炒成珠)二钱、酒炒白芍二钱、盐水炙橘红一钱半、炙玄武板四钱、煅珍珠母五钱、茺蔚子三钱、生沙苑(盐水炒)三钱、丹皮(盐水炒)二钱、贝齿(先煎)三钱、朱茯神三钱、竹二青一钱。

三诊:肝藏相火,胆属巽风,肝胆之气郁勃,则火起而风生。升于上则两颧时赤,郁于中则心胸嘈辣,迫于下则经血妄行。前方既迭进静镇之法,再诊上升之势虽平,而郁火在中,仍形固结,乃血去阴伤故也。然体质素肥,必有痰湿,滋阴之品,似难任受。毕竟以燥湿祛痰,又虑发风助火,此所以药无速效而动

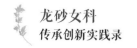
辄得咎也。顷诊脉无数象,仍有弦形,夜不安寐,心觉虚烦。今拟和血之中兼调气分,气分调则痰湿自化;平木之法须降火风,火风降则夜寐安矣。

白归身三钱、枣仁(猪胆汁炒)三钱、合欢皮三钱、生白芍二钱、丹皮二钱、炙龟腹板四钱、潼刺蒺藜(各)三钱、穞豆衣三钱、川郁金一钱半、霍石斛(先煎)四钱、远志二钱、新会皮(盐水炒)一钱半、珍珠母(先煎)五钱、朱灯芯三寸、竹二青一钱。

四诊:前方调气血,化痰湿,平肝木,降火风,诸法皆备,与病合符,病情告退。脉弦转缓,苔浊渐化,胸中板窒之苦已除,面上火升之势亦淡。惟是夜不得安寐,寐辄易醒,沈氏称谓心血虚而有热也。窃思血何以虚,缘其肝失藏而错经妄行,阴失守而虚阳外越。阳不交阴,汗随阳泄,故夜寐不熟而多汗也。虚不可补,因多痰湿,现虽痰湿稍化,仍不外原意进商,兼顾心营,镇摄冲脉,《内经》以冲为血海故也。

潼刺蒺藜(各)三钱、柏子霜三钱、白归身三钱、大白芍(紫石英三钱研末拌炒)二钱、煅牡蛎五钱、龙齿(先煎)三钱、炙龟腹甲四钱、远志二钱、生香附(盐水炒)三钱、净枣仁(猪胆汁炒)三钱、朱茯神三钱、霍石斛(先煎)四钱、合欢皮三钱、鲜藕节三枚、煅珍珠母五钱、夜交藤三钱、川贝一钱半。

改方,去生香附,加上黄芪三钱、防风一钱(同拌微炒)。

五诊:妇人经血,由诸路之血贮于血海而下,其不至崩厥淋漓者,因任脉为之担任,带脉为之约束,阴阳维跷为之拥护,督脉以总督其一身。八脉坚牢,即淋带亦无由而至也。是证经至过多,至不弥月,经后多淋,腰脊酸疼,能食易饥,夜寐少寐,八脉虚而血分有热,肝阳盛而阴气未充。今当以和阳摄阴,兼顾八脉,缓缓图治,庶望告瘳。

小生地(紫石英三钱研末拌炒)四钱、墨旱莲草三钱、丹参二钱、淡苁蓉三钱、大白芍二钱、海螵蛸三钱、白归身三钱、炙龟腹甲三钱、穞豆衣三钱、女贞子三钱、煅牡蛎四钱、丹皮二钱、干藕节三枚、夜交藤三钱。

2. 妇人肝脾失调致癥瘕案

腹处乎中,痛因非一,总不外有形、无形之为患也。所谓无形者,如寒凝、火郁、气阻、诸虚,以及夏秋暑湿痧秽之类是也。所谓有形者,如蓄血、停食、癥瘕、内疝,以及蛔动不安之类是也。按其痛势之高下,辨其色脉之衰旺,细审来源,恰从何起。夫是证起于思虑抑郁,《经》云:郁怒伤肝,思虑伤脾,可知病根必在肝脾也。《经》又云:肝藏血,脾统血。肝脾藏统失职,冲气摄纳无权,是以天癸当止之年,经水频频下漏。《经》又云:冲脉为病,带下瘕聚。又云:逆气里急。刻虽带漏暂止,而脐下之瘕形,散漫无着;大腹之膨胀,高凸如箕,且疼痛频作,胃中时泛,嗳气不得,矢气不能,何者非脾土失于健运,肝木失于疏泄所致耶?夫肝之所以疏泄者,一为胃中疏化饮食,一为膀胱渗泄水质,水道通快,津液上升,实缘气化以散津。今气化窒塞,津液焉能四布,胃浊自必停留,由是舌光无苔,小溲不畅,上泛酸水,浊痰戍亥,胀闷益甚。诊得脉象郁涩,沉部带弦,足征气有余而血不足,脾土弱而肝木强。现在谷雨之中,土旺用事,而土气尚难振立,若节交夏至,阴在内而阳在外,阴阳剥复之际,其病能无出入乎?根株深远,难许无碍,急宜开展怀抱,乃为上策。至于立法定方,当和脾胃以疏肝,通中阳以调气。

淡干姜、雅毛连(吴萸二分煎汁炒)、苦参、生香附、制陈皮、泽泻、炒枳壳、台白术(土炒)、川楝子皮(各)、车前子、炙内金、陈夏曲、煅针砂(包)、降香。

二诊:昨议苦辛之法,专主通降,病势虽无甚出入,而谷粒稍思,欲便未便,肝家似有疏泄之用,脾土似有运化之能,由是脉象之郁涩,较昨略显也。当从原意更进一层,终须冀其肝脾条畅,胃纳日增为幸,但立夏在即,犹恐生波。备方以俟明日再进。

川雅连(姜汁少许炒)、东白芍(吴萸二分煎炒)、金铃子、煅牡蛎、炙内金、楂炭、泽泻、淡干姜、炒枳壳、白术(土炒)、生山栀(姜汁少许炒)、茯苓、陈葫芦瓢、降香。

三诊:尝考《经》旨,有积聚一门。夫积者五脏所生,聚者六腑所成;积为阴而聚为阳,聚无形而积有象。《难经》所谓沉滞久积聚,可切脉而知也。今诊得脉象沉弦带郁,《脉经》以沉主肝肾,古训昭然,可无疑矣。回溯起病之由,脐有瘕形攻撑莫定,显系肝肾部位,其道深远,其旨深奥,调治斯疾,按部就班,尚难奏绩,而况遽用香窜,复加思虑抑郁。即使聚者散,散则腹大如臌,气自下上,呕吐吞酸,脘腹胀痛,肾阳既少蒸腾,肝邪日见猖獗,上犯胃口,下侮脾脏,口能知味而纳谷无多,胃气虽存一线,脾运究属无权,郁火内蒸,浊痰内恋,将何法以处置耶?拙议两方均以制肝和胃为主脑,通阳泄浊为佐使,服后痛势未作,小溲较多,舌红稍淡,而胀势仍然,气火不降,前方之似效而非效者,岂真是

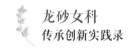

沉疴难挽乎？抑亦愚未能得悉此病机也。

胡黄连、川郁金、生山栀(姜汁少许炒)、生牡蛎、泽泻、东白芍(沉香曲一钱半化水拌炒)、炙内金、楂炭、橘叶络(各)、新会皮、瓜蒌皮、川楝子、李根白皮、陈麦秸帽。

另：小温中丸，每服三钱，陈皮汤下。

第十五节　周小农

一、生平概略

周小农(1876—1942年)，名镇，谱名廷镛，字伯华，因在清明日出生另字明生，号小农，江苏无锡人，世居无锡西门棉花巷内。据谱牒记载，周氏为宋濂溪元公(周敦颐)第31世孙，父亲周憬从商，亦通医学。

周氏少时体弱多病，15岁时患烂喉丹痧，因当时医者多用表剂，汗出不止，致气血两亏，手足俱痿，举动需人。后传染其长妹、三妹，均相继殇亡。其调治1年有余，承天庇佑，未落残疾，立志习医。先由其父莘农公教授《黄帝内经》《神农本草经》等书，后从无锡南门外邓羹和先生学医，下乡临证，抄方写案。21岁又师事著名龙砂医家张聿青，专攻内科，受张老影响颇深。曾辑录张聿青生平医案，名《且休馆医案》(后更名为《张聿青医案》)，共成稿8册，并为其撰弁言："朝夕训诲，循循善诱。于其嗜书，则亲挥翰墨；于其课读，则示以正规。执经函文，伟伦时闻。尝谓'读书宜知扼要，尤贵阙其所疑。临证当慎思审辨，即重险症亦不可轻心掉之，宜别出心裁，以蕲其痊'。得其秘旨，如饮上池，仁人之言，造就于镇者抑亦厚矣。"初悬壶于上海广益善堂，后为上海警署医药处处员。武昌起义后，年36岁，回无锡行医，因邑中医生有同姓名者，遂不用伯华之名，代用小农之号。

周氏平生撰书写文无数，认为"医者治病，苟有验方良法，务宜著书传后，庶读者有所参考，以拯救他人"。1922年无锡中医友谊会成立后，周氏与沈奉江、张伯倩、沈葆三等20余位志同道合的中医师，联合创设《医钟》月刊，并被聘为该刊编辑，至1926年6月止，共36期。《医钟》杂志记录了当时无锡医家的诸多学术思想及临床经验，影响深远。

周氏对医学教育事业也尤为重视,多次呼吁"在各省会建立国医大学,各县建立国医专校,各乡镇建立国医讲习所,各级学校均应配套建设国医图书馆",以壮大中医队伍。在设立中央及地方医学院校时曾多次提出自己的建议,如在呈国医馆请愿书中就言明:"整理医学教本,宜自延国医整理,勿任西医干预,以免党同伐异,任意废弃之弊;编辑教材,宜采众长,多列科目,不废弃宋以后医书,勿科学式以求强合。"

周氏向来勤俭朴素,不嗜烟酒;不仅医术精湛、医德高尚,还热心公益,常赠医赠药,乐于助人,所有亲戚朋友给的诊金,都交由药店代收,出具收条,拿来给贫困患者作看病送药的费用,德行令人敬仰。

周氏受张聿青、温明远等前辈先贤影响,一生藏书、著书颇多,曾多次说过:"中医如兴,中医书籍宝贵;中医不兴,中医书愈须保存。"1942年周公逝世后,后人整理其所藏及著述医书共479种,合计1859册,1959年由其子周济、周源(逢儒)无偿捐赠给无锡市中医医院。

二、学术思想与临证经验

1. 主张养生,慎食节欲

周氏多次在期刊上发表养生诸法,认为酒性皆热,久饮则伤神耗血、腐肠溃髓,易致目盲、肺痿、喘嗽、脚气、痔血等多种疾病;肥甘厚味之物甚难消化,热毒入胃入血,易发疮痈、坏疽、肠痔之症;西瓜、牛乳等冷物则多微生虫,常为霍乱之媒介;纵欲过度,易竭形神衰,元精耗竭,易酿肺痨等重疾。主张养生之道要戒饮、拒烟、慎食、节欲,属未病先防的思想。

而在诊治妇科疾病中,周小农也多嘱咐患者"宜静摄""忌五辛""嘱旷怀勿戚",强调生活饮食调适。如治疗一停经少女时,认为其病因主在血虚,故除用药调理之外,还让患者"日食童鸡",从食疗法,治其生化之源。

2. 耐心问诊,重视腹诊

周氏临证,望闻问切尤重问诊,对于病人日常起居、家庭琐事都问得格外详细,曾多次说过:"病有起因于微末,安可不详询!不知病源,恶乎治!"每次遇到疑难杂症,总能在耐心问诊中有所收获。周氏还重腹诊,认为腹诊可补足四诊的不足之处,如判断热病是否已经退净、判断疾病是否夹有积滞,往往就会配合腹诊,在其诸多病案中均有记载,运用广泛。

如其治疗邹妇停经后继而崩漏一案,就点名"腹有癖块""按之板硬""而腹中有形不退""少腹有形如覆盆,按之坚硬",判断其为"血因气滞,中有肝热,积聚在于血室",拟用"泄冲脉之火,活血消癥"之法。

再如治疗陆女停经一案,腹诊描述颇为生动,"小腹有形如弦,聚气行至脐旁,鸣如春雷",周小农判断此乃"肝郁则气滞血凝,郁为癥状,中有聚气,故雷鸣",拟用"木郁达之之法,参以通血消癥"。

3. 善治肝病,理气解郁

周氏以内科见长,妇幼、杂症、疮疡、目疾等施治亦得良效,但最擅长治疗肝病,师法叶桂、王孟英,受王旭高"治肝三十法"影响颇深,常用治肝法包括疏肝理气、清肝泻火、养肝息风等。周氏认为肝气之病,妇女居多,以肝气郁滞为基础病机,主症以两胁气胀或痛为主,治以疏肝理气解郁。有侮脾乘胃者,脘腹胀痛呕酸,则加畅脾之剂;有夹湿夹痰者,眩晕欲仆,脉滑苔腻,则加除湿祛痰之品。临床常用逍遥散、四七汤打底,或加郁金、香附、苏梗、绿萼梅、玫瑰花等疏肝解郁、理气散结之品;或配旋覆花、代赭石、鸡内金、葱管、荷梗等共奏降逆化痰、益气和胃之效;或佐人参、白术、茯苓、石斛、薏苡仁等健运脾胃之药。整体用药以轻柔平和为主,力避刚燥耗散之味,防止疏泄太过而令肝正常功能受损。

三、诊疗特色

1. 偏于复方且多用丸药

周氏善用复方,处方药味较多,认为"贫病利于速治,故兼筹并顾,宜用复方",但也会尝试研究酌情使用民间单方、单药,如治疗妇女崩漏就曾单用山茱萸一味,收效亦可。且选择药物剂型常考虑患者实际情况,酌情选用,而不局限于煎剂。曾说:"痼疾求其渐效,如汤药每百数剂不止,改用丸药为廉宜。"对于久病体虚或大病初愈需进补之人,服用煎剂可能需要上百剂,花费甚巨,周氏就常劝其服用丸剂。散剂、膏剂、代茶饮也有诸多运用,一直根据病患实际情况酌情选用。

如治疗李妻产后伏暑一案,虽急服汤药,然仍有余热留恋不退,反复发热。

患者若连服汤药数月,不免"畏药",周小农就劝其服丸方一料,以"养藏阴,固卫气,滋奇经,理气郁",组方归身、白芍、生地、萸肉、冬虫夏草、白薇等品,服后症状果轻,逾年又孕育。

2. 病机复杂用匦药丸法

匦药丸法即外廓法,是丸药的一种特殊制作方法,即在常规丸药的外面再包裹一层药物,运用于病机复杂的疾病。自周氏前,外廓法一般用于中焦和下焦并病的患者,而周氏医案中常用此法,并进一步拓展了其使用范围,将其运用在了上焦和下焦并病、上焦和中焦并病的患者中。在其医案中就运用此法心脾同治治疗朱寅生妻白崩,"缮固血室,兼顾中州"。

匦药丸法在妊娠保胎中运用颇多,如为蒋妻安胎处方时,就用此法服丸至足月,药取"大生地、杜仲、川断、山萸肉、归头、白芍、潼蒺藜、牛角鳃、黄芪、茧壳炭、菟丝、黄精、穞豆、芡实、合欢皮、骨碎补、巴戟、狗脊、白术、故纸、五味、野苎麻根、鳔胶、莲房,研末,龟板胶二两、淮小麦八两,煮糊,为丸如桐子大,晒干,贮。每晨晚餐前各服四钱,盐汤送服"。用匦药丸法保胎时,周小农尤喜用龟板胶一药作为外层药物,取其滋阴潜阳,补肾固经,止血补血之用。

四、医案选粹

1. 崩漏案

朱寅生室人,崩经数年,不时举发。今且白崩,头晕,心悸,少寐,腰酸,汗多,胃钝,便溏不固,面黄失华。心脾冲任均虚。兹宗匦药丸法,缮固血室,兼顾中州。

生地蛤粉炒四两、首乌四两、阿胶三两、血余灰一两五钱、白及二两、海参开水浸糖盐擦净四两炙、乌梅二两、杜仲四两、茜草二两、川断二两、黑木耳二两、乌鲗骨二两、牛角鳃二两、丝茧壳二两炙灰、鳔胶三两、醋炒五灵脂二两、墓头回三两、干河车二具,研末,水泛如秫米,晒。别直参二两、於术三两、炒枣仁二两、麦冬二两、龙骨二两、石莲二两、香附二两、北箭芪三两、菟丝二两、鹿角二两、百草霜二两、杞子三两、五味一两、牡蛎二两、禹余粮二两、潼蒺藜二两,研末,先用炼蜜水洒湿前丸,将后药泛上,晒。早晚各服四钱。

崩愈。

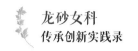
2. 经闭案

许成衣,西里人。其女十八岁,甲寅二月停经,延至七月中旬,其父来延诊。余审系久病,非一二剂可已,即嘱来诊。其现恶寒热不扬,咳嗽腹痛,便溏食少。察其面色淡白带青,毫无红色,脉濡,苔白。是血虚经停,伏邪身热,不节荤腻,旁证悉起。其父谆谆以攻积血为嘱。乃晓之曰:"近病热咳便溏,似有损症之象,实系血亏,徒榨糠秕无益。且不察其发蜕乎!鬓发已秃,其血已涸,发名血余,其义自见。然现证如是,亦非可急顾血虚而以四物腻滑等相授。"

爰拟银胡、黑山栀、青蒿、茯苓、象川贝母、金沸草、枇杷叶、范志曲、扁豆花、车前子、楂炭、乌药、银花炭等。

数剂,寒热、咳嗽、便溏渐减。伏热既祛,续予健脾醒胃,并理气滞,以裕生化气血之源。

如冬白术、黄精、云苓、玉竹、扁豆、范志曲、生谷芽、远志、木香、白芍、红枣等。

胃纳渐旺,数剂全馨,面转红活。又欲通经,且告或传藏红花等法。余谓血不甚余,毋早通经。仍宜治其生化之源,如日食童鸡,亦一法也。渠遂恪从食疗法。

腊底春初,授以复方:琼玉膏、益母膏,溶入阿胶、鸡血藤膏,而以当归、红花煎汤冲服,以为补方。

直至乙卯春月,经事始自然通行。

第十六节 薛文元

一、生平概略

薛文元(1867—1937年),名蕃,江阴璜塘镇人。薛氏幼时因家贫辍学,入药肆为学徒。后得柳宝诒嘉许,收为学生。学成后至沪上先为私家司账,余暇则为人治病,每获良效,其术初显。虹口三新纱厂闻其名,聘其为厂医。南市果育堂、新闸广仁堂先后礼聘其主持医务。而后薛氏自立医室,来诊者纷纭。

1929年南京国民政府提议要废止中医,薛氏针锋相对,集合同道,竭力抗争。事后深感欲振兴中医事业,莫过于优先育人。由于薛氏的学识和在医界的声望,被推为中国医学院院长。该校历届毕业人才辈出。薛氏的卓越活动,使他成为近代中医教育界的先驱人物之一。门人盛心如等传其业。

二、学术思想与临证经验

1. 以肝治经,和化疏肝

薛文元认为肝脏与胞宫关系尤为密切,故临证调理月经时,往往由肝入手,多行和化疏肝之法。如其治疗姚某因寒积阻滞,冲任失调所致经停一症时,通过触诊发现患者小腹癖块按之则痛,同时伴有肢体酸楚、形寒、不思饮食等症状,即组方四味"连翘壳三钱、生苡仁三钱、白苏皮钱半、荆芥穗五分",从肝论治,一剂痊愈。

另如治疗某太太行经期腰酸、少腹稍疼等不适时,诊其脉为"尺弱,关部软弦",且本有心悸一症,故明此患者多为肝经失调,肾体亏虚,宜调养之余,配合疏肝。故组两方,一方为"夜交藤六钱、炒当归一钱半、玉蝴蝶四对、桑寄生三钱、炒白芍一钱半、煅牡蛎六钱、二至丸三钱、橘白络各一钱半、炒杭菊一钱半、玫瑰花一朵、龙齿三钱、朱茯神三钱半"以补益滋养为主;另一方为"制香附三钱、红枳壳一钱半、制鸡金三钱、淡吴萸八分、西砂仁八分、沉香面一钱半、老苏梗二钱、青陈皮各一钱、川朴花八分、生姜一片、红枣三枚"以和化疏肝为主。两方并用,调养月余即愈。

2. 重视培土,补气养血

薛氏认为"女子之病,虽以血为主,但气为血帅,血随气行",故在补血同时亦重视调气。"胃为水谷之海,主精微之滋生,化为气血,运行周身,故无论经带胎产,尤须以培土为基础,标本兼顾,则效自奏"。因而薛氏在治疗妇科疾病方面,尤其重视培土健脾以补气养血。

3. 产后之病,首应祛风

薛氏认为产后病因多属"风""瘀""虚"。风为百病之长,妇人临产时情绪紧张,全身精力集中在腹部,此时外卫松懈易感风邪,或产时忽冷忽热,风邪乘机而犯可致病,故薛氏认为治疗产后诸病,首应祛风。药物选择方面,炒黑荆芥为薛氏治疗新产后、月内产妇的必用之药。荆芥辛温,但温而不燥,具有解表散风的功效。荆芥炒黑后可祛血中之风。新产妇产时失血，精血骤虚，血虚夹风，虚风内动致病，故治疗时应从血分散风邪。同时亦不可忘记产后血虚，故要重视养血。而荆芥既可祛外邪又可定内安，用于此类患者，较为适宜。

另产时创伤，血溢脉外，脉道受损，离经之血易聚而成瘀。故新产后妇女常多虚多瘀。然"瘀血不去，新血不生"，瘀血阻滞胞宫可致腹痛、出血、发热等病症。临证治疗时须详审其恶露。通过恶露的量、色等辨清瘀血性状后再择方治疗。故治疗新产后者尤宜重视祛瘀之法，辨证论治。选方可用傅氏生化汤，如遇瘀血重者，可参考仲景及王清任的祛瘀方。

新产后妇女大多血虚，但亦有合并气虚、血瘀、虚热等情况，要分清病位及病情之轻重。治疗方面，择方可选四物汤、四君子汤、八珍汤、十全大补汤之类。气偏虚者，人参、白术配黄芪，并可加大用量，同时可用血药和之；血偏虚损者，可以当归、熟地为主，并以气药引之；瘀血已净者，用当归身；微热者，熟地宜炒松。产后调养方面，可药食同补。薛氏建议饮少量远年陈酒（江阴土产米制黑酒、常州状元红等），与糖同炖。因陈酒味醇，长于益血活血，炖温之后，能祛风祛瘀，较适于新产后妇女。如炖煮时加胡桃肉及鸡蛋，则效果更佳。黑芝麻、红枣属于必用的佐药。黑芝麻性味甘平，可补益肝肾，养血祛风，《神农本草经》论其可养肌肉，填髓脑，产后选用，可得益处。红枣亦属甘平之品，入脾胃经，有益气和血之效，加入方中可有缓和协调之效。另红枣气味甘芳，健益脾胃，配合黑芝麻，一脾一肾，相得益彰。

4. 四诊合参，重视舌诊

薛氏诊疗疾病以辨证论治为基础，尤其重视舌诊。薛氏诊疗一八岁女童，身热七日不解，烦渴引饮，有微汗，但愈饮愈渴，胸闷焦躁，不能安卧，两目微现红筋。曾予白虎、鲜生地、鲜石斛等均未有好转。薛氏诊疗时，详察其舌苔，发现其舌中近根处有一块白果大小白腻苔，并凭此断定为湿浊郁遏，三焦气化失宣。伏邪不外达则炽热不解，清津失于输布故烦渴引饮，饮水过多则湿聚更甚，故愈饮愈渴，此症与阳明热盛伤阴者截然不同。小块之苔，白腻且厚，舌质光红，细视仍润，此属湿郁之征。故拟方以芳香化浊，宣畅气机为法。一剂之后，身热渐解，渴饮陡减，小溲畅利，胸脘亦较舒适。

三、医案选粹

1. 闭经水肿案

李右初诊：肢体头面浮肿，咳呛气急，大便薄，而经阻四月有余。里虚湿阻，肺气不得下降。症势甚重，防生变端，先以和中泄化为治。

大腹皮三钱、广郁金二钱、泽泻二钱、冬瓜皮三钱、白术皮二钱、带皮苓三钱、陈皮钱半、磁石四钱、炙苏子三钱、兜铃钱半。

二诊：昨投和中泄化，肢体头面浮肿，略见轻减，咳嗽气急，大便泄利，而经事四月不至，脉形弦滑。再以原意加减。

白术皮钱半、西砂仁一钱、泽泻二钱、磁石四钱、带皮苓三钱、陈皮钱半、款冬花二钱、木防己三钱、焦米仁三钱、冬瓜皮三钱。

2. 子宫瘤案

病者周妇，年三十余岁，住虹口元芳路。始于去年患少腹攻痛。医者用补中益气柴胡疏泄之类辄愈。而屡验屡发，经过四月余矣。再次数月中，经凡来而甚少，色为紫黑，平时黄带绵绵，且素有交感出血之恙。在夏历之四月初复发，而痛不堪忍，确当脐下。向来聚散无常，近则坚不可移。医用前药不应。有云杨树浦药医院善治此病，即送该院。经诊断后，先为注射定痛之针，针后昏昏沉沉，入于麻醉状态，大约系吗啡之类。用爱克司光（X 线）照射后，断为子宫瘤，施以镭锭疗法，内服药粉药水等。约一星期，而子宫作愈痛不可忍矣。非但局部并连臀脊前后相引，癌癌不安，呻吟病榻，奄奄一息，不得已而出院。

仍延前医诊治，在此时期之症状，据前医方案，病者气液两劫，舌光绛而裂，渴饮无度，且不得前后溲便。小便频数而作痛更剧，大便闭结，而后重努责。子宫之内，腐渣之物，不断流出，曾迭进养阴增液、调气疏通之剂，诸恙依然。仅舌之光裂，已复原状，大便历十有七日未行。用灌肠法，亦无效，且更增，不能纳食而呕吐，口中黏涎甚多。

邀余诊视，面目带浮，肤色㿠白，脉象细数，左关独弦，右寸独沉。详察以前经过，始为痕聚，继为癥癖，原属于瘀血湿浊凝结于子宫，但现状二便不利，先宜宣通府气，急则治标之例也。

以前用药，殆未用开肺之品。因为处生首乌、咸苁蓉、郁李肉、全当归、京

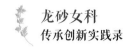

赤芍、桃杏仁、西洋参、金石斛、炙龟板、赤苓、枳实、桔梗、碧玉散等品,一剂大便即通,粪下坚黑如粒。用可知局部治疗及针药之足以大劫津液矣。

府气内通,痛已可忍,小便仍频数,因于前方去洋参、首乌、苁蓉、郁李肉,合导赤散,加琥珀。小溲较长,痛减十之七,子宫内腐渣之物,仍源源不断。

因改投导浊行瘀之品,于调气养液之中,加粉萆薢、川柏、柴胡、龙胆草、赤芍、桃仁、丹皮,代抵当丸、金石斛、龟板、赤苓、六一散等品。但大便间一二日不行,则腹痛连脊,必更转剧,此时必投郁李肉二钱,与代抵当丸三钱,大便必泻,如酱色者甚多。

每间一日,攻导一次,以后代抵当丸,改用钱半,即去当病机。如此出入,约半月,并间投犀角、鲜土茯苓以解毒,琥珀蜡矾丸以护内膜。

适值汛经临期,下大小紫黑瘀块,势有如崩,约半日许,而始停。精神颇倦,因改与养血守中兼化湿之品,如归身、白芍、淮药、洋参、参须、茯苓、甘草、柴胡、知母、丹皮、川贝、玉金、碧玉散、橘白等品四五剂。精神渐佳,经净以后,病已霍然,但子宫尚有黄水流出,调理半月痊愈。

由此以观,西医从局部器械以治疗,中医从全身原因以治疗,两相比较,轩轾可见。凡子宫诸病,中医每从肝经着手,若以肝脏属于消化系统,而不知肝脏与胞宫之关系,则此中于生理上自有特殊之原因,徒守中西门户之间者,应可废然而知所返矣。

第十七节 朱莘农

一、生平概略

朱莘农(1894—1962 年),世居江阴峭岐凤戈庄,为名医朱少鸿异母弟。其先人八世皆工医,其父朱鸿九、伯父朱锦荣,均为名医,声名远播。朱氏幼承家学,壮岁即享盛誉。1946 年迁居无锡北塘江阴巷,在锡应诊凡 16 年,名噪苏南,曾与其兄朱少鸿、少鸿子朱凤嘉享有"一门三杰"之誉。

朱莘农治医以《黄帝内经》《难经》《伤寒论》《金匮要略》为基础,旁及金元四家与清代叶、薛、吴、王诸子,于《伤寒论》钻研尤勤。临诊重视验体辨证,常谓"医道之难也,难于辨证;辨证之难也,难于验体。体质验明矣,阴阳可别,虚实可分,症情之或深或浅、在脏在腑,亦可明悉,而后可以施治。此医家不易之准绳也"。尤擅辨治夹阴伤寒,著有《夹阴证治》一书,该书记载了夹阴伤寒的病因病机、诊法与治疗的临床经验。所创"脐诊法"等即为寻求"肾虚"本质,辨认体气变化,开拓治疗新路之重要方法。在诊断上形成独特风格,使医生在追查病情之前提下,能觉察容易被常人所忽视之某些症状,对验明病人体质,分析病机本质,推断病理转归,提供可靠之辨证依据,为治疗上开拓进一步之思路。

朱氏授徒众多,江阴有邢鹏江、夏奕钧、芮文甫、李久征、吴卓澄、吴擎基、王士魁、龚鸣洲、张少景、顾堃雨、夏奕邃、缪梁;无锡有徐克潜、王志卿、谢启舜、俞绍岐、秦玮、过大白;上海有夏渭英、余渭南等。其授业重视经典理论,认为学好经典著作,犹似树之有根,水之有源也。他不允许学生先读《汤头歌诀》,认为读了几首汤头,会开几张通套药方,这种抄捷径而不求根本的做法,是学医之大忌。他同时关心学生的文学修养,选读前人名案以学习文辞及揣摩理法方药,所以其门弟子大都能根据病情分析病理,撰写详尽而清通的医案,这与其着重学习基本功是分不开的。

二、学术思想与临证经验

1. 首重调经,肝脾同治

朱莘农认为"妇女之病,本首重调经",而"根蒂必在肝脾也",所以治疗妇科诸疾,往往肝脾同治。

所谓月经,经者,常也,"如潮之有信,如月之盈亏,不愆其期",所以又名经水,又名月事。《素问·上古天真论》云:"太冲脉盛,月事以时下。"景岳也有云:"冲脉为五脏六腑之海,脏腑之血结归冲脉,为经血之本也。"诸多气血变化都与阳明胃气息息相关,胃气旺则血气亦旺,胃气衰则血气亦衰。调经之法,所重者首推冲脉,后即胃气,脾失健运,肝木肆横,同时冲脉亦隶于厥阴。故调经之法多从肝脾论治,调脾胃以和营,泄肝木以理气。

以治疗月经后期为例,朱莘农认为天癸后期伴有腹痛,多属木郁土中,木气与土气相搏,故有腹痛;土气被木邪所遏,故有痞胀;气行血亦行,如若肝木之气不舒,气机窒滞,天癸因而后期不至。治疗可着重调气和营,安土泄木,缓缓理治。朱莘农甚少用活血通经之品,亦不用滋腻补剂,多健运脾胃,以谷肉

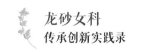
果菜补益精气,气血之虚自能恢复。

而对于经期诸多不适,朱莘农指出,女子疾病多由七情内伤所致,郁怒伤肝,思虑伤脾,肝能藏血,脾可统血,"肝脾藏统失司,营卫循环道阻,新血不能灌溉诸经,瘀血必致停留阻气",故每至经来,多有不适。常见症状如"寒热交作,两胁酸痛,甚至下及于腿股,上及于背脊"等,此时可肝脾同调,调气和营,使气分流通,营血敷布,逐步调理。

另如癥瘕一症,朱莘农认为"肝性条达,不扬则抑;脾土敦厚,不运则壅,盖抑与壅皆气分病也。肝不扬则气结成瘕,脾不运则气撑作胀,胀甚则欲呕吐,瘕攻而必腹痛",故癥瘕病在肝脾,肝气乘脾而胃亦受侮,始病在经在气,久则入络入血,治疗宜畅达肝脾,调和气血,癥瘕胀痛自平。

胎前诸病,朱氏同样强调肝脾养胎,以安为要。遵古训"胎前属热,最忌温热伤胎""黄芩、白术为安胎圣药",临床常用苏梗、黄芩、白术、白芍、砂仁等另加白苎麻根以健脾顺气安胎,或参入乌梅柔肝,川连清热,二陈化痰,随证治之,使病去胎安。

2. 正虚邪实,当先治标

朱莘农常言:"治病之要,真伪不能不辨,标本不能不明,急则治标,缓则治本。"对于正虚邪实或虚实夹杂之证,朱氏认为若先用补益之品,则有助邪之弊,所以应先治其标,祛其实邪。其病案中多有"虚不可补""虚难进补""当先治标"等语。

如其治疗周某经净后内邪壅盛案,症见"腹痛便溏,带下甚多,饮食喜热,舌质红润,苔现薄黄,脉来濡细",诊脉可知患者气血亏虚,肝脾两伤。但此时内邪壅盛,气窒不化,故朱莘农强调"虚不可补,当先治标",拟崇土泄木之法,方予炒白术、白芍、附片、陈皮、防风、炒白扁豆、春砂仁、乌药、云苓、焦神曲、荷叶等药,服后即愈。

再如治产后咳嗽病时,患者产后未满百日,八脉犹未坚牢,气血亏虚,产后本宜多补,前人多有"纵有他疾,以末治之,或欲祛邪,必兼补益"之说。然朱氏考虑到正值秋令,感受寒邪,肺金被犯,患者咳逆痰多,朱莘农托仲景之言"先理新为急",拟清肺止咳、降气平喘之法,组方"粉前胡、炙橘红、盐半夏、刺蒺藜、旋覆花、炙桑皮、炙苏子、川厚朴、白茯苓、川郁金、乌药、瓜蒌皮、竹茹、降香"。

3. 湿浊带下，萆薢分清

朱莘农坐堂无锡，此地水路发达，降雨丰富，故水湿痰浊之证偏多。所以其临证遣方用药，尽量不用黄芪、甘草、当归、地黄、人参、枸杞等滋腻润补之品。萆薢分清饮乃朱莘农治疗带下疾病最常用之方，其常以此方为基础进行化裁加减。如患者里虚，酌加桑螵蛸、海螵蛸以健脾滋肾；里寒明显，另加附子、肉桂温中祛寒；里热偏胜，则用栀子、黄柏清里泄热。

同时对于带下疾病，朱氏强调要注意饮食习惯。发现患者舌苔略垢腻，除用温燥或苦辛通降之法外，常嘱咐患者应注意饮食，谨慎口腹，戒食面食、油腻、荤腥等品，以防滋腻脾胃，使药效得以充分发挥，带下病易愈。

三、医案选粹

1. 月经后期

经信后期，至则少腹痞胀，肝脾不和也。纳谷渐减，嘈杂泛恶，皆肝旺之象。姑拟疏肝木以理脾胃。

制香附、淡吴茱萸、青陈皮(各)、白豆蔻、川郁金、白茯苓、半夏曲、炒白芍药、炒白术炭、佛手、姜汁炒竹茹。

2. 淋带

带多，肢节酸痛，络虚也。头晕少寐，肝阳不静。拟养营平肝法。

潼刺蒺藜(各)、滁菊花、煨天麻、稽豆衣、白归身、炒白芍药、丹参、宣木瓜、石决明、荷叶边。

3. 产后癥瘕

产后渐渐结瘕，迄今已逾两月。不动则板硬不舒，动则撑痛泛恶。瘀不清而气与并，脾不健而食亦不消，以致胸脘痞窒，大便时溏。姑拟调畅气血，佐以运脾，再参疏肝，防其脾为肝克也。

大白芍药(桂心二分煎汁炒)、淡吴茱萸、延胡索、乌药、山楂炭、炙鸡内金、沉香曲、青皮、泽兰、茺蔚子、归须(小茴香煎汁炒)、制香附、降香。

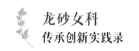

第十八节 时逸人

一、生平概略

时逸人(1896—1966年),字益人,号了一山人、折肱叟,江苏无锡人,后迁镇江。少时习儒,其祖宝鼎,喜阅医书,好用成方,早年受其熏陶,时逸人亦爱好中医。1912年受业于同邑名医汪允龚,1916年悬壶开业。1928年在上海创设"江左国医讲习所",并担任上海中医专门学校教授、中国医学院教授、《卫生报》编辑等职。次年赴晋任山西中医改进研究会常务理事等职,并在川至医学专科学校任教,主编《山西医学杂志》约十载。抗日战争爆发后,辗转武汉、重庆、昆明等地业医。于1939年秋返沪,先后在中国医学院、新中国医学院、上海中医专科学校等校任教,后又与施今墨、张赞臣、俞慎初等创办复兴中医专科学校,并主办《复兴中医》杂志。中华人民共和国成立前夕,时逸人在南京办首都中医院,1949年秋办中医专修班,后转入南京中医进修学校、江苏省中医学校任教。1955年由卫生部聘至中医研究所,任西苑医院内科主任。1961年响应党中央号召支边,赴宁夏回族自治区医院任中医内科主任,兼宁夏回族自治区医药卫生学会副理事长。

时逸人主张中西医融会贯通,一生著述颇丰,如《时氏内经学》《生理学讲义》《金匮讲义》《时氏诊断学》《中国妇科病学》《中国内科病学》《中国传染病学》《中国药物学》《时氏病理学》《中医伤寒与温病》《外感热病证治要义》《时氏处方学》《中国儿科病学》《实用中医内科诊治手册》《时逸人医案》等著作,总计达30部之多,其内容涉及中医基础理论、伤寒、温病、中药学、方剂学、妇科、儿科、传染病学、内科等多个学科。时逸人为中医传承和发展作出了不懈的努力和积极的贡献。其子时振声在其传记中写道:"从事中医工作50余年,学术精湛,经验丰富,桃李盈门,誉满医林。"

二、学术思想与临证经验

1. 四诊合参,尤重孕脉

时逸人对妇科病症有较丰富的临床经验,认为妇科病症在辨证上有其特殊性,不可不知。如四诊中的问诊,由于妇女有经带胎产之病,隐曲七情之患,常常不肯直言,故必须耐心细致地询问而求因。除须重视经带之色味辨寒热虚实外,尚须注意辨孕脉。身有病而无邪脉,身无病而有病脉,最为切当。如经停之后,病吐逆而寸脉不浮、关脉不弦者,为有孕;病恶寒而人迎不盛,病恶食而气口不盛,亦为有孕,此为身有病而无邪脉也。经停之后,脉虽动摇而心不悸,脉虽滑数而身不发热,亦为有孕,此为身无病而有病脉也。

2. 中说为经,西说为纬

时逸人在《中国妇科病学》的序言中指出:"中西学说,互有得失,拘守一家之言,各就一偏之谈理,实非世界医学大同之佳象也。"书中对比了中西妇产科学体系及各自的优势,指出中西妇产科体系的不同:"中医妇科之学说,分列调经、种子、胎前、产后,而以杂症附焉。西医妇科之学说,列为生殖器炎症、赘生物障碍、发育不全、子宫异位、生产所致伤害及分泌物之异常(经闭、经痛、崩漏)等证。"中医对于月经的观察和研究范围甚为详细,多于西医,即书中所言:"若专究调经之学说,则以中国医书为特详,除经痛即西医之月经困难,经闭即西医之月经闭止,月经过多即西医之月经过度外,他如超前、落后、过少等,皆西医未经道及,无法治疗者。"因此,在月经病治疗上"当以中说为经,西说为纬"。而在子宫、卵巢解剖生理及临产各项手术措置上"当以西说为主,方足以知其实质"。至于"恶露不下、恶露不绝等证,为西医书中所未有"。

3. 病因组方,辨证加减

时氏对经前腹痛者,治以理气活血为主;经后腹痛者,治以补益气血为主。经后腹痛属虚,有虚寒、虚热之别。如属虚寒可加巴戟天、仙茅、乌药、附片、肉桂等;如属虚热可加玄参、女贞子、知母、麦冬、黄柏等治之。

闭经治宜化癥结,破瘀血,用新订通经汤。痰湿重者治宜先攻痰,后健脾。攻痰可用下痰汤,健脾宜用香砂二陈汤加减。阴虚血枯致月经不至治宜滋补肝肾,养血调经,可用两地汤加减。

月经超前属实热者,选用傅氏清经散加减;属虚热者,选用傅氏两地汤加减;属气虚者,当以加减归脾汤为治。月经错后属虚者,多以人参养营汤为治;血室虚寒,可用加减温经汤治之;脾虚痰浊阻滞,宜加减香砂二陈汤治之。月经错后实证以气郁为多,治以逍遥散加减,甚则可用血府逐瘀汤;血热内炽发为经行后期者,治以清热活血汤。

月经量过多属血热者,用新订凉血固经汤;属气血虚弱者,则用加减归脾汤。月经量过少,阴虚血虚者,可用两地汤加减;兼有气虚,可用归脾汤加减;血室虚寒者,可用温经汤加减或加减乌药散;气滞血瘀者,可用加味桃红四物汤,甚则可用新订通经汤;如因血热内炽,阴虚血枯而致量少者,也可用清热活血汤。

崩漏如血崩不止,可以神识昏沉有欲脱之状。若漏下则无休止时,治宜温经散寒兼止崩漏,可用加味圣愈胶艾汤合方。寒甚加肉桂、炮姜炭、鹿角胶;气虚下陷可加升麻、柴胡;崩漏仍未止,兼服十灰散,或加棕皮炭、地榆炭。虚热者,治宜新订凉血固经汤以清热凉血,缓其热迫妄行之血。气虚可加条沙参、党参、生芪;下血过多加煅龙牡;内热甚可加地骨皮、龟板胶、黄柏。

若崩证来势太骤,时氏认为宜用党参、生芪、生熟地、龙眼肉、杭芍、山萸肉、归身、棕皮炭、地榆炭、阿胶、龟板胶之类,尤需重用党参、龙眼肉,甚则加用人参,效果较好。如夹内热者,佐以知、柏、芩、连;夹内寒者,需用姜炭、附子、桂心、鹿角胶;虚脱甚者,急用人参、生芪、龙骨、牡蛎、五味子等。其认为戴复庵所言"产后崩证,或清血,或秽浊,或纯下瘀血,或腐臭不堪,甚则头目昏晕,四肢厥冷,急宜童便调理中汤,加入百草霜饮之。又有崩甚而腹痛,人多疑为恶血未尽,又见血色瘀黑,愈信瘀停之说,不敢止涩。殊不知瘀停腹痛,血通则痛止,崩行腹痛,血住则痛止。若必拘泥待痛止而后补之则误矣。此宜芎归汤加姜、附,止其血而痛自止"颇有见地,但亦应根据病情辨证应用。

4. 清热祛湿,健脾止带

妇科带证,金元以前,多以风冷立说,明清以后多从湿热立论。时氏认为一般白带属脾虚者为多,带下绵绵,色白黏稠,如唾如涕,面色微浮,神疲力乏,大便偏稀,舌苔薄腻,舌体稍大有齿痕,脉象沉缓。治宜健脾化湿,方如参苓白术散、异功散、完带汤加减等,皆可应用。亦有肾气亏损者,白带量多清冷,状如鸡子清,少腹有冷感,大便溏泄,腰痛腰酸,舌体胖大有齿痕,脉象沉细尺弱。治宜温肾固涩,方如右归丸、加味既济煎等。黄带则属湿热下注,带黄黏稠,兼有秽臭,小便黄赤,大便不爽,舌苔黄腻,脉象滑数。治宜清热利湿,可用清胞饮、加味萆薢分清饮。赤白带下,亦属湿热所致,治疗同黄带。

5. 妊娠恶阻,从肝论治

时氏认为妊娠恶阻与肝有关。调肝可以从疏肝、泻肝、镇肝、养肝入手。如疏肝和胃用于肝胃不和,方如加减顺肝汤;泻肝用于肝胃热盛,方如加减三黄石膏汤;镇肝用于阴虚肝旺,方如滋阴降逆汤;养肝用于脾虚肝乘,方如归芍六君子汤。

胎漏下血分气血虚弱及血热妄行两类。前者为中气不足,不化水谷精微而生血,气虚不足以载胎,血虚不足以养胎所致。症见阴道少量流血,色淡红,质稀薄,神疲力乏,心悸气短,舌质淡红苔薄,脉象细滑。治宜补气摄血,用加减归脾汤、补中益气汤加味等。后者为阳气偏胜,胎中伏火,伤及营分,迫血下行所致。症见漏下血色鲜红,五心烦热,口干咽燥,便秘溲少,舌质红苔黄,脉象滑数。治宜清热凉血,可用新订凉血固经汤。

6. 产后诸病,调气化瘀

时氏治疗恶露不下以调气化瘀为主,因寒者则散寒行瘀,如生化汤;因热者则清热活血,如清热活血汤;因气者则疏肝解郁而行瘀滞,如血府逐瘀汤、加味失笑散。

治疗产后血晕者,血虚以益气潜降,血瘀则应活血攻瘀。但产后血晕大多是血虚,可用独参汤或生脉散加龙牡以潜降之。血瘀可用芍归、失笑之类。攻瘀则宜慎用。

三、医案选粹

1. 崩漏案

肖某,女,40岁　神疲气短,心中烦热,头晕心悸,月经淋漓不断已近1个月。脉象弦细,舌质红。治拟益气养阴,清热固经。

北沙参12g、生地9g、阿胶珠9g、生白芍12g、地榆炭9g、棕皮炭9g、山栀炭4.5g、黄芩炭4.5g、山萸肉9g,4剂。

二诊: 服上方后,仍有漏下,但量大为减少,心悸气短同前。原方加党参9g、龙眼肉9g,4剂。

三诊: 服上方后,漏下已止,心悸气短亦减轻。拟益气养血,滋养肝肾为治。

党参9g、龙眼肉9g、北沙参9g、当归身6g、白芍9g、山萸肉6g、大生地9g、

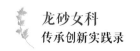

天麦冬各 6g、阿胶珠 6g、五味子 4.5g。

2. 闭经案

赵某,女,43 岁 腹胀,午后较甚,食量减少,经停 3 个月,腰痛。

当归须三钱、杜仲三钱、川牛膝钱半、生艾叶钱半、枳壳一钱、益母草三钱、骨碎补三钱、红花钱半、赤白芍各三钱。

二诊:少腹胀,午后较甚,舌赤无苔不渴,脉数。

前方去杜仲、益母草、骨碎补,加生地黄三钱、台乌药二钱、大腹皮三钱、蒲公英三钱、牛膝二钱、香附三钱。

三诊:月经未来,腹胀。

酒大黄三钱、桃仁三钱、陈皮三钱、红花三钱、赤白芍各三钱、酒黄芩三钱、三七一钱、赤苓三钱、小茴香钱半、生地黄一钱、水蛭二钱、炙甘草二钱、香附三钱、虻虫三钱、谷麦芽各三钱。泛丸如小豆大,每服二钱,食前开水下,早、晚各一次。

外熨方:炒枳壳五钱、延胡索五钱、虻虫二钱、大黄四钱、赤白芍各三钱、三棱五钱、台乌药五钱、莪术五钱、青木香五钱、小茴香五钱、水蛭五钱、红花二钱、川椒五钱、艾叶五钱、五灵脂四钱、当归身五钱。共研粗末,醋拌,炒热,布包,熨少腹胀处。

3. 带下案

苏某,女,29 岁 少腹痛,口干舌赤,脉数气短,经来过多、色淡,腰困身热,有白带。

当归三钱、天花粉四钱、郁金二钱、鸡血藤二钱、白芍三钱、云苓三钱、骨碎补三钱、五灵脂二钱、台乌药钱半、酒大黄芩二钱。

二诊:舌赤口干,少腹痛,有白带,腰困间或身热。

前方去鸡血藤、五灵脂,加香附钱半、橘核三钱、莲须三钱、煅牡蛎三钱、沙苑子三钱。

三诊:腰困发热已愈,少腹痛已减,仍然舌赤口干,食少,有白带。

前方去酒黄芩、牡蛎、香附,加鸡内金钱半、没药钱半、炒栀子钱半。

四诊:少腹胀痛,腰困,有白带。

当归须一两、五灵脂三钱、煅牡蛎三钱、莲须三钱、陈皮三钱、川红花二钱、蒲公英五钱、沙苑子三钱、佛手三钱、赤苓三钱、川牛膝三钱、广木香钱半、焦三仙各三钱、杜仲四钱、龟甲胶四钱、生白芍五钱。共为细末,炼蜜为丸,每丸重三钱,每日早、晚开水送服各一丸。

第十九节 承淡安

一、生平概略

承淡安(1899—1957年),原名澹盒,后改名淡安,字启桐、秋悟,江阴华土镇人,针灸学家和中医教育家,现代针灸学科的奠基人,中国中医现代高等教育的开拓者和创建者。

承氏为龙砂世医,先后拜同镇名医瞿简庄学习中医内科,后进入上海中西医函授学校学习西医知识。彼时"西医东渐""中医废止",然承氏知针灸价值,实有推广之必要。1926年,承氏携其妻姜怀琳迁至苏州,设针灸诊所。1929年,承氏于望亭处创办针灸学研究社,这是中国最早的针灸研究函授机构。1931年,承氏编撰《中国针灸治疗学》,1933年10月创办中国历史上最早的针灸刊物《针灸杂志》,设有论文、专载、杂著、社友成绩、问答、医讯等栏目。1934年秋,承氏赴日本考察针灸现状和办学情况,并带回我国早已失传的元代滑伯仁的《十四经发挥》。回国后于无锡创办了"中国针灸学讲习所",后更名为"中国针灸医学专门学校",同时成立了针灸疗养院。1954年,承氏被江苏省人民政府聘请为省中医进修学校(南京中医药大学前身)校长,后任中华医学会副会长。1955年,承淡安晋升为一级教授,并担任中国人民政治协商会议全国委员会委员(简称全国政协委员)、中国科学院生物学部委员、中华医学会副会长。1957年7月10日于苏州寓所病逝。

承氏历任江苏省中医学校校长、中华医学会副会长、中国科学院生物学部委员、第二届全国政协委员。其弟子大都成为一代有名的针灸大师,北京赵尔康、杨甲三、程莘农,南京邱茂良、杨长森,福建陈应龙,广东曾天治,山西谢锡亮等都是师从承淡安先生。承氏博览医籍,整理研究针灸学文献,造诣颇深,一生著作颇多。主要著作有《中国针灸治疗学》《中国针灸学》《针灸治疗实

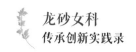
验集》《校注十四经发挥》《铜人经穴图考》《子午流注针法》《针灸精华》《伤寒论新注》等,另译述日本医书《针灸真髓》《经络治疗讲话》《经络之研究》等。承氏对普及针灸学、促进针灸学的发展以及培养中医人才作出了贡献。承氏重视子午流注,与龙砂医家重视五运六气的传统是一脉相承的。

二、学术思想与临证经验

1. 针灸治疗,亦可辨证

月经不调分为月经先期、月经后期、月经先后无定期三种,在针灸治疗方面,选择针法或灸法。对于血热或气滞,多选用针刺;对于虚寒,多选用灸法。月经先期的主要病因有血热、肝气横逆、血虚。血热:气海针入 5 分,留捻 2 分钟;三阴交针入 5 分,留捻 2 分钟;行间针入 3 分,留捻 1 分钟;关元针入 5 分,留捻 2 分钟。肝气横逆:除按照血热各穴针治外,加曲泉针入 3 分,留捻 1 分钟;期门针入 3 分,留捻 1 分钟;肝俞针入 5 分,留捻 2 分钟。血虚:气海、中极、三阴交各灸 5 壮。月经后期的主要病因有血室虚寒或血热炽盛。虚寒者:关元、气海、血海、地机、归来各灸 3～5 壮。血热炽盛者:依照月经先期血热条针治。

承淡安按虚实辨证治疗闭经,实证施以针刺,虚证选用灸法。实性闭经:膈俞针入 3 分,留捻 1 分钟;血海针入 3 分,留捻 2 分钟;气海针入 5 分,留捻 2 分钟;中极针入 3 分,留捻 2 分钟;行间针入 3 分,留捻 1 分钟;曲泉针入 3 分,留捻 1 分钟;足三里针入 5 分,留捻 2 分钟。虚性闭经:三阴交、膈俞、肝俞、关元、脾俞、胃俞各灸 5 壮。

2. 重视带脉,八髎效著

承淡安认为带下病会导致不孕,强调带脉对于带下病的治疗意义,提出"带脉专治带下"。其对于带下病的治疗,依据寒热辨证,属热则针泻以清热,属寒则艾灸以除寒,规范了针灸治疗带下病的针灸处方。具体方案为:归来、中极位近子宫,针刺能直达病灶,效果显著。三阴交针之则清热养阴,灸之则能温暖下焦,用之以为合穴之佐使。热证带下为赤带,系子宫炎肿,黏滞夹血而下,故针血海以清血,针三焦俞、小肠俞以清下焦之火。若带病久延,体质渐衰,食减面黄者,属寒证带下,则当加灸肾俞、命门、关元、脾俞,以补脾肾,固下元。

在对带下病的诊疗与实践中,承淡安发现八髎穴在带下病中有重要的作用。"八髎"为上髎、次髎、中髎、下髎之合称。穴位在骶骨处,左右各四,合并名之曰八髎。"上髎""次髎"腧穴主治部分均有"赤白带下","中髎"腧穴主治为"妇人少子、带下月经不调","下髎"腧穴主治为"女子淋浊不禁"。

如在承淡安著作《灸法草稿》中就有一则典型案例:患者甲,女,19岁,河南淮阳人。1950年1月结婚后,每年5月、8月经常下玻璃样黏液(白带),每月经来,近40天一次,食欲缺乏,消化不良。1952年8月19日来诊,体温36.7℃,脉缓弱,面黄,肌微瘦,厌进饮食,常下白带,月经40天一次,少腹隐痛。取穴中脘、天枢、气海、关元、足三里、三阴交,隔姜灸20日,以后每日轮灸上列各穴。在灸治过程中,胃纳逐渐转佳,白带在灸后1周恢复正常。面色日趋红润,后病痊受孕。

3. 三角灸治,难产新法

对于难产患者,承氏创"难产特效疗法",承淡安也提出了三角灸的具体的施术方法与部位:①右至阴,灸7壮;②合谷及三阴交各灸3壮。

对于产妇用药的诸多限制,承淡安提出了很多方法来治疗妊娠诸症以避免药物带来的副作用。如妊娠恶阻一病,承淡安认为此病真因未明,有谓由于子宫之反射的刺激,引起交感神经之兴奋;有谓系妊娠毒素关系。总之神经质者,较一般之妊娠为烈。从受孕二三月起,嫌忌食物与食物气味,容易发生呕吐,精神兴奋,头痛,失眠。经久不愈,形成营养不良,重者见食物即呕,甚至出现搐搦、不省人事等严重症状。临证针灸可取穴:风池、肝俞、大肠俞、次髎、膻中、不容、中注;天柱、胆俞、小肠俞、中髎、中庭、承满、带脉。每日轮取,做中度刺激针治兼留针法。

另如对于习惯性流产的患者,也可配合艾灸之法以调宫健体。承淡安临床常取穴:命门、肾俞、阳关、关元俞、气海、关元、水道、足三里、三阴交等。每日或间日用艾条灸治,或做轻刺激之针法。腰腹常保持温暖,既孕后,上穴亦常予灸治。

4. 调经止痛,多法并行

针灸在止痛方面疗效十分显著,对于痛经一症,承淡安亦有诸多心得。其认为痛经多属血瘀气滞，经尽痛止；经后而腹痛者，多属气血虚弱，原因颇为复杂。如属于血瘀气滞者，则有因胞宫阴寒自盛，遂致少腹绵绵作痛，或经期感受风寒，或内伤生冷，或经期行房，或过食酸咸，皆足使血瘀气滞，引起痛经。经后腹痛，则由荣血衰少，供不应求所致。证象：经前、经来少腹作痛者，大多拒按，或经水成块，脉多沉实；经后而少腹作痛者，则痛而喜按，脉多虚细而弱。

承淡安治疗痛经，如是血瘀气滞证，则选地机针入 5 分，留捻 1 分钟；血海针入 5 分，留捻 2 分钟；气海针入 5 分，留捻 2 分钟；中极针入 5 分，留捻 1 分钟；足三里针入 8 分，留捻 2 分钟；合谷针入 5 分，留捻 1 分钟；交信针入 3 分，留 1 分钟。而对于气血虚弱证候，则可主用灸法，于关元、气海各灸 5 ~ 7 壮；三阴交、肝俞、膈俞各灸 3 ~ 5 壮。

同时承淡安亦有一些配合疗法，以求增强疗效。常用的配合方药组成为：泽兰 12g，桃仁 9g，红花 3g，生香附 12g，延胡索 9g。方小效著。

承淡安还认为初次经来即痛，以后每行必痛，经期尚准者，不需针灸。发育之后自行痊愈。

三、针灸经验节选

1. 阴道炎

【原因】由淋毒而致者最多，其他手淫、异物插入、子宫内外膜炎、恶性肿瘤分解物、蛲虫之刺激、腺病、萎黄病、感冒、房劳等之续发。

【症状】阴道黏膜发生炎症充血，有压重感及疼痛为本病主症，其他可见恶寒发热、小便频数、阴门瘙痒、排出白色黏液脓性分泌物（旧称白带），重症则并发贫血、便秘、食欲减退、癔病等。

【疗法】以调整局部之血行为消炎之目的。

【取穴】次髎、中极、大赫、血海、三阴交、中封。每日或间日做中度刺激之针治。骶骨部之四髎，可用艾条灸治。

【护理】局部清洁，注意摄生，并做原因之疗法。

【预后】多良。

2. 急慢性子宫内膜炎

【原因】本病由于淋毒频发，或分娩过多、产褥感染、子宫转位、子宫癌肿、手淫、异物插入、房劳、月经时不摄生、感冒、蛲虫等之刺激而致。

【症状】本病之急性症,初有恶寒发热之前驱症状,次即骶部下腹部刺痛,发牵引性或痉挛性之疼痛,月经之血量增加,月经时之疼痛增剧,且有非月经时之出血,又有无色之黏液或脓汁之分泌物增多,兼有头痛或偏头痛,消化不良,神经胃痛,背脊时觉寒淋。病势增进时,白带增加及心悸亢进,腹部膨胀便秘。如为慢性症,常与癥病并发。

【疗法】以消炎并缓解疼痛、旺盛血行为目的。

【取穴】肾俞、大肠俞、次髎、会阳、曲泉、漏谷、水泉;气海俞、小肠俞、中髎、白环俞、血海、三阴交、商丘。急性每日轮换针治,做中度刺激法;慢性则用轻刺激,兼用艾条灸治。

【护理】禁止不摄生之行为,小腹与足部保温。

【预后】多良。有合并症者不一定。

3. 子宫癌肿(崩漏)

【原因】本病真相未明,或有遗传,或分娩过多、房劳、子宫转位等之续发,多发生于 35 岁以上妇女。

【症状】本病大多发生于子宫颈。初无所觉,渐渐白带增加,有如脓汁而有恶臭,间或流血,每于交接劳动、通便等而发作;子宫部时作疼痛,向骶骨部、腰部、骨盆深部放散。重者如刺如割,尿意频数,大便或秘或溏泄,时作恶心呕吐,呈恶病质及淋巴结肿,至后并发腹膜炎或肾炎、肾脏脓肿、尿毒症、败血症等而亡。

【疗法】本病不适宜做针术治疗,但亦无其他有特效之治法。镭锭照射亦只轻症收效,但此种设备不能普及各地。笔者曾试用灸治数例,有痛苦解除者,有减轻者,亦有无效者,在同道中亦有用灸法收效者。以病例不多,不能确定灸法与镭锭收同等效用,姑述笔者之灸法如下。

【取穴】小腹部取关元、中极、曲骨,骶骨部取次髎、中髎、下髎、腰俞。穴上敷少许麝香,上覆一分厚之蒜片,用大艾炷各灸三至五壮,觉灼痛难忍时去蒜片,以不致起疱为原则。先灸腹部,继灸骶部,各穴同时着火,初灸三壮,多则发热体疲;如无反应,可加为五壮,间日或二三日灸一次,流出液(有血、有污液)逐渐减少,疼痛渐减。如见灸后流出液猝然停止,灸炷亦须减少或暂停灸治,

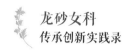

因不正常之停止,蓄积于中,久必崩溃也。笔者有灸至二十余次而痛苦解除者,虽有不效,但仍可试验。

4. 子宫出血(血崩)

【原因】本病由子宫肌肿、子宫内膜炎、子宫实质炎等诱因,或因卵巢囊肿、卵巢炎、输卵管炎、子宫周围炎等而来者,或者因其他心脏病、肝脏病、肾脏病等慢性疾患,由瘀血已久而来者。

【症状】因某种原因发作一时的多量出血,持续数日不止,因此突然贫血、心悸、慌乱、肢冷、脉细、眩晕等相继发生。

【疗法】用反射法行收缩子宫,达止血之目的。

【取穴】三阴交、隐白,用小艾炷直接灸治三五壮。

有体已衰弱,经灸治止血后,经一日半日复有少量出血者,灸关元、气海、三阴交各五十壮。

【护理】绝对安静,卧而不动,服用中药云南参三七细末,每次一至二钱,较一切之止血针剂为有效。

【预后】多良。

5. 月经困难(痛经)

【原因】本病有机质的病变与功能的病症之分,前者为子宫异状、子宫发育不全、子宫口狭窄、子宫内肿疡、子宫内外膜炎,或卵巢炎、输卵管炎等之波及而发;后者为癔病、神经衰弱、贫血、子宫寒冷等而致。

【症状】月经前或月经时下腹疼痛,有波及腰背诸部;稍重者,食欲减退,倦怠,头痛,手足冷;重者,恶心,呕吐,至月经终止而渐轻快。

【疗法】以促进局部之血行与镇痛为目的。

【取穴】关元、中极、大巨、水道、血海、三阴交。用艾条灸治,或用中度刺激之针治及留针法。

本病针法,笔者每于月经来前四五日开始做间日针治,至月经将终时,约针治四五次,至下期经前,复照上穴针治四五次,至第三月往往不再有痛等症状,仍再针治三四次,月经即照常。

【护理】腰腹部保温,略进葡萄酒或姜糖汤之类。

【预后】机质的收效不良,但患者占少数。

6. 习惯性流产(小产)

【原因】病因颇多,梅毒、淋病、卵巢病、全身贫血、子宫后屈、子宫内外膜炎、子宫发育不全、骨盆狭隘、药剂中毒、精神感动、劳动过度、房欲不节等皆能发生。

【症状】为每次妊娠发生流产。受孕一二月之流产,与月经多量无异样,卵块随血液排出,有阵缩,多数不注意为流产。四五月之流产,先作腰酸腹痛,继则出血流产。

【疗法】在妊娠前预做旺盛子宫及卵巢之功能,及强壮之疗法。

【取穴】命门、肾俞、阳关、关元俞、气海、关元、水道、足三里、三阴交。每日或间日用艾条灸治,或做轻刺激之针法。

【护理】除去其原因,腰腹常保持温暖,既孕后,上穴亦常予灸治。

四、医案选粹

1. 灸治子宫肌瘤案

取穴关元、中极、曲骨、次髎、中髎、下髎、腰俞。灸时先在穴位上敷少许麝香,再敷一分厚蒜片,用大艾炷先腹部后骶部各灸三五壮,以不起疱为原则,间日或二三日灸一次,患者流出液(有血、有浊液)逐渐减少,疼痛渐减。

2. 血崩案

张石顽曰:"崩之为患,或脾胃虚损,不能摄血;或肝经有火,迫血妄行;或怒动肝火,血热沸腾;或脾经瘀结,血不归经。凡此皆足造成血崩。悲哀过度,亦是主因。"证象:突然下血不止,病人顿呈贫血状态,全身皮肤苍白,口唇爪甲尤甚,心虚、肢麻、眩晕、耳鸣,甚则不省人事,脉芤或沉或浮。治疗:三阴交、隐白、大敦各灸十数壮;百会灸5壮;关元、中极各灸30~50壮。助治:云南参三七细末,每次3~6g,每日2次。

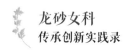
第二十节 顾膺陀

一、生平概略

顾膺陀,江苏无锡人,曾在无锡朱氏药堂跟随朱恩德学习中药,后拜师施今墨,研习《黄帝内经》《难经》《金匮要略》及诸家学说。1920年前后在京师行医,擅长内、外、妇、儿诸科,医名颇盛。1932年其在华北国医学院教授《分类实用药物学》,为《中国医药月刊》《北京医药月刊》供稿,同时多次在《立言画刊》《三六九画报》上分享自己的验案并耐心回复读者的问题,遇到自己不确定的问题,也会坦诚相告,并为其指点方向。

施今墨在顾膺陀《诊余集》序中如此评价:"顾子英年迥绝侪,家传朴学绍箕裘。功名早已轻羊胃,妙术何曾让虎头。世上风尘徒扰扰,壶中日月自悠悠。牛溲马勃皆珍品,偶运神机万病瘳。"

二、学术思想与临证经验

1. 从心论治,同调气血

顾膺陀认为"女子百病,皆自心生"。心病,母病传子,首犯乎脾,故"先不嗜食而脾困;脾困则肺失所养而金空,发为咳嗽;因之肾水绝其化源,而木气不充,故肝病多怒,而生寒热"。心病可及其他四脏,法当同调气血,行气解郁,降火滋阴,固本清源。

而此百病中,与心最为密切的当属经闭一病。月经本水谷之精气,"和调于五脏,洒陈于六腑……生化于脾,总统于心,藏受于肝,宣布于肺,施泄于肾",与心之关系极为密切。而诸病源流不过外感、内伤两种,女子外感最易成血滞,故宜通瘀;女子内伤,多为血枯,故多补养。而心火燔炽,经闭易成。时医治疗经闭一证,多以攻瘀克伐通经入手,治疗因外感而病多有成效,治疗血枯经闭则是雪上加霜。所以顾氏强调,"经闭之证,首宜辨明枯滞"。《素问·阴阳别论》曰:"二阳之病发心脾。"心统各经之血,脾为诸阴之首;心为脾之母,心脾为母子之脏,气血相通。若气反涩滞,荣血无以资生,自然血枯不行,而成经闭一证。所以治疗宜调荣培土,从心论治,使气血旺盛而月经自通。治疗宜以四物汤为主方,佐以木香、香附、厚朴、甘草之类,兼调其气。

2. 注重养生，未病先防

顾膺陀在其著作《妇科集》自序中，曾提及"至妇女之病，复以关于月经及胎产者为最多。考其致病之由，要不外环境不良及平时忽于摄养两种原因"，此言就充分体现了其注重养生，强调未病先防的思想。

《妇科集》中记录了许多养生之道及各类注意事项，除了古籍记载，更多的则是顾氏平日行医中的积累。例如谈及行经时的保养，应"绝房事、勿惊骇、宜休息、戒郁怒、忌生冷、勿沐浴"等；而胎前饮食宜忌，顾膺陀认为"妊娠饮食宜淡泊不宜浓厚，宜清虚不宜重浊，宜甘平不宜辛热"等；对于产后之摄养，则强调"宜高枕靠垫，厚铺被褥；室中窗户缝隙均宜遮蔽严密，免致贼风之侵入；产后饮食各有不同；产后不宜饮酒；产后百日内勿劳房事；产后三日后宜用铁秤锤或溪中石子，烧红入醋，或以醋涂鼻中或烧漆器以防血晕"等，此类摄生养护的思想对现代产褥期的护理都有着重要的指导作用。

同时，在临产篇中，顾膺陀提出"临产时宜择老成安静之人伺候，其余亲族妇女婉言谢却，勿令入房。若在夏月，尤忌多人，致热气壅盛，能令产母烦躁发晕，其害非小"。未病先防的思想在此篇中体现得淋漓尽致。而后，顾氏指出"冬月房中宜设火炉，以御寒气；夏月宜贮冰水，以收寒气，总宜温暖适中。若大寒大热，均非所宜。宜令产妇放心，安静忍痛歇息，以能守定临产六字真言：睡、忍痛、慢临盆。房中宜轻言轻语，不宜多话，令其得睡为妙，尤忌大惊小怪、交头接耳、咨嗟叹息及当面求神许愿，皆能令产妇惊疑扰乱，以致误事"。这些养生常识虽然简单，但具有临床实用价值。顾氏对于饮食方面也有考究，强调"产妇饮食，宜调匀适中，不可过饥过饱。过饱则儿气不运，过饥则母无力。及产后发热泄泻、中脘结痛，皆饮食所伤为患也……凡服催生诸药，必待胞水破，腰痛甚，方与热服，不可太早。早则先行恶露，转至难产"。该段内容再次体现了其未病先防的思想。

3. 逐月养胎，优生优育

《妇科集》中花了大量篇幅来讲述胎前诸事，包括辨孕之大要、逐月养胎法、胎前之摄养、胎前之禁忌、妊娠恶阻、胎气、胎动不安等常见胎前病，充分体现了顾膺陀优生优育的思想。

顾膺陀以辨孕之大要开篇，"胎者，人之始也，妇女子宫内具有灵妙之化机,每当经行宫净,男子媾精其中,即成为胎",随后提出胎是逐月生长,"一月如露珠,二月如桃花,三月分男女,四月形像具,五月骨节成,六月毛鬓生,七月动右手(是男则动于腹左),八月动左手(是女则动于腹右),九月三转身,十月满足期而产矣"。

顾氏同时也提出了诸多辨别是否受孕的体征脉象,如"经停一月后,恶心呕吐,频频不止,嗅觉灵敏,味觉厌故喜新,或嗜酸,或偏嗜一物",即是有孕。对于乳头变化亦记载颇详,"经停五月,乳头乳根皆黑,而乳房亦升发"。对于脉象则具体记载为"两脉微滑而数,略无间断。身虽有病,而不涩不浮,不弦劲者,此胎脉也"。对于孕期的脉象变化,亦有体会,"凡胎脉初时微小,呼吸五至。至三月,而尺数,若脉滑疾,重按而散者,胎已三月。重按不散,但疾不滑者,胎已五月也"。另外还提出了数种验胎法,"川芎为细末,浓煎,艾叶汤调服,一匕,腹中微动者,胎也;不动者,病也。或用去皮皂荚、炙甘草各一钱,黄连五分,共研细末,温酒调服,是胎即吐,非胎即不吐也"。这些都是顾氏平素临证经验。

随后顾膺陀又提出逐月养胎法,与前人相比更为翔实透彻,不仅讲明了经脉为何,更提出了养生宜忌,对现代孕产都有一定的参考价值。"妊娠一月,系足厥阴经脉养胎,故血宜流畅,勿为力事,寝必安静,饮食宜精熟酸美……宜用乌雌鸡汤预安之,不可针灸足厥阴经各穴。妊娠二月,系足少阳经脉养胎,故当慎护胎元,不可惊动,居必静处,勿劳房事,勿食辛燥,避风寒……若曾堕二月胎者,宜预服黄连汤,不可针灸足少阳经各穴。妊娠三月,系手太阳经脉养胎,勿悲哀思虑,惊动胎元……若前曾堕三月胎者,宜预服茯神汤,不可针灸手太阳经各穴。妊娠四月,系手少阳经脉养胎,当静形体,和心志,节饮食……若前曾堕四月胎者,宜预服调中汤,不可针灸手少阳经各穴。妊娠五月,系足太阴经脉养胎,勿大劳倦,勤沐浴,勤浣衣,居处宜深,衣服宜厚……前曾堕五月胎者,宜预服安中汤,不可针灸足太阴经各穴。妊娠六月,系足阳明经脉养胎,宜出游于野,观犬马驰逐,食宜甘美……若前曾堕六月胎者,宜预服柴胡汤,不可针灸足阳明经各穴。妊娠七月,系手太阴经脉养胎,宜运动肢体以流通血气,居处必燥,避饮食寒,勿贪凉沐浴……若前曾堕七月胎者,宜预服杏仁汤,不可针灸手太阴经各穴。妊娠八月,系手阳明经脉养胎,宜和心静养,勿使气急,勿食辛燥,勿过饥饱……若前曾堕八月胎者,宜预服葵子汤,不可针灸手阳明经各穴。妊娠九月,系足少阴经脉养胎,勿处湿地,勿著炙衣……若前曾堕九月胎者,宜预服猪肾汤,不可针灸足少阴经各穴。妊娠十月候时而生"。书中详尽描述了妊娠十月归属不同经络所养,分属不同脏器,每月的注意事项以及预服药,对现代的优生优育政策有着重要的指导作用。

后顾氏又详细阐述了胎前之摄养及胎前之食物、药物宜忌;提出孕后宜谨房事、慎起居、薄滋味、养性情,须刻刻存心。在药物禁忌中,顾氏提出半夏、干姜、神曲、苡仁之类,虽为妊娠禁药,但古方间有用之者,体现了"有故无殒亦无陨也"的思想。大积大聚,其可犯也,衰其大半而止,与现代药理研究相符。顾膺陀除记载了各种常见的胎前病,还着重记载了各种如口干咽痛、胸膈满闷、心烦腹胀等胎前内伤杂症,以及如外感风寒、伤寒、温病、中恶、中暑等胎前外感杂症。这种分类虽不常见,但详尽清晰,有着积极意义。

4. 用药精准,量少效奇

顾膺陀在《妇科集》文后总结了药方对照表,共有 664 张心得方,均体现了其用药精准、平易,量少效奇。例如"催生如意散治临产先见红。人参、乳香各一钱,辰砂一钱,共研末,鸡子清调姜汤下""芎归汤治月经不调、胎前产后诸疾。川芎三钱、当归三钱,水煎热服"。观顾氏方子,药物简单,剂量轻巧,多数在三至五钱之间。而且用药部位精准,如当归一药,在经前腹痛中使用当归尾,在瘦人带下中使用当归身,选择部位不同,效果亦不同。

顾氏多次批判时医只知墨守成规,用药不晓变通,强调"病有千变万化,用药亦随症而施。断难守一定之成法,以应无穷之病变"。以生化汤为例,时医认为此汤乃产后神方,能运用于一切产后疾病,甚则不分虚实。顾膺陀就在治疗一产后伏暑的病妇时,观其脉细而数,舌苔黄腻,绝非生化汤之法,果断先进牛黄丸以开其内闭,然后投以辛凉解表、甘寒淡渗之银花、连翘、荷叶、山栀、豆豉等品,果然痊愈。

三、医案选粹

1. 产后发热

机织卫左姓妇,年约三旬,产后发热,旬日不退。西医认为热症,头戴水帽,身旁亦围以水,而热邪不退。后乃改就中医,用解表及补血之品,而烧热仍不少减。脉象带滞,其母谓产后恶露甚少,少腹常觉微痛。余再三思维,决为血瘀内蓄所致,法当行瘀清热,兼以止痛之品。其家惑于产后宜补之说,以为新产之后,气血必亏,焉可骤用攻瘀之剂。余谓此病之成,本由于血瘀为患,瘀血一日不去,即烧热一日不退,若再不攻而补,势必邪盛正虚,驯致瘀不可攻,而治法亦穷矣。幸其母深知大体,力赞余议,遂用:

炒枳实二钱、杭白芍三钱、紫丹参三钱、泽兰叶三钱、小青皮三钱、桃仁泥二钱、草红花二钱、粉丹皮三钱、当归尾三钱、五灵脂二钱、益母草二钱、香附米三钱、台乌药三钱、炒银花三钱。

服一剂后,热即减半,连服三剂,烧热全退,略加调理,旬日复元。

2. 经前腹痛

地安门内慈慧殿,张君之妇人,年三十二,气血素亏,肝旺易怒,月经先期而来,必先腹痛数日,凝滞不爽,心中烦热,口渴便燥。始由魏某诊治,认为虚寒,滥投辛热,不效。改就陈医,断属血虚,大进滋补,亦不见效,始来就余诊治。六脉弦数,细参症情,决由热极而火不化所致。魏君投以辛热固误,陈医进以滋补亦谬,法当凉血开瘀,行气通络,兼泄肝火为治。方用:

大生地三钱、当归尾三钱酒洗、酒川芎三钱、赤芍药三钱、益母草三钱、粉丹皮三钱、炒山栀三钱、香附米三钱、泽兰叶三钱、天花粉三钱、小青皮钱半、藏红花一钱、五灵脂三钱、桃仁泥钱半、广郁金二钱。

加减服六剂,至次月经来,腹尚胀痛,复加减服五六剂而愈。更嘱其戒怒养息,以防再发。

第五章

龙砂女科专病
诊疗特色

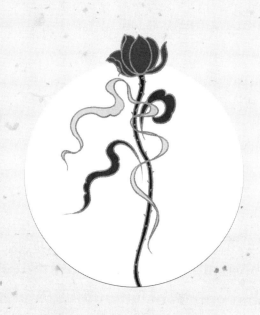

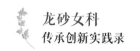

第一节 月经病

一、诸家经验

月经的异常为女性常见之症,在龙砂诸多医家的专著及医案中都有调经篇,有的以月经放首章,也有放于求嗣之后的。如沈金鳌的《妇科玉尺》以求嗣开篇,次章即讲月经。月经不调为许多疾病的主要表现,伴有不孕、腹痛、癥瘕等,调经为中医治疗妇科病比较有特色的方面且疗效显著。

1. 谈允贤——兼顾因果,从心论治

谈允贤的《女医杂言》的医案中,没有单独月经异常的病例,有一例"气血俱虚"案,是为绝经前后月经紊乱所致。谈氏记录了其诊治的经过和思路,颇能让人获得启迪。一妇人,53岁,经事不调,元气虚弱,诊脉发现其心经脉甚浮洪,六至一止。认为该妇人多劳碌伤心,心火动,经期不期而行,倍加虚弱。初诊以补虚之剂兼神砂丸,服后虽有缓解但未痊愈。后来认为患者月经紊乱为血气不调所致,用升提理气的补中益气汤兼二陈汤加五味子散中寓收、香附炒黑存性止血。又服了一方六制的归珀丸以理气养血、镇惊安神。由此可见,谈氏在诊治气血俱虚的月经病证时认识到气血不足不仅仅是果,反过来也是造成月经不调的因,治疗须兼顾。补中益气汤是治疗气虚下陷型月经病的代表方,然临证往往非一端。此病案从心论治,五味子入肺、心、肾,可敛浮散之气;琥珀入心、脾、小肠,安五脏,定魂魄。这与国医大师夏桂成治围绝经期女性从"心"论治的思想不谋而合,夏老常用清心滋肾汤、清心健脾汤、清心和胃汤等来治疗绝经前后诸证,且夏老善用"琥珀粉",常常让患者于睡前服用,一则静心安神,一则祛瘀。

2. 庄履严——戒怒为要,分期而治

明朝末年的处士庄履严著《妇科百辨》,此书以问答形式而成。其中专设调经一章,有近20个关于妇人经水异常的辩答,颇具代表性。处于不同社会阶层的女性具有不同的发病特点及病理机制,室女、妇人、寡妇、尼姑之别当识之。也有经期伴随不同的表现,其具有不同的发病机制。在"妇人室女经闭不通者何?"条下,庄氏首先解释了之所以为月经的主要生理意义,并探讨了妇人经闭不通的主要病机和治疗方法,可谓治疗月经类疾病的总的原则。他指

出"妇人月水又曰潮水,以其一月一至也。水者,溅之意也;潮者,取其信也。故上应太阴,下应潮水,一月一至者,正期也;一月两至者,血热也;两月一至者,血冷也。经曰:热则流通,寒则凝滞。热则用清凉,寒则用温药。若过用热,祸不旋踵而至,当辨其形证,察其脉息。实则通之,虚则补之,郁则开之,热则清之,寒则温之,不可固执",他认为调经秘诀以戒郁怒为主。最后又特别强调了行经期的注意事项,即"耐气,忌生冷、酒酿",方可庶无癥瘕之疾。

古人常常经闭成劳而演变成危症。庄履严在分析"妇人经闭成劳,治之者何"时曰:"宜分经络,辨虚实,生血调气。不可用红花、桃仁通经之剂,当以白术、茯苓、当归、白芍、甘草、麦冬、五味、芡实、莲肉等分,纳入鸭腹内,蒸熟而吃之。其骨煅,和上药内成丸,盐汤送下。"并认为至骨蒸痰嗽,诊其脉七八至者,当视其肌肉何如,若消瘦之甚,药亦无益,提示了不良的预后。他还强调痛经不一定皆为寒证,认为肝气郁滞,下陷奇经,或化火烁血成瘀,皆可发为痛经,以"少腹块痛,经漏紫而不畅""少腹刺痛,经速而少"等为特征。治疗当以疏理肝气为主。其在理气药物的选择上多以川楝子、枳壳、香橼皮、青皮、香附等为主,再加入丹参、牡丹皮、郁金等苦寒凉血顾阴之品。有一"经来腹痛头晕案",因肝气不和,郁久化火,风阳上扰,清窍失养,发为眩晕;肝气不舒,血络不畅,阻于奇脉,而见经来腹痛。治以和气调经,养阴息风。药以当归(酒炒)、白芍(酒炒)、丹参、川断(酒炒)、制香附、乌药、牛膝(吴茱萸煎汁,拌炒,去吴萸)、石决明、生地黄(炒炭)、滁菊花、宣木瓜(酒炒炭)、夜交藤、穞豆衣、竹二青。其中香附、乌药疏肝理气;白芍合宣木瓜、生地黄酸甘苦合化,清热生津并制香附、乌药之燥;当归、丹参、牛膝养血活血,通络止痛。此为调营畅气,兼顾阴液之法。《妇科百辨》中较多的病例是经闭或经水过期来潮,亦有不及期来潮者,庄履严认为血虚发热者多。书中尚有诸如经不行而流鼻血,或仅流鼻血而月经不潮者的相关描述。其治疗月经病以气血阴阳辨证为主,涉及外感、内伤,通过识别经水的期、量、色、质来辨治。如有紫黑色、淡红色,有湿郁而成块者,在论述治法时提出了经期用苏木、红花、牛膝、丹皮,非经期用神术丸。这体现了庄氏根据经期不同阶段采取不同治疗措施的先进理念。

3. 沈金鳌——有论有方,审因求治

《妇科玉尺》月经篇设有脉法、月水不调、月闭、经血暴下、来止腹痛、血色

痛块、热入血室、室女寡妇师尼、治月经病方等条目,从命名可以看出其分类的别致。首先对于女科疾病,患者往往难以启齿,医生又难以检查,脉诊相对容易获取,在诊治中相对重要,故书中将脉法单独列出。然后该书分述月经期、量、色、质的异常,对于经行伴随症状如痛经、血块多分类而谈,特别单列室女寡妇师尼,可见在当时的社会背景下此类女子更难诊治;并摘取"除试验获效外,其余必取方药之性味,按合所主之症再四考订"之方药,细细斟酌方采用。每篇的体例首为综述,概要介绍本门各种疾病之病因、证候、治疗原则及应用方药,条分缕析,提纲挈领;次则征引文献,列述历代医家精辟论述,包括脉法、证治、调养等;最后汇录本门所用方剂,每方记述主治、药物、剂量、加减及服用方法等。有论有方,取舍精当,议论中肯。

就月经而言,沈氏认为冲任二脉起主导作用。"经者常也。女子十四岁,任脉通而天癸至,任与冲遂为经脉之海,外循经络,内荣脏腑,气血调和,运行不息。一月之间,冲任溢而行,月事以时下,此常经也"。沈氏在论述月水不调时引用万全的观点:"又脾为血海冲任之系,或嫉怒褊急,以伤肝气,致冲任失守,血气妄行;或血未行而妄合,以动其血;或经未断而即合,冲任内伤,血海不固,为崩为漏,有一月再行者矣。"沈氏认为冲任损伤导致月经不调,也进一步说明冲任二脉与月经的紧密关系。这一观点源于《黄帝内经》,也为马玄台等诸多医家所推崇。

妇科疾病多由外伤六淫、内伤七情、饮食劳倦所生,其中,尤易为七情所伤。故沈氏注重情志因素致病,辨治不拘一法。

沈氏提出月经病血凝之证"当有经闭、气滞、血枯三项因缘,未可概视""若经来时,饮冷受寒,或吃酸物,以致凝积,血因不流,当以辛温活血行气药通之,此经闭也。精神壮盛,阴血有余,偶感风寒,或食冷物,以致气滞血凝而闭,宜以通气活血药导之,此气滞也。先天不足,或病后、产后失于调理,以致真阴亏损,火热煎熬;或阴虚火旺,肝不生血;或堕胎,及产多而亡血;或因久患潮热、盗汗耗血,乃将成痨瘵之候矣,宜以滋阴、养血、清火药治之,此血枯也"。瘀血和痰饮均属于病理产物。但在一定条件下,这些病理产物又可以反果为因,引起新的病证,或使原有的疾病加重,是一类特殊的致病因素。其治疗用药亦较灵活,痰在中脘,饮食少进者用二陈汤,痰滞经病者用星芎丸。

沈氏审因论治,注重后天脾胃。其曰"有因脾胃伤损者,不尽可作血凝经闭治也,只宜调养脾胃,脾气旺则能生血而经自通。亦有因饮食停滞致伤脾胃者,宜消食健脾",并详细论述治疗用药,"若因饮食劳倦,损伤脾胃,少食恶食,泄泻疼痛;或因误服汗下攻伐药,伤其中气,致血少不行,只宜用白术为君,苓芍为臣,佐以黄芪、甘草、陈皮、麦芽、柴胡、川芎、当归等,脾旺自能生血,而经自行。又有饮食积滞,至损脾胃,亦宜消积补脾。若脾胃无病,果有血结,方可行血通经"。盖脾胃为气血生化之源,脾胃健则气血化生有源,经血自然充盈而依时而下。

沈氏治疗月经病遣方灵活,常常以四物汤为基化裁。四物汤为补血调血之主方,配伍精当,补血而不滞血,行血而不破血,补中有散,散中有收,为治血要方,在妇科病症中应用极为广泛。沈氏认为月经先期、月经后期、闭经、痛经等诸多病证,均可用四物汤加减治疗。如"经水不调,所下淡色似水者,血虚也,宜四物汤加参、芪、香附,腹痛加阿胶、艾。下血色紫而成块者,热从火化而热血凝结也,或离经蓄血所致,经水必下多或作痛,宜四物加芩、连、知、柏、白芍""经不调,先期而来者,血热也,宜四物加芩、连,或凉血调经丸""经水后期而行者,血虚有寒也,宜四物加黄芪、陈皮,或香附芎归汤""瘦弱人经闭者,血气受伤,或生育多也,宜四物加红花、桃仁"。经行前、后腹痛属实、属虚者亦可用四物汤加减治疗,如"经水不调,临行时先腹痛者,气滞血实也,宜四物加延胡索、炒枳壳、蓬术、木香、桃仁""经行后作痛者,气血虚也,宜八珍汤"。

4. 黄堂——奇经而治,最重虚实

黄堂在其《黄氏纪效新书》中亦设妇科专篇,并把调经列于妇科首篇。调经篇医案共 40 篇,涉及的月经病病种较多,如月经量少、月经先期、经行复断、经行腹痛、经行吐血鼻衄等,亦有一些医案为经行伴腰楚伴腹满伴周痹;有天癸初行而停闭一年乃至数年不潮者,亦有七七经事尚行。黄氏治月经病有以下几个特色:其一,重视从"奇经而治"。这在诸多医案中都有提及。有从病机角度解读的,如"是冲任为病""内损督脉""奇经不固""内损八脉"等;也有从治则治法来阐述的,如"从奇经治""与泻冲法""以通奇经"。其在诸多月经后期或赤带淋漓的气机阻滞、虚中有滞之证的治疗上宗《黄帝内经》意,常用乌贼骨、茜草以通奇经。其二,治疗注重辨虚实。如在一则经行复断的医案中记载有"辨虚实,虚则补之,实则通之",故非一味以通泄治法。一般认为月

经先期者常以气虚、血热者多见,黄氏认为先期量少为阴虚生内热;向衰年岁月经先期,带下绵绵,为奇经损伤;经行先期,腰酸,带下营亏,奇经不固,用归脾佐以固摄。其认为坤厚为气血之源、奇经之母,另外列出一则医案,"经来先期,腹痛喜按,虚寒为多",于当归、熟地、白芍等补血药中加入小茴香等温经散寒调经之品,让人颇受启迪。其三,调经首重肾虚,亦重视肝胃。"经不调而腹痛,是冲任为病。其经皆隶乎肝胃"。治疗则常"和肝胃,以通奇经",或滋养疏肝,或调中,或归脾法。

5. 柳宝诒——增水行舟,多径并治

柳宝诒善于用增水行舟法治闭经。增水行舟法首见于吴鞠通《温病条辨》:"其偏于阴亏液涸之半虚半实证,则不可混施承气……作增水行舟之计,故汤名增液。"原为吴鞠通专为阴血亏虚便秘所设,现认为增水行舟法是通过滋阴增液以治疗液亏便秘或血瘀的治疗方法。有学者认为凡滋阴生津以祛除有形之邪的治法,均属于增水行舟的范畴。柳宝诒将此法应用于闭经的治疗中,《柳宝诒医案》中有瘀血内阻夹营阴亏损致闭经一案提及此法:"自当参用增水行舟之法,于养营中复入和瘀畅气之品。"虽有瘀血阻滞,不可概投攻泄,盖破气消瘀之品本有耗气伤阴之弊,而以生地黄、当归、丹参养阴补血,诚如周学海言"夫血犹舟也,津液水也",无水则血涩滞不畅,阴充血足则舟自行。细读柳宝诒医案鲜有三棱、莪术等破血消瘀之品,多以当归、生地黄、丹参、石斛、麦冬、牡丹皮、郁金等养阴血与畅营之品互参,皆是养阴增水祛瘀之体现。

《惜余医案》中载有一则医案,"起由疟邪内陷,渐至寒热往来,经停盗汗。刻诊脉软细而数,右手带弦,脐右瘕痛日作,舌尖红苔黄,泄泻少纳,指浮肿。统观脉证,因邪陷而伤阴,因阴伤而营损。最重者,刻已损及中焦,不能多进滋浓。用药殊难为力耳。全当归、生地炭、白芍(吴萸一分炒)、丹参、丹皮、青蒿、鳖甲、於术、砂仁、青皮、白薇、生谷芽、荷叶"。病初为感受疟疾在先,疟邪内陷日久伤阴损营,脐右侧瘕块阻而致经闭,阴虚营损与瘀血、中焦虚损并见,过分滋补营血又恐腻伤脾胃,故以当归、白芍、鳖甲相伍补血养阴,白薇、青蒿清透虚热兼养阴液,於术、砂仁、青皮、生谷芽、荷叶健脾以资生血之源。纵观全方,用药清淡平和,使阴损得养,营血得充,又无滋腻碍脾之弊。其调经之法及对病因病机的认识均有特色。

柳宝诒善于肝脾营卫奇经同治,"经水先期而淡,此肝经有火,血不能藏,血少则淡,理固然也。平日纳谷不多,则血无生长之源;头晕、内热,皆肝无血养所致。调治之法,当滋养肝木以为藏血之地,培养脾土以开生血之源,而调补奇经,亦当并用"。在另一则月经逾期未止的医案中也是以调理肝脾、通调奇经为法,即"癸水逾期不通,少腹块痛,病在奇脉,屡经攻克,肝脾两伤。脉象虚数,内热少纳,转见营损之象。实病未除,而虚证复起。当与循经和络,通调奇脉"。

6. 张聿青——理气为先,膏方调治

张聿青的医案中列有调经专篇,共收集 34 则医案,有 55 诊,其中包括月经先期、月经愆期、月经过多、痛经、闭经、经行腹胀、干血痨及 1 则癥瘕伴月经失调者。其认为月经失调类疾病为临床常见病和多发病,辨证较为复杂。发病机制主要是气血失调、冲任损伤所致。治疗上重在治本以调经,治本之法有补肾、疏肝、扶脾、调理气血等。正如《景岳全书》所说:"故调经之要,贵在补脾胃以资血之源,养肾气以安血之室,知斯二者,则尽善矣。"

张氏调经时标本结合,综合运用了调气养营法、宣通气血法、调理冲任法、调和肝脾(胃)法、调补脾肾法、滋补肝肾法、疏调肝木法、利湿化痰法、养阴清热法、清热凉营法、通降阳明法等。其中运用较多的是调气养营法、宣通气血法(其常以宣畅营卫名)、调理冲任法。

气血失调是月经病的主要病机,调理气血是月经病的主要治疗原则,主要治法有调气养营法和宣通气血法。所谓"调经以理气为先",其中调气养营法重在培补气血,兼理气机,多用于血虚气滞、气血两虚、气血失和所致的经行胀痛、经来色淡、月经愆期、胎漏、恶露不绝等症。如"陈右,经事临期,腹痛难忍。血之下也,未来则胀,将来则痛,既来则痛渐定。血虚气滞,宜补血之不足,疏气之有余。炙熟地、炒杞子、香附、全归、乌药、砂仁、川断肉、白芍、楂炭"。宣通气血法主要用于气血皆滞、气瘀交阻、营郁气滞等所致的月经愆期、闭经、痛经等症。

张氏在治疗月经愆期、闭经、痛经时注重宣通气血,并常与通奇经治疗营气滞而不宣、经停而少腹作痛者。如"钱右,经事愆期,腹痛脐下滞坠,少腹作痛未止,经事未行。再宣通气血。制香附二钱、乌药一钱五分、川桂木五分、芫

蔚子三钱、小茴香五分、延胡索(酒炒)一钱五分、缩砂仁五分、泽兰叶二钱、降香片七分、楂炭三钱",温通气血,以望经行。其尊崇"气为血帅"之理论,认为"调血以理气为先"。如认为"经前胀满,经至淋漓"属气滞不宣,故治以理气为先。另有产后腹时胀满,每至经来,血行甚多的患者,治疗亦调其气,一诊先服藿香正气丸,后服养血之中药;次诊冲气未平,先服四制香附丸,再进中药。由此可见其运用"气为血帅"理论调治月经病之灵活。

冲气不和、冲任不调亦可导致月经先期、痛经等,张氏多用调理冲任法治疗,针对具体情况,灵活运用疏调冲任法、调补冲任法及固涩冲任法等。如"某右,经来淋漓,少腹作痛,腿股牵引不舒。冲瘀未清,则冲脉转难固摄,恐壅极而致崩败。淡吴萸三分、炒当归、苏梗、延胡索、降香、生熟蒲黄各四分、南楂炭、香附、炒赤芍"即为疏调冲任法。再如"某右,经事先期,至则淋漓。冲任不固,不能急切从事。生地炭四钱、当归炭二钱、茯神三钱、远志肉五分、炙乌贼骨三钱、西潞党(元米炒)三钱、炒冬术二钱、炒枣仁二钱、龙眼肉四粒、老姜二片、补中益气丸(晨服)三钱",以调补冲任之法缓缓补摄。

张氏另有一特点,善于运用膏方来调治,在数则医案中均于三四诊后病情缓解再予膏方善后而调,当然虚损类病症亦有直接予膏方治疗者。理气养血、调补肝肾、通补奇经诸法均可运用于膏方之中斡旋,膏方治疗月经失调或者经行诸症,正体现了龙砂膏方养生治未病的思想。

7. 方仁渊——把握细微,另辟蹊径

方仁渊的医案中设有妇人门,收集了妇科病案,月经类疾病居多,亦有胎前及产后病症。其中有两个比较有特色的案例,一则为经行吐血,一则为经行鼻衄。方氏认为当癸事之期而吐血,为厥阴之气逆行。治疗以降逆通营为法,以平肝木,不可以寒凉遏之,愈遏愈逆,因为木性喜升,其势然也。药用旋覆花、代赭石、血珀、沉香等。而另一逢癸事至必鼻衄,所谓倒经者,因其右尺脉独大,为厥阳之火夹君火上乘,治疗拟熄之降之,药用细生地、粉丹皮、炒大黄等清火之品。细微之处可见其著。四诊资料的收集,特别是脉诊往往为现代许多医家摒弃,现代中医妇科教材将经行吐衄并入一节,忽略了其异同,需要斟酌从事。

方氏医案对于病机的描述一般比较详细,对疾病的认识深刻,药到病除。

有些病例也是边治疗边摸索,服药后的效果更佐证了其对于病症理解之准确。有一则为向病经行腹痛者出现寒热且经不期而至、腹痛晕厥,不同于以往痛经,其认为此为湿热伏邪,气机不畅,经血凝滞。治疗上用苦燥开湿热之伏,辛甘伸肝木之遏,以血药通之,淡渗降之。一诊减半,数诊而愈。其治病不拘泥于既往,宗急则治标、缓则治本,常常标本兼顾。其在谈及"干血痨"时反对使用行血祛瘀之法,"妇人月事不行,寒热往来,口干颊赤,或早暮咳嗽,医以为干血痨病或用毒药行血祛瘀,此大不然也"。《素问·阴阳别论》曰:"二阳之病发心脾。"心既受积热,宜抑火升水,流湿润燥,开胃进食。有湿痰积水者,祛痰泄水,气血自然周流;月水不为水湿所隔,自依期而至矣。安用虻虫、水蛭有毒之药为哉,如用之,月经继来,小便闭,他证生矣。毒劣之药固不宜用,然既经闭咳嗽,早暮寒热,大有干劳之象矣。咳嗽寒热,固当治而行血通瘀。宜温宜凉,审证而施,必不可少。一方面反对过用猛剂通下,另一方面也当审瘀血的有无酌情使用活血通瘀之品。

方氏还不局限于药方使用的病症,所谓异病同治,其认为《济阴纲目》中之大调经散、小调经散,可以治疗妇女瘀血不行所致的月经疾病,以及瘀血入于经络的身痛,也可以用来治疗产后瘀血为患的病症。

8. 朱少鸿——温法调经,膏方固本

朱少鸿妇人病医案以治崩漏及带淋居多。盖崩漏属危急重症,古人因崩而殒命者不计其数,且治疗手段单一,唯中药针灸之术,确实难以血止病愈。朱少鸿认为可致崩漏的原因众多,或是肝不藏血,或是脾不统血,或是瘀血阻滞,新血不能归经而下。治疗应审证求因,从本而治,疏补兼施。

另外,从痛经、月经后期、围绝经期诸证中也可揣摩其技巧。如朱氏提出月事不来有血枯及血阻之别,其临证善用温通法调经。对于"脉迟腹痛,月事不来"为"寒邪凝聚,阳气困遏"所致者,治疗予以温通法,药用吴茱萸、乌药、香附等;如果经行紫暗,腹痛者,用温化法治疗。温通与温化虽一字之别,其内涵却有很大区别。月事不行,寒邪阻隔,温而推动血行,经血自下;经色紫暗,凝结成块,所谓"阳化气",温药可化瘀驱浊,祛除病理因素,经血恢复正常性状。

除了温法调经,朱氏认为脾胃损伤也是月经不潮的重要原因,"百病以胃

气为本,胃者,汇也"。水谷汇聚之处,变化血液,下潮血海,故经水按月而来。今则吞酸泛恶,嘈杂如饥,胃被肝乘,营血之来源阻滞也是经水杳然不潮的原因。对于月经失调类病症,朱氏常用膏方调治。诸多龙砂医家运用膏方治病,不仅仅为冬季保养,朱氏膏方药物精简,组方简单,膏剂往往仅用阿胶一味。如"先腹痛而后经行,经期过日,气阻血瘀,以寒为本也。头晕耳鸣,内风上扰,肝虚之故。拟和营调气,平木熄风法,为膏。全当归、丹参、泽兰、杜仲、陈阿胶(酒溶化收入)、白芍(酒炒)、制香附、艾炭、延胡、沙苑子、大熟地(砂仁拌炒)、川断、红花、乌药、木香、补骨脂(盐水炒)、菟丝子、滁菊、杞子、煨天麻,浓煎,加白文冰收膏。"

9. 顾膺陀——血病调气,注重保养

顾膺陀所著《妇科集》,体例有别于《妇科玉尺》,把调经置于首篇,先指出"调经之大要",认为妇人经水一月一行应期而至即为无病,六淫外感、七情内伤以及饮食劳倦皆足以使气血不畅而致经水不能应期而至。于是有不调者,有不通者,有兼疼痛者,有兼发热者。而不调之中有经期趱前者,有经期退后者,趱前为热,退后为虚也。不通之中有因血枯而成者,有因血滞所致,"血滞宜破,血枯宜补也"。疼痛之中有常时作痛者,有经前经后作痛者,常时与经前为血积,经后为血虚也。发热之中有常时发热者,有经行发热者,常时为血虚有积,经行为血虚而有热。

至于治疗,其认为"宜各审其原因及病之轻重而定,所谓治病必求其本也"。大抵气行则血行,气止则血止,故治血病当以调气为先,然调气而兼耗气者,则又非所宜。血得热则流,遇寒则凝塞,故治血病宜以热药为佐,但阴虚而血热者则不在此列。有因病而后经不调者,当先治病,病去则经自调;有因经不调而后生病者,当先调经,经调则病自除。此乃治法之要旨也,沿用至今。

顾膺陀认为妇人经行之际首在保养。因内伤之根源端自七情之妄动,外感之起因皆由六气之相侵,故保养之道,则不外谨慎而已。其详细论述了经行"绝房事、勿惊骇、宜休息、戒郁怒、忌生冷、勿沐浴"六个方面的措施。对于月经的异常,从期、量、色、形各个方面辨治,如经如鱼脑形、经如绿色等,形象而生动,且辨证仔细,方药详备。月经伴随症状,经前11种、经行16种、经后4种,分别描述,辨治全面精准,更贴近临床。

10. 姜健——司天方药,投剂如神

明清以来,运气理论在临床的运用可谓是一大特色,有诸多医案涉及司天在泉的分析,但妇科医案较少。但在恒斋公姜健的医案中,有一则关于瘀血不下而用司天升明汤治愈的案例。姜健为龙砂医派的杰出代表,其继承祖父姜礼医学,医术益精,治人所不能治,于五运六气之变化中阐发精微,善用运气司天方,投剂如神。"瘀血不下,用司天升明汤,紫檀、野蔷薇根、半夏、枣仁、青皮、车前子、生姜、甘草,加归尾而下"。目前,运气方在调经方面的临床运用颇多,不拘于人,不拘于天,不拘于病证。所谓司天司人司病证,抓象握机,病证切合病机,与司天在泉、五运太过不及之象之机相合,用之则效佳。其临证用运气方治疗月经先期、崩漏等病症,均能获效。

二、医案选粹

1. 张聿青《张聿青医案·调经》

朱右 经前腹胀,带下腰酸,悸眩少寐,心中作痛。气滞血少,血不养肝。奇经之脉隶于肝木,木旺则阳气升浮于上,带脉不固于下。拟补血之不足,疏气之有余。

奎党参五两、黑豆衣二两、炙生地三两、大天冬二两、新会皮一两、全当归三两、炙黑草七钱、川石斛三两、池菊花一两、川断肉三两、炒山药三两、潼沙苑三两、厚杜仲三两、川芎片一两、云茯神三两、大熟地(砂仁炒)五两、菟丝子(盐水炒)三两、野於术二两(木香五钱煎汁炒)、炒萸肉一两五钱、鸡头子一两五钱、杭白芍一两五钱、干苁蓉一两五钱、制香附三两(另煎冲入)、泽泻片一两、炒枣仁一两(研)、甘杞子三两、砂仁末七钱(研细收膏时和入)、鹿角胶一两、龟板胶三两、真阿胶三两,上药煎净浓汁,加三胶溶化收成老膏。每晨服一调羹。

2. 方仁渊《倚云轩医案医话医论·倚云轩医案·妇人门》

石 向病经行腹痛,今寒热来时,经不期而至,至而即停。于见寒热加重,腹痛晕厥,厥痛相连一候,诸药罔效。脉弦而大,舌腻罩灰,痛在脐上脘下,扪之拒按。思湿热伏邪,往往结于太阴膜原之分,阴土为湿所困,地中之清阳不升,肝木因而被遏,气机不能宣畅,经血即为凝滞。肝邪乘胜来贼,脾气益见窒塞,往来之热,痛厥之势宁无止期乎。此热入血室之痰者,议苦燥以开湿热之

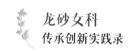

伏,辛甘以伸肝木之遏,更佐血药以通之,淡渗以降之,使湿热化而瘀滞通,厥痛庶几有所缓解也。

小川连三分、淡芩一钱、炙山甲八分、红花八分、蔻仁七分、生姜、上肉桂三分、鳖血拌柴胡五分、桃仁一钱半、赤苓三钱、通草一钱。

又 痛势减半,厥势不作,但往来之热犹未已也。舌苔灰湿转甚,血室之凝滞虽松,湿热之上泛方盛。仍昨意佐以苦温泄满。

前方去红花,加川朴一分。

又 痛平厥止,寒热亦松,舌灰未化,湿热欲退未退也。迎刃之势已成,且勿懈怠。

前方去炙山甲、肉桂,加姜制半夏一钱半、川桂枝四分。

又 寒热退尽,灰苔亦化,知饥思谷,邪去胃醒矣。宜化湿和中。

前方去川连、桃仁,加陈皮、谷芽。

3. 柳宝诒《惜余医案·虚损》

曹右 天癸已停一载,而无块痛之症,脉来细弱,左手微弦。胃纳减少,形神日削,兼做胀闷内热。谅系先天营气本弱,加以肝木失调,气机阻室,而血液亦因之不畅,治法与瘀阻者显见不同。先拟畅肝和脾,俾纳谷渐旺,方可通调营分。

土炒东白芍、土炒粉归身、生於术、大麦冬、潞党参、炒丹皮、醋炒制半夏、炒黑净枣仁、醋炒小青皮、炒香秫米、炒香谷麦芽、西砂仁、制香附、广木香、鸡内金、紫丹参、云茯神。

再诊:经停内热而无瘀阻见证,其为营虚血少无疑。细究病源,总因肝胃不和,不能纳谷,是似病不在血而在气,当与养血中兼调肝胃,但病关情志,须畅调摄方能奏效。

炒归身、炒白芍、野於术、醋青皮、广木香、茯苓、茯神、黑枣仁、远志肉、左金丸、麦冬肉、潞党参、谷麦芽、制半夏、生枳实、黑全沉香、炒粉丹皮。

第二节 崩漏

崩漏为妇科出血性疾病,是月经的周期、经期、经量发生严重失常的病症,是指经血非时暴下不止或淋漓不尽,前者谓之崩中,后者谓之漏下。崩与漏出血情况虽不同,然两者常相互转化,交替出现,故概称崩漏。崩漏证候病机复杂,症状变化多端,属妇科常见病,也属于疑难急重病症。自《素问·阴阳别论》首先指出"阴虚阳搏谓之崩"后,《金匮要略》提出"漏下"之名,后世医家对崩漏的病机及治疗均有论述。崩漏为肾-天癸-冲任-胞宫轴严重失调,冲任受损,不能固摄经血,血海藏泻失常,经血非时而下,以气阴两虚夹瘀多见。龙砂医家也对崩漏有颇多论述,各有擅长。

一、诸家经验

1. 谈允贤——详询病史,补气固冲

明代女医谈允贤,虽说是女医,非如今所谓只看妇人科,而是指其专为女性患者诊病。在其《女医杂言》中有许多病案属于内科杂病或外科疮疡,亦有儿科病症,当然以妇科胎前产后及妇科杂病为主。其中仅记录了一则崩漏医案,可以从中窥探其诊治崩漏的特色。"一妇人年三十八岁,得患血崩三月不止,转成血淋三年,服药无效。询其故,云家以烧窑为业,夫出自运砖,凡一日运至二更才止,偶因经事,遂成此症。某谓劳碌太过,用补中益气汤(出《丹溪方》)加黄芩、香附各一钱,大蓟一钱五分。后服大补阴丸即愈。此后有患如此疾妇女五六人,服此皆效"。该医案从患者的年龄、病程、病因娓娓道来,短短几句话如一个故事,可以看到日夜辛苦劳作的中年妇人,从崩而漏的痛苦。其诊治经过、辨治思维清晰明了。总结其病机为劳则气耗,气虚冲任不固。治则为补气固冲摄血。方以补中益气汤加味先止血以塞流,后予大补阴丸澄源、复旧,并且其治非一,相同案例有五六个,均取得效果。气虚是出血性疾病的一个主要因素,因劳碌而致崩,治以补气而愈。这则医案体现了谈允贤的辨证思维及时代人群特色。

2. 沈金鳌——全面总结,自成一格

清代龙砂医家沈金鳌集各医家之大成,其主要参考李杲《兰室秘藏·妇人

门》、武之望《济阴纲目·血崩门》及王肯堂《证治准绳·女科·调经门》等著作中的学术观点，把临床症状、经验结合古方用药重新总结归纳，撰写出《妇科玉尺·卷五·崩漏》。《妇科玉尺·卷五·崩漏》较全面地概括了崩漏的病因，"究其原则有六大端，一由火热，二由虚寒，三由劳伤，四由气陷，五由血瘀，六由虚弱"，并认为其用药性味、归经，有相似的地方亦有不同的侧重点，体现了中医妇科同病异治的特色，凸显沈氏对崩漏的证候、临床表现、治法及方药规律等的认识及思路。归纳而言，沈氏治疗崩漏具有以下几个方面的特色。

（1）灵活运用四物汤加味治疗：《妇科玉尺》在崩漏门中，当归、熟地黄、白芍及川芎为单味用药频次及频率最高的首五位，这四味药组成后正是四物汤。在 37 首治崩漏处方中，沿用四物汤全方的共 5 首，只用其中三味的共 5 首，只用其中两味的共 6 首。沈氏亦在"崩漏原由症治"篇中引用李梴《医学入门》、王肯堂《证治准绳·女科》等著作中以四物汤加味治疗崩漏的相关心得。例如崩漏属火热者，可在四物汤的基础上加柴胡、牡丹皮、苍术或黄连解毒汤等；属气虚者，可加人参、黄芪；属血虚者，可加阿胶、艾叶、炮姜；感受风邪者，可加荆芥；如腹中痛者，可加香附。对四物汤的灵活运用体现了沈氏重视以养血调血之法治疗崩漏。

（2）火热崩漏宜泻火滋阴养血升阳：《妇科玉尺》关于火热崩漏的论述是六种证候之中描述最丰富的，因病机复杂，故列出的处方及讨论点亦最多。火热崩漏的处方药味着重苦、甘、辛，而涩、咸、酸的药物应用较少；药性方面，寒性药物在各证候的崩漏中应用最多。《素问·阴阳别论》云"阴虚阳搏谓之崩"，沈氏认为火热崩漏有气虚湿热、虚热、肝火之分。

气虚湿热崩漏实为李杲提出的因脾胃气虚气陷，同时因无以化湿，湿气下流，或闭塞于下焦，郁而生热，或与肾阴之火相合，迫血妄行而致崩漏。症见血崩不止，色紫黑，味臭如烂肉等。按东垣之法，应当"以甘温之剂，补其中，升其阳，甘寒以泻其火则愈"。方用补中益气汤补气升阳，合"凉血地黄汤"（生地黄、当归、黄连、黄柏、知母、藁本、川芎、升麻、柴胡、防风、羌活、黄芩、细辛、荆芥、蔓荆子、甘草、红花）滋阴泻火升阳。方中蔓荆子味辛、苦，性寒，有凉诸经之血的作用；风药如升麻、柴胡、防风、羌活、藁本、细辛等味辛，能提升诸经之气，令阴血可随诸经之气而升。

虚热崩漏如为气虚郁热无湿蕴，症见经漏下血，色紫黑，脉虚但洪者，可用偏甘寒的河间生地黄散(枸杞子、柴胡、黄连、地骨皮、天冬、白芍、甘草、黄芩、黄芪、生地黄、熟地黄)以补虚清火解郁。

肝火崩漏可由于肝脾血虚,郁热化火而致,治疗效法薛己,选用丹栀逍遥散;或根据肝脾血虚、郁火的不同程度选用四物汤、归脾汤、四君子汤、小柴胡汤等补血养血、健脾疏肝,配伍柴胡、栀子、牡丹皮、黄芩、白芍、生地黄等苦寒或甘寒之药清热凉血。

(3)劳伤崩漏以情志致虚为病:沈氏重视情志致病,认为女子多有幽私隐曲,情志精神不畅容易导致脏腑气血损伤。因此,原文的"劳伤治"可以理解为情志上的劳累伤神。从本文统计数据结果中发现,沈氏收纳的 7 首劳伤崩漏处方药味整体以甘、辛味为主,又重用温性药物,入脾、肝、肺、心经。若思虑耗伤心脾或忧思致郁而引起的崩漏,宜用甘温方药如当归芍药散、归脾汤健脾补气、养血安神,佐以辛味药物如柴胡、陈皮理气解郁;如妇人大怒而致暴崩者,宜养血疏肝,用养血平肝散(当归、白芍、香附、青皮、柴胡、川芎、生地黄、甘草)治疗。

(4)虚寒崩漏宜养血散寒止血:沈氏认为虚寒崩漏是由于劳役饮食不节,或久崩后过服寒凉之药或感受寒邪,导致冲任脉虚不能固摄。症状表现包括经色瘀黑、漏下或暴崩、脐腹冰冷、尺脉无力或虚等。虚寒崩漏常常重用甘味及温性药物,甘能补虚,温能胜寒;佐以涩、酸味药物以固摄冲任。因此,在治疗虚寒崩漏上重用性味同时含有甘温(如当归、熟地黄、赤石脂)及辛温(如艾叶、川芎、灶心土)的药物。当归、熟地黄性味甘温,可以补血养血;艾叶性味辛温,可以散寒;配伍赤石脂、灶心土,可以温经止血。

(5)虚弱崩漏宜补涩:虚弱崩漏一般归类于虚寒或气脱崩漏中。沈氏将虚弱崩漏分开描述,考虑其不同点在于虚弱崩漏实为妇人素体诸虚,体质形瘦而导致气血无以生化;或是因崩漏已久,下血过多引起气血不足而致。治疗虚弱崩漏主要选用甘温药物如熟地黄、白术等,当中亦包括鹿茸、鳖甲等血肉有情之品以填精补血,酸、涩、咸味药物如海螵蛸、牡蛎、龙骨等使用频率也相对较高,提示其对于虚弱崩漏与虚寒崩漏在治法上有不同的侧重点。治疗虚弱崩漏应少用辛味药物,以防过度耗散本已不足的气血;同时要注意在补益的基础上兼顾固摄止血。精血得养,冲任得固,则经水自调。

(6)气陷崩漏宜祛风升阳除湿:气陷崩漏的基本病机源自李杲的《兰室秘

藏》，李氏认为崩漏下血与泄泻的病机基本相同，都是因气虚下陷而起。泄泻是湿多，崩漏下血亦是湿多的表现。气血本已下陷，如用四物汤之类的阴柔下润之方药，恐有"降其已降之戒"，所以治疗气陷崩漏亦应以升阳为主，代表方用调经升阳除湿方（黄芪、苍术、羌活、防风、藁本、升麻、柴胡、甘草、当归、独活、蔓荆子）。调经升阳除湿方实为治疗气虚湿热崩漏的方剂，方药以凉血地黄汤为基础方，不同点是调经升阳除湿方除了善用辛味的风药，亦额外选用性味辛温之药如苍术、独活等，增强升阳除湿之效，清气上行则阴血能摄；又因气陷崩漏未见热象，故方中并没有滋阴泻火之寒性药物。

（7）血瘀崩漏宜活血化瘀：沈氏在血瘀崩漏中收录了4首处方，共14味中药。血瘀崩漏的处方药味以甘、辛为主，其次为苦味，处方中并未运用涩、咸、淡味药物；药性方面，以温性药物为主，而平性药物的使用频率是各证候的崩漏中最高的。用药频次最高的为香附，其次为五灵脂及当归。武之望在《济阴纲目》中提到香附"味苦以入血""辛以散结气"，五灵脂"行污浊之血如神"，沈氏意在以活血化瘀之法治疗。处方亦建议用酒调，以增强活血的作用。另外，血瘀崩漏不主张运用涩味药物，避免固摄收敛太过而留瘀，加重血崩。沈氏认为如血瘀崩漏出血过多宜以四物汤加减为用。

（8）注意四时与崩漏发病的关系：沈氏认为妇人如崩漏发于暑月，温药不效，去血不止者，实为阳乘于阴，血流散溢，药物宜寒热并用，方予金华散（延胡索、当归、瞿麦、牡丹皮、石膏、威灵仙、肉桂、蒲黄）或简易黄芩汤；火热崩漏少用涩、咸、酸味药，以免有留邪之弊。总括而言，沈氏主张火热崩漏治疗多以苦寒甘寒之药泻火滋阴养血，以辛温之风药升阳，血随气升以止血。

（9）重视治崩三法：从《妇科玉尺·卷五·崩漏》正文中可发现沈氏亦重视崩漏的治则治法。塞流、澄源、复旧为明代方约之在《丹溪心法附余》中提出的治崩三法。沈氏在《妇科玉尺·卷五·崩漏》中引用明代万全《万氏女科》中的内容以展示治崩三法的具体应用：塞流用止血法，方用四物汤加十灰散，血止为度；澄源用清热凉血之法，方用凉血地黄汤；血止后可复旧，以补法治其虚，方可用加味补中益气汤、地黄丸、参术大补丸等。

3. 黄堂——运脾柔肝，善用胶艾

黄堂诊病中得心应手、效如桴鼓之病例，记录在其《黄氏纪效新书》中。

女科门中列有"崩漏"专篇,共收集了15个典型医案,有崩漏发作时,也有崩漏血止后诸多变证的论治。

黄堂常用运脾柔肝之法治崩漏。肝藏血,脾统血。土愈虚,木愈横,木土失德则变生诸病。暴崩之际或者崩漏之后耗伤气血,必然出现肝脾不和、气营损伤之相关症状。如有"血去过多,漏下未已,呕吐六日不止"崩漏伴呕吐的,此患者能纳不能运,渴不喜饮,可知其病在脾元,治以乌梅、白芍养肝柔肝之品,结合党参、於术、茯苓、谷芽等以健脾运脾。所谓"实则阳明,虚则太阴",脾失健运则犯阳明,肝胃不和,当以两和肝胃法,呕止再商,而非一味以止血为先。因脾胃为气血生化之源,服药之本。脾不健运,胃失和降,则诸药难进,所谓"急则治标,缓则治本也"。崩漏气随血耗,营血亏虚,髓海失养,血脉不充,心无所依,眩晕、心悸常现,甚至风阳动而出现振摇。营亏化生无权,常以黑归脾汤以资化生,或以归脾汤加减以强统摄之权,固冲止血;或如胃纳不旺,则以通补阳明之法治之。

另外其善于以胶艾法化裁治疗崩漏。胶艾汤方出自《金匮要略》,主治妇人漏下不止,或半产后漏下不止,或妊娠胎漏腹中痛等。"妇人有漏下者,有半产后因续下血都不绝者,有妊娠下血者。假令妊娠腹中痛,为胞阻,胶艾汤主之"。胶艾汤方组成为地黄六两、川芎二两、阿胶二两、艾叶三两、当归三两、芍药四两、甘草二两。方中阿胶补血滋阴,安胎止血,艾叶温经止血,安胎止痛,共为君药;当归、芍药、地黄、川芎即后世之四物汤,养血和血,调补冲任,均为臣佐药;甘草健脾和中,配芍药缓急止痛,合阿胶善于止血。诸药配伍,以养血止血为主,原方虽云安胎,但临证更能调经。经漏未尽止,伴有少腹及腰痛楚,营阴内耗,瘀阻冲任,当养阴化瘀调冲并举,常宗胶艾汤之义,以阿胶、艾叶炭合石斛、莲房炭、黄芪以益气养阴。

4. 柳宝诒——滋营息肝,温脾和中

柳宝诒是晚清时期龙砂名医,以五运六气见长,虽非妇科专家,但在治疗崩漏中也有独特经验。细考《柳宝诒医案》《惜余医案》,不难发现其善于以滋营息肝法治崩漏。

《素问·阴阳别论》言"阴虚阳搏谓之崩",可见阴血亏损,虚火搏击为崩漏发生之关键病机。且阴虚者,水不涵木,肝阳不藏,疏泄太过,亦是导致崩漏发

生的重要因素。诚如马莳所说:"尺脉既虚,阴血已损,寸脉搏击,虚火愈炽,谓之曰崩,盖火逼而血妄行也。"柳宝诒认为崩漏多由肝气郁久化火,伤阴扰动冲任而发,并指出"崩漏之后,肝血必虚"。血属阴,肝之阴血不足则无力滋养肝木。而肝木为风阳之性,易化火生风,则又易扰动营血加重崩漏。崩漏之后离经之血即为瘀血,《柳选四家医案》中有云:"凡有瘀血之人,其阴已伤。"由此可见阴虚可致崩漏,而崩漏产生离经之血又可加重阴虚。"是止崩之药不可独用,必须于补阴之中行止崩之法",柳宝诒在治疗崩漏时养阴以息肝,在其治崩的十六案中见每案皆用当归、白芍养血滋阴柔肝即是此体现。

傅青主在治疗血崩时取白芍滋阴平肝之用,而柳宝诒常以当归、白芍佐牡丹皮、丹参、牡蛎、茜草等疏肝养阴,凉血化瘀,标本同治以治崩。如"营阴不充,肝木失养,肝火亢盛"之崩漏,其处方以当归、白芍、阿胶相伍养血滋阴又可平肝,郁金、月季花畅肝气而无化燥之弊,牡丹皮、丹参清营血之热又可养血,牛膝炭、茜草炭收涩止血,牡蛎既咸寒养阴平肝阳又可收涩止血,稆豆衣专意平肝。全方滋养营阴,而无滋腻留瘀之弊,疏肝而无香燥伤阴之虑。《本草正义》言白芍"补益肝脾真阴而收摄脾气之散乱、肝气之恣横……故益阴养血,滋润肝脾"。因酒性大热,助肝火侵扰营分,致营血循行失调,非时而下发为崩漏;溢出脉外,壅滞而成瘀。热结血瘀亦是崩漏的主要可能,热邪灼伤脉络,迫血妄行,血液溢出脉外,积而成瘀。如"崩漏屡发而多,兼有瘀块。而经之来,仍如期不爽,此平日曲蘖之性,助其肝火冲扰,营血不能归经,遂使崩久致虚,延成剧候",即崩久又有延成损证之虑,故柳宝诒药用生地、当归身、白芍、丹皮、黑山栀、菊花、石决明、茜草炭、阿胶、侧柏炭、陈棕炭、藕节炭,攻补兼施,以冀瘀热得泄而营血得养,崩漏止而月事如期而至。

另外柳氏治疗崩漏重视后天脾胃。其认为暴崩久崩,营血大伤,脾阳不振,胃纳不旺,而后天脾胃为气血生化之源,故治疗上当以养血摄营,温脾和中为法;再者肝藏血,崩漏之后肝血必虚,木气不和,肝阳扰胃,或肝胃不和或肝脾同病,失藏血统血之职,血不归经,转为瘀滞,治疗或通或涩,均较困难,可用统摄法治疗。

柳氏还重视奇脉在崩漏中的作用,治疗重固摄冲任。其认为崩漏多见于经停数月之后,且伴有腰脊酸疼或少腹酸楚,为奇脉不调、冲任不固所致,故治疗当视病之缓急或以固摄奇脉为先,或者以他法治疗兼顾固摄奇脉,总以八脉为量。崩漏之病在用药上当重视配伍、取材、炮制以制其害,如用当归常常当归身炭用,一方面用当归身补崩后血之不足,另一方面用当归身并炭制可防其活血之弊;乌贼骨合茜草为《黄帝内经》中治疗闭经之方,柳氏以乌贼骨合茜草根炭化瘀止血而固摄冲任,防留瘀之弊。

5. 方仁渊——奇经论治,顾护脾胃

方仁渊所著之《倚云轩医案》列有妇人门,全是妇科医案,其中有 3 则医案与经来淋漓不尽有关,病属"崩漏"之"漏下"。崩漏病因病机虽有在脏在经、在气在血之不同,然其病本在肾,病位在冲任,胞宫变化在气血,表现为子宫藏泻无度。而细读其医案,研其辨证治法,知其可从脏腑、气血、奇经论治,治疗分标本缓急并注重顾护后天脾胃,而非一味滋腻养阴养血。

其中一则医案,方氏认为其癸事淋漓为脾不统血所致,但根据其手足麻木、腰如束带、胸中嘈杂等症可知阴血俱亏,跷维督带俱不用事,病关八脉,病情比较重。故而治疗时"未能急于建功",所谓病情、病机、治疗及预后一目了然。

另一则医案中癸事淋漓为肝脾两伤,脾伤气陷,肝伤气逆,虽然舌苔光剥,但不宜腻补。治疗当先平其肝逆,举其陷气,使木气条达,土气和煦,才能谷食日增。"虽不补阴补血,自能潜滋默长",从中可知其调和木土关系,使肝气条达,脾气健运,则阴血自有滋养。另一则经事淋漓伴咳嗽医案,其认为证属气虚营热,临床也属多见,由木火易张,肺金受制所致。治疗上先拟凉营益气佐以调固奇经,药汁冲入鲜藕汁,药食同用;待再诊,经漏已止,咳嗽亦松,再养营清肺;三诊带止咳瘳,则治以益气以生血。由此可见,方仁渊灵活运用治崩三法,先止血后清源固本再复旧,一步步治来丝丝入扣,条理清晰,而非一味苦寒清火以止血,而以甘寒凉营之品治之。

6. 朱少鸿——标本兼顾,澄源复旧

朱少鸿认为妇人经血,由诸路之血贮于血海而下,其不至崩厥淋漓者,因任脉为之担任,带脉为之约束,阴阳维跷为之拥护,督脉以总督其一身。八脉坚牢,即淋带亦无由而至也。崩漏之因不一:有因肝不藏血者;有因脾不统血者;有因瘀血阻滞,新血不能归经而下者。临证须仔细辨别治疗。如患者纳食

痞胀,头目昏眩,漏下淹缠不止,为肝体虚而血失藏,脾气滞而血失统,治疗拟疏补兼施,和阳摄阴,从肝脾两经调治。又如患者经阻三月,忽然崩注,腹不痛而板滞,心不安而烦冤,头晕畏明,汗多欲厥,脉细涩,苔灰黄。是为八脉不固,肝阳暴动,胃气不和,则食滞易阻也,故当防厥脱。经治而崩漏将止,腹中已舒,汗亦渐少,然少寐,脉弦芤虚,为冲任有固摄之机,肝脾有藏统之职,症又现《黄帝内经》所谓下虚者上必实也。治则大补不可投,仍当治实。诸如此类精辟论治崩漏,而非一味见血止血,当标本兼顾,见病知源,方能治其根本,澄源以复旧。再者治疗崩漏后遗之症,不忘营血耗损之弊,亦辨别征象之虚伪,如有营中热、血中瘀等实证仍当祛之。

7. 朱莘农——辨清变证,从冲任治

朱莘农对于崩漏有诸多案例,朱氏认为崩漏为疑难病症,临床症状往往并不单一,有诸多变证,难以一蹴而就。崩漏病因有气虚、血热、血瘀、肾虚等区别。朱氏认为就肝火而言有素体肝阴不足、肝阳偏旺者,亦有经漏日久致冲任虚而肝阳盛者。其曾治一名肝火迫下崩漏患者,病情危急复杂,以肝火为主,伴有兼证。患者平素头晕心悸,不寐惊惕,嘈杂火升,因劳倦受邪,便憎寒壮热,热壮则神糊,阴伤则苔腐,痰郁则气闷叹息,呼促颇急,咳嗽不扬,甚至言语无序,如醉如狂,适值经行如崩如注,脉来滑数,浮中两部混混不清,伴有两耳鸣响,两颧时红,心惊胆怯,夜梦纷纭,神魂缥缈,或觉升高,或觉下坠,或则目中见魔,病情复杂,难以着手。朱氏认为患者肝体素属不足,肝用平日有余,又劳倦受邪,热变为火,火灼伤阴,肝火风阳扰动痰湿,经行如注,血去过多,津枯液耗,心营与肾水交亏,相火夹虚阳独亢所致。先贤所谓上盛则升高,下虚则梦坠,血舍空则魂魄不安,见神见鬼,洵有然也。病属多歧,最为危险。此类患者阴虚夹湿,滋燥两难,其治疗以清肃肺胃,化痰湿即所以化热邪;肃静肝木,息风阳即所以降虚火。其余养营血、生津液,尤当佐入,肾气虽虚,不遑顾及。

崩漏之疾常常病情迁延,由崩而漏、由漏而崩,也有久漏不止者,或崩漏后遗症状,都与冲任损伤、肝脾失和、肝郁犯胃等有关,也与胞宫虚寒有关。朱氏认为"妇人经期,是在路之血汇集血海而下潮,其不至崩决淋漓者,赖任脉为之担任,带脉为之约束,跷脉为之拥护,督脉为之统摄。今则冲脉动而血下,诸脉均失其职司,证固属虚,而气又滞也。《内经》曰:冲脉为病,气逆而里急。"此

类患者常伴"腹痛时作",为虚寒凝聚,痛则不通。治疗当以温下之法,药如紫石英、小茴香、醋炒香附、艾炭等。《金匮要略》中所谓"妇人有漏下者,有半产后因续下血都不绝者……胶艾汤主之",此处胶艾汤治疗虚寒瘀阻胞宫,冲任不固之崩漏。崩漏之后气阴耗损,变生他证,当兼而顾之。临证须仔细辨别寒热虚实,方能取得如"覆杯而愈"之效。

8. 王钟岳——多脏并调,引火归原

王钟岳即王相,为清代医家,江阴人,《江阴县志》载"其赁居叶天士宅旁,叶以难治辞者,就王治辄愈,叶大奇之"。《龙砂八家医案》中收录了其治疗锡山祝振声夫人崩漏的一则医案,条分缕析。先诉病之由来:"大凡病之来,必由于调理失宜,风寒起居不节,日久耗损而然也。始因小产后,经则淋漓不断,今复春夏之交,遂崩漏不止,下元衰弱可知矣。"患者素体虚弱,复因小产之损,更逢春夏之交,少阳相火旺盛,扰动体内,致使病情加剧;"况本质又属阳虚,血无所统,散失无度,积而不行,血必大下,而无留恋归经之日,致血与气两不维附,渐成抽丝引絮,日夜无度,为之索然。夫心主血,肝藏血,脾统血,虽属冲任所司,其源在此。"王钟岳分析病机抽丝剥茧,辨清标本虚实,此患者以虚为主,治法则跃然纸上,"拟上益心脾之阳,下滋肝肾之阴,以涩可固脱,勿使病内苦结,阳归其宅,可望血气冲和,能自霍然。"组方"熟地四两,当归三两,白芍二两,赤石脂(煅)一两半,鹿角霜、芡实、海螵蛸(酒炒)、枸杞各一两,黄柏八钱,元武板(刮净)两半,五味子五钱。"从这个医案中可见其诊病中医思维之清晰。该医案充分体现了崩漏这个疑难病症的复杂性,治疗涉及心肝脾肾、气血阴阳,既要补心脾之阳、肝肾之阴,又当引火归原。其病案虽少,但当细细体会,方可识其真知灼见。

9. 戚云门——舍证从脉,重视时令

《龙砂八家医案》之一的《戚云门医案》中有一则许公安令媳崩漏案,戚氏以脉诊为依据,描述病机转变及治疗方案,初诊、再诊,随脉证而变,基本未诉症状。其认为该患者"脉数弦芤",为"肝肾真阴内损,阴虚阳搏",故"血动下溢淋漓",治疗"固当滋益肾阴,引血归肝"。但肝病必然乘脾,故而"又当佐以植土"。虽未列出方药,但其意已清晰可见。药后再诊"脉缓弱",故认为其"火

渐降,血自得引归经",但"汗多食减色夺,此阴虚阳无所附也",急宜补气以通血,勿徒见血投凉。复诊所见脉证已经大异于前,病情演变为阴虚,虚阳上越,故而治疗不能见血投凉而变生他疾。该医案提示戚氏辨治崩漏以脉诊为主,往往舍证从脉,根据脉象把握机转变化以适时调整处方用药,其脉诊造诣可见一斑;另外注意时令六气变化对崩漏的影响,以辨证论治为主,避免苦寒伤阳之弊。

崩漏之证病属危重,特别在无现代诊断性刮宫、性激素治疗、输血等措施之情况下,要及时止血,恢复正常经期经量,是为难事。龙砂医家积累的中医药治疗经验常读常新,颇能启人深思,悟道临床。

二、医案选粹

1. 柳宝诒《惜余医案·崩漏》

邹右　经停数月,陡作崩漏,六七日来崩势略定,而少腹酸楚,经漏淋沥不止,脉象数疾微弦,右寸关尤觉锐骏,舌苔满白,舌质不华,营血大伤,脾阳不振,而痰浊因之内阻,故胃纳不旺也,寒热连绵,是营阴之气虚散不摄,乃失血后常有之症。所虑脾阳就损,恐其一时不克振复耳,拟方用养血摄营,温脾和中之法。

绵黄芪、生地炭、炮姜炭、东白芍、阳春砂仁、煨木香、陈阿胶、炒归身、炒丹皮、茜草根炭、川断肉、新会皮、软白薇、细青蒿、侧柏叶炭。

2. 方仁渊《倚云轩医案医话医论·倚云轩医案·妇人门》

任　气虚营热,木火易张,肺金受制为咳嗽,经事淋沥。拟凉营益气,佐以调固奇经。

细生地、酒炒白芍、黄芪、升麻、牡蛎、桑叶、菱皮、百合、川贝、南北沙参、茜草炭、浮麦、红枣,冲入鲜藕汁一酒杯。

又　经漏已止,咳嗽亦松,再养清肺。

熟地、归身、酒炒白芍、续断、黄芪、乌贼骨、牡蛎、川贝、前胡、桑皮、砂仁。

又　带止咳瘥,议益气以生血。

四物加黄芪、艾绒、蒲黄炒阿胶、陈皮、续断、砂仁。

3. 黄堂《黄氏纪效新书·卷三十二·崩漏》

陆，四十岁　经漏四十余日，脉海空亏，怔忡阴吹。金匮云：胃气下泄也。更兼呕吐不止，脉虚芤弦，风木来乘，变端有不可测者。姑宗妙香意，参辛香两和肝胃法，冀呕止再商。

党参、益智仁、茯苓、龙齿、姜渣、乌梅、枣仁、紫石英。

二诊：瘀血频下，而漏得止，余恙亦稍安适。所患阴吹，于未小便时仍然，脉虚芤弦。冲任空匮，本宜补摄，而呕伤胃气，滋腻难投，姑以扶胃安神法。

西洋参、归身、乌贼骨、丹皮、砂仁、紫丹参、白芍、白薇、茯苓、谷芽。

三诊：诸恙向安。惟少腹微痛，阴吹未除。

原方去茯苓、白薇，加香附制。

4. 朱莘农《朱莘农医案·崩漏》

经漏八年，色脉俱夺，面浮跗肿，纳谷不思，年逾六旬，如何疗治？窃思妇人经期，是在路之血汇集血海而下潮，其不至崩决淋漓者，赖任脉为之担任，带脉为之约束，跷脉为之拥护，督脉为之统摄。今则冲脉动而血下，诸脉均失其职司，证固属虚，而气又滞也。《内经》曰：冲脉为病，气逆而里急。近年少腹聚痕，痕形渐大，痕旁块磊甚多，上攻则清水泛溢，嘈辣如饥，而胃口久已呆钝，何者非冲气上冲，引动肝火上灼，脾胃不胜其克伐耶？势有痕散成臌之虑，勉拟镇冲逆以和气血，制肝逆以和脾胃。

紫石英、丹参、生香附、牡蛎、锁阳、白芍药、川郁金、潼刺蒺藜（各）、生龟腹甲（秋石一分化水炒）、鹿角霜、川楝子、乌药、降香、竹茹。

5. 朱少鸿《朱少鸿医案·妇人门（胎前、产后、经带、杂病）》

青旸李　崩漏后脉细弱静，与病尚合；而头痛昏眩，肢牵龂齿，似不合矣。按方书以阳明热盛则龂齿，肝风振动则掉眩。盖以血去则阳明虚，肝用反甚；筋脉失于营养，并有周身麻木之弊。际此酷热炎蒸，而又加以发热口干，要不免有时邪夹杂，然必在营分为多。先贤所谓最虚之处，便是容邪之所。斯言可信不诬矣。简阅前师方法，先主重撤邪，而后平静风木，方法井然，稍有效益。今当继以清营，俾营中之热渐解，即有邪而自可退避，至于平木熄风，亦当佐用是耳。

157

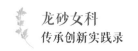
鲜生地(打汁冲)四钱、丹皮一钱半、石决明(先煎)五钱、双钩三钱、白芍(酒炒)一钱半、晚蚕砂(包煎)三钱、生牡蛎(先煎)五钱、黑栀二钱、蔓荆子三钱、丹参二钱、天麻一钱、竹二青一钱。

<h2>第三节 带下病</h2>

金元以前带下病广义与狭义区别不清,金元时期朱震亨明确"带下病"为白带异常之证,专指狭义的"带下病"。龙砂医家在治疗带下病上也有独特经验,与其整个学术见解及学术专长有关。

<h2>一、诸家经验</h2>

<h3>1. 沈金鳌——脾统四脏,健脾燥湿</h3>

沈金鳌《妇科玉尺·卷五·带下》篇所议之带下病亦为狭义之带下病,专指带下异常之病证,包括带下量的异常、带下色的异常,其中以带下过多最为常见。

沈氏认为带下之因有四,一因气虚,一因胃中湿热及痰,一因伤于五脏,一因风寒入于胞门。沈氏总体上将带下的病因病机分虚实两端,虚主要体现在脾气虚及脏腑之虚,实主要体现在湿热、寒湿、湿痰、风寒。虚实辨治,以虚为主。《素问·调经论》云:"百病之生,皆有虚实。"沈氏以虚实辨证为主体,结合寒热、气血、阴阳辨证及脏腑辨证,探讨带下病的证候分类及治疗。虚以健脾为主,辅治肝肾心。

沈氏尤重脾胃,结合《黄帝内经》、张仲景、李杲等对脾胃的论述,提出"脾统四脏"的学术思想,在其著作《杂病源流犀烛·脾病源流》中曰:"盖脾统四脏,脾有病,必波及之;四脏有病,亦必待养于脾。故脾气充,四脏皆赖煦育;脾气绝,四脏不能自生。""脾统四脏"这一思想在《妇科玉尺·卷五·带下》篇中也有体现,在对带下病病因病机阐述中云:"一因气虚,脾精不能上升而下陷也……一因伤于五脏,故下五色之带也。"治疗上曰:"然总要健脾燥湿,升提胃气,佐以补涩,如茯苓、白术、柴胡、川芎之类。"充分体现了沈氏治疗虚损所致带下病时总以健脾燥湿为主。

沈氏注重情志致病,《妇科玉尺》自序中提及妇女性多躁、心偏妒,稍有不遂即为忧思而百疾作。在带下篇中沈氏结合女子的情志特点提出"妇人多郁,郁则伤肝,肝伤则脾受克,湿土下陷,脾精不守,不能输为营血,而白物下流,宜开郁补脾……肝气郁则脾受伤,脾伤则湿胜,皆由风木郁于地中使然耳,宜开提肝气,助补脾元"以达到肝脾同治之目的。而"或色欲太甚,肾经亏损之故""时常白带不止,由思虑过伤心脾也"说明在脾、肝两脏的基础上,虚证带下还可由心、肾之亏虚所致。沈氏对虚证带下不单从脏腑论治,气血阴阳之虚同样可致带下病。

而对于实证带下,沈金鳌认为实以利湿为要,兼祛热寒瘀。带下病开篇所述另外两个病因,"一因胃中湿热及痰,流注于带脉,溢于膀胱,故下浊液也""一因风寒入于胞门,或中经脉,流传脏腑而下也",提出湿热、湿痰及外寒是导致实证带下的原因。以色分治,主论三色。沈氏认为五脏虚损不同则带下之色各异,包括青、黄、赤、白、黑五色,随脏配之。后代医家对于五色带下也多有论述,如清代傅山所著的《傅青主女科》开篇即以五色论带下病。而《妇科玉尺·卷五·带下》篇以论述白带、赤带、赤白带下为主。原文明确提及带下颜色的证候方剂共40首,文中仅有1首方剂治疗黑带。沈氏认为带下色白之病机主要包括三个方面:一则与脾、胃、肝、肾、大肠相关,或肝郁则克脾致脾虚,脾虚则湿土下陷,脾精不守;或肝肾两经湿邪过盛,则浊液下流;或肾经亏虚;或寒气入于大肠。二则气、血、阳虚均可致白带,带下篇中云"白者属气……因血少复亡其阳,故白滑之物下流""或产多之妇,伤血伤液"。三则全身水液代谢失常,湿痰流注下焦而致白带。

沈氏不单从脏腑气血阴阳、带下分色方面论治带下病,其针对女子在不同年龄及生活阶段发生带下病的治疗亦有所分述。未婚女子如室女带下纯白,冲任虚寒也,宜白蔹丸。妇人(已婚女子)情志多忧思恚怒,易伤心、肝、脾,选用补中益气汤加茯苓、枣仁、山药、苍术、黄柏、麦冬,或六味丸加杜仲、牡蛎、牛膝、海螵蛸以开提肝气,助补脾元。对于孕妇湿热带下病,其选择芩术樗皮丸(黄芩、白术、黄柏、樗皮、白芍、山茱萸、白芷、川连)以清热利湿安胎,用丸剂缓治。产后患带下,若"产后去血多,经水不调,白带如倾,淋沥臭秽",沈氏认为是产后气血虚弱所致。

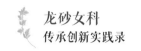

2. 黄堂——分而治之，标本兼顾

黄堂的《黄氏纪效新书》虽列有带下专篇，但所记医案也仅4则，且有1则似为崩漏。其余几则也是笔墨不多，仅寥寥几句。但患者有年老者，有三七、六七之龄者，各依其不同，或因年老体弱之虚，或因外感四时之邪，亦因由淋带而致他病者，分而治之，或可窥见其一斑。

第一则为七十二岁之老妇，患带下淋漓之证，伴有不寐，黄氏认为应治从坎离。所谓坎为肾为水，而离为心为火，心肾相交、水火既济则病安从来。患者古稀之年，肾中水火均虚，心不宁、肾不实，心肾不交则寐不安，从其不寐可知心肾亏虚。所以治从坎离，药用大熟地、绵杜仲、枣仁、茯苓、左牡蛎、菟丝子、远志、湘莲以补肾宁心，心静肾实寐安则带淋自止。

另一则为年轻女性赤带而伴有少腹痛喜按、身热，这似为外感而致热入血室之疾，黄氏认为是营虚所致，外有邪而内有热。治疗上其用了《景岳全书·新方八阵》之一柴胡饮加减治疗，在疏解少阳的基础上加细川斛、湘莲之清润养阴之品，标本兼顾。

第三则是为带淋损阴而小便渐至癃闭、大便不爽的病例。黄氏引李杲之言"无阴则阳无以化"来阐述其病机，肾阴亏虚，虚阳上越，阴损及阳，膀胱气化不利而为水。而治疗上又宗《黄帝内经》淡味渗湿为阳以立法，用导赤散加知母、归身、黄柏、细辛、桂枝，清少阴之火而通阳利水。这是由带下所致的他脏病变，带下伤阴为因，阴损及阳癃闭为果，治则标本兼顾，在汤药的基础上复予东垣滋肾丸治本。

3. 柳宝诒——培土健脾，滋养阴液

柳宝诒治疗带下病，总以健脾养阴之法，是因"脾气散精，上归于肺，通调水道，下输膀胱"，脾脏在水液代谢中的枢纽作用不可忽视。若脾失健运，湿邪留滞，则水谷之液不能化为营血，乘奇脉之虚，下注而为带下。柳宝诒直言带下病与脾关系密切，"带脉属脾，土虚湿陷者，每致带下不止"，故治疗上多从健脾气、培脾土而论，常用白术、茯苓、薏苡仁、山药、木香、砂仁等健脾气化湿邪之药。待脾运化水津功能恢复，则湿化带止。

奇经八脉皆汇聚于肝肾，若带下过多，可致下元阴液耗损；带下与月经同属阴液，若带下不已，阴液枯损，营血干涸，也可致经带同病。在治疗上柳宝诒

尤其重视滋养阴液,如本有阴虚,又见带下不已,津液愈亏,当以南沙参、白芍、麦冬、蛤壳以养阴固津;阴液亏耗渐生内热,佐以青蒿、白薇清透虚热,"祛邪即是养阴";若带下缠绵不愈,"日久奇经髓液下注,故八脉空虚"者,在生地黄、白芍等养阴药中复以菟丝子、川续断、枸杞子补肝肾,充养奇经八脉。观其方药并不以收敛固涩取效,亦不一味苦寒燥湿,每于调脾气升清中行束带之法,无不体现柳宝诒治疗带下病重健脾养阴的思想。

《柳宝诒医案》中载王某带下案,带下缠绵日久,致阴液枯损而生内热,阴液进一步受煎灼,故以清阴健脾两法兼用。方以生地黄炭、白薇清热以保津液,以牡蛎咸寒生津液,佐以白术、砂仁、薏苡仁、茯苓健运脾胃而治本,此乃标本兼顾以止带。

另《柳宝诒医案》中有素体阴虚之人又患带下之疾,足三阴均已亏损,阴津不得上承,肺金不降,稍感微邪辄复咳甚,当以养阴为主,而佐以清降肃肺。以北沙参、麦冬、蛤壳、生地黄养阴津,紫菀、枇杷叶、桑白皮肃降肺气止咳,茯苓、薏苡仁、砂仁健脾胃,一则止带下之源,一则培土生金止咳。

柳宝诒认为带下病多由内湿引起,并将带下病责于脾脏和奇经的功能失调。如在医案中指出:"脾土虚陷,湿热下注于奇经,则带下不止。"及"脾土先虚,湿邪留滞,水谷之液不能化为营血,乘奇脉之虚,下注而为带下。"脾主运化司中气,与胃同为气血生化之源。或因饮食不节,劳倦过度,或忧思气结,损伤脾气,脾运化失职,湿浊停聚,流注下焦,伤及任带,任脉不固,带脉失约,从而导致带下病的产生。在治疗上,用党参、白术、茯苓、炙甘草、山药等培脾利湿,沙苑子、枸杞子、续断、菟丝子等调固奇经。

在中成药方面,柳氏常使用威喜丸和新制白带丸。威喜丸由茯苓、猪苓、黄蜡组成。《柳致和堂丸散膏丹释义》指出:"抱朴子云:茯苓千岁,上生小木状如莲花名威喜芝,取其利下焦之湿热,而不伤精气也。制以猪苓,导之下出前阴,佐以黄蜡,性味缓涩,有续绝补髓之功,能调斫丧之阳,理溃乱之精,凡元阳虚惫而为遗浊带下者恰合。"另记载有秘制带下丸一药,组方"酒炒马头茴四两,菟丝子四两,白术二两,砂仁二两,茯苓四两,春根皮四两,豆腐滞四两,炒川柏一两",水泛为丸,每服三四钱,空心,焦米汤下。此方合封髓、茯菟两方,更参以除湿固下之品。凡妇女面黄肌瘦、赤白带下服此即止。

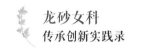

4. 张聿青——调理冲任,利湿止带

张聿青所载带下医案分为寒湿和湿热两类,寒湿多由于脾肾阳虚,水液代谢失常;湿热可分为脾胃湿热和肝经湿热,湿热沦下,带脉不围。带下病的主要病机是冲任损伤,带脉不固。治疗上调理冲任与利湿止带并重。张氏医案中以肝火湿热之证最为多见,治疗以清化湿热,兼泄肝火为法。如赤白相间伴有头胀目涩,责之肝火湿热;久带不止,脉形滑大,属"肝火湿热沦下"且"损而难复";淋带不止,小溲作痒,为"肝火湿热内郁"也。脾胃湿热证也常见,如带下色黄伴恶心欲吐,为脾胃湿热沦陷;带下如注伴腹满不舒,为脾胃湿热;尽行下流,亦有带下而伴有喘之饮阻肺下之证。虚证以肝脾肾亏虚为要,或有病起于血崩之后,营血亏损,不能养肝,肝木克土,出现带下过多,此为水亏木旺,土弱肝强,应以养血柔肝为治本之道;或血崩后八脉损伤、带脉不固,带下连绵,治以补肾,固摄冲任督带。

张氏在辨治带下病时常常倚重脉象来辨证,如其论久带不止而脉形滑大者,属肝火湿热;而带下腰楚、脉象濡软辨证为八脉不固,湿热沦下。

张聿青亦常从奇经辨治,如带脉属于奇经八脉,张氏就常常根据患者的兼证而从带脉辨治。如少腹作痛伴带下腰痛者为冲气不和,带脉因而不固;淋带不止,气撑腹痛,里急欲解不解者为冲任损伤,不能固摄,并认为此类病症"治不易";带下腰酸、小便不禁、心悸火升则为带脉不固、肝肾空虚、阳气上逆所致,当各随其因而治。

张氏常用的治法有调补脾肾法、调理冲任法、疏调肝木法、利湿祛痰法等,多配合运用。调补脾肾法多用于治疗白带,白带多由脾虚不运、肾虚不固致带脉失约所致,治疗上多双培脾肾,固冲止带。如"久带液虚,头晕心悸腰楚,唯有临时调理而已。炒於术二钱、潼沙苑(盐水炒)三钱、椿白皮(炒黑)二钱、炒菊花一钱五分、炒枣仁(研)二钱、钩钩(后下)三钱、朱茯神三钱、煨天麻一钱五分、厚杜仲三钱"。

冲气不和、冲任损伤所致的带下病,多用调理冲任法治疗。如"半产之后,继以血崩,崩则八脉损伤,带脉不固,带下连绵,按月经来甚多,维护皆失其职,不能急切从事也。西党参、乌贼骨(炙)、破故纸(盐水炒)、茯苓、茯神、莲子、阿胶珠、菟丝子(盐水炒)、潼沙苑(盐水炒)、巴戟肉"。

疏调肝木法主要用于赤带或赤白带,病机主要是肝火湿热沦下,带脉不固。如"淋带不止,小溲作痒,肝火湿热内郁也。龙胆草、泽泻、细生地炭、川萆薢、当归炭、车前子、黑山栀、甘草梢、赤白苓",用龙胆泻肝汤加减清利肝经湿热。

黄带主要是由脾胃湿热沦陷所致,多用利湿祛痰法治疗。如"带下色黄,恶心欲呕,脾胃湿热沦陷,拟和中而化痰湿。制半夏一钱五分、广皮一钱、赤白苓各二钱、萆薢一钱五分、竹茹一钱、炙艾叶五分、公丁香三分、白蔻仁七分"。

5. 方仁渊——固摄凉血,温下祛湿

对于带下异常,方仁渊有一篇医话是讲述其女崩后淋带不止而用白垩丸治愈的案例,让人颇受启发。"壬子夏因大女患崩漏,继以淋带,治之半年,诸药不效",故而重读孙思邈《备急千金要方》。书中记载此症多因"风、冷客于胞门,积瘀留于子户,冲任之血,不能循经顺下,致积瘀挟块而下,好血亦伤,冲任之气亦不能固摄,所下反多于常也。治法以通瘀散风冷为主,猛厉之剂十方六七,令人望而生畏",时医均不敢尝试,要么以补涩之剂治之,要么以凉血升提治之,皆无效。方仁渊大胆尝试,仿此意,而不泥其方,验之果有效。后来又听闻乡妇患淋带不止者,多服马鞭草而愈,正与《备急千金要方》意通。再观《淋带论》谓崩漏日久,冲任带脉气血交伤,下焦不能约束阴津,淅漓不尽或风冷瘀凝,其方首推白垩丸,以涩敛祛风温下为主。方仁渊后就以此方加减治疗其女,其女渐愈。

方仁渊在辨治带下过多时,认为肾阳亏虚是较为常见的证型。在其《倚云轩医案》中则记录了一则胞门虚冷、督带不固以致带浊频漏不已、脉涩弱的带下过多医案,治疗以温下元以摄之。

正所谓五色带下,各有所属所治,方氏认为白带属气虚,亦有属湿热者,兼有兼象须兼治之。其治以益气健脾,清热祛湿。药用黄芪、归身、柴胡、白芍、陈皮、半夏、白术、春根皮、川柏、茯苓、泽泻、砂仁。其另外一篇治白带法的医话记载有如病后经行多白带,色时深时止,或泄泻或腰尻骨节痛,日轻夜重,治疗给予止血之类药无效,方氏认为是阳气虚陷所致,治疗当投以补中益气、补气升阳之品,不必血药而白带自止。方氏在治疗带下病上并不是见带止带,常遵古而不泥古,或固摄,或凉血,或温下,或祛湿,当仔细辨证为要。

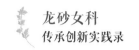

6. 朱少鸿——多脏并调,以湿为主

朱少鸿医案中所涉及的带下之证,多以淋带为名,结合文义可知此处淋带之疾非现今所谓"淋证"之病,而当属带下过多之患。其认为带下有寒热虚实之别,长期不愈以虚者多见。在论及一淋带患者时其分析病机"虽属八脉虚,亦必因于湿热盛。先起赤白杂下,今则但白不赤。以形色论,则白属气,气为湿阻,流行窒滞",故患者淋多且伴少腹之痛无已时,寒热之来无定刻,治疗当先调气化湿,略参和营为法。

另有一例淋带多,伴腰脊掣痛,咳而呕吐的患者,朱氏则认为其任督既伤,冲脉亦损。《黄帝内经》旨以冲脉逆则诸脉皆逆。逆犯肺胃,胃不降而肺不肃,以致咳而欲呕也。且其脉来虚数,不时烘热,当防成劳怯。经治疗后呕咳虽止,烘热亦平,唯背脊痛,多淋,治疗仍当温养为法,巩固治疗。

另外亦有肝脾肾功能失调所致者,如"淋带过多,腰尻酸坠"者,朱少鸿认为是脂液垂涸,肾脏空虚之故。因肾属水,水生木,木不得水以涵,火势渐形发越,上犯胃口,下侮脾土,是以腹部有撑痛之形,心中有嘈杂泛酸之弊,脉得关弦尺弱,舌心黄厚尖红。拟方以降火为急,其治在肝;除嘈止痛为佐,治在脾胃。土木协和,其痛告退。病为上盛下虚,治以平肝木,和脾胃,治其肾也。再诊嘈杂泛酸皆止,胃口渐能增纳,惟纳则仍形痞胀,腹部时觉隐痛,肝邪尚盛,脾胃未得和调,故补虚之法,未便遽进,而仍以清肝和胃立法。

从以上 3 则淋带医案中不难发现,该病单一病因病机者少见,常累及多脏腑经络,当细辨证之虚实、病之先后主次。临证虽以湿为主,然湿之形成涉及甚广,有外感、内伤之别,朱氏常从肝脾肾及水木、土木、水土等方面认识诸兼症与带下的相关性。

7. 周小农——丸药缓调,极重带脉

周小农治疗带下病最大的特点是其善于发挥"丸药缓调"的治疗特色,在其医案中有 3 则治疗带下的医案,均是使用丸药口服治疗的。有"带下如崩,日必易裤三次"者,症见"口腻胃呆,内热,足重无力,苔白脉濡",周小农辨为"脾虚湿蕴,带脉不固"而择健脾祛湿固带之药做丸者。另有因服用芎芍丸伤气液而致带下如泔,口渴不止,烦懊,心中空虚,先停服芎芍丸后予养阴之品复之者。

周小农治疗带下病,对带脉尤其重视,其言"所以系胞胎者,带脉也……带脉起于少腹之侧,季胁之下,环身一周,络腰而过,如束带然"。如有小产后患带下溲频,"平日带多则液耗,脉虚则腰酸,阴亏阳僭,头晕以之。矧冲任二脉流于气街,皆归于带脉,冲气上逆,似乎干咳,以夜甚者,非六气之外袭。阴阳维系之脉牵连而病,则内热生焉。合之脉象濡小,重按无力,而左部更弱,是肝肾精血既亏,奇经病证显然。且苔少胃薄,生化之源亦衰。拟长服丸方以调摄"。周小农组方为冬虫夏草、苁蓉、归身、白芍、生首乌、沙苑子、菟丝子等补养肝肾之品,研末后用阿胶、龟板胶溶化为丸,嘱患者空腹盐汤送下,服之应效。

8. 朱莘农——阴阳平调,养营平肝

朱莘农的医案中治疗带下的也不多,淋带章节仅有 1 则医案,另有数则散见于其他章节而见有淋带者。如其在论述一则经停数载,向有淋带之症,而见有"形寒腹鸣,便溏足冷,烘热心荡,不寐肉瞤,头重昏晕,汗多脐跃,腰脊作痛"等症者,如此绝经期诸症,其认为种种征象为下虚上盛,且"其道远,其根深,图治颇形费手,顾阳则碍阴,顾阴则碍阳",故而采用了不偏不倚的方法,用仲景救逆汤以固阴阳之虚。服药后,果"外寒足冷皆愈,便溏较实,脉细软无力者,较前有神"。

而在治疗某年过半百,正气本虚的患者时,朱莘农又指出带下之症虽为常见,然不及时诊治则可祸及他脏,后患颇深远。因此,治疗不能仅仅停留在带下的一个层面,带脉为奇经八脉之一,与其余奇脉相关甚紧,与五脏六腑亦相互影响。"年已半百有余,正气不虚而自虚,设使善自珍摄,亦不过少病而已,况向有淋带之症乎? 然淋带之下,虽由带脉亏虚而来,而他脏不免由此日伤。先伤乎气,后伤乎血,血伤则不能上灌诸阳、下渗诸阴,气虚则不能卫外,是以心荡时作,汗出甚多也。夫汗为心液,肾主五液,汗之出者,足见非特气虚而然,心肾不交,亦能使然也。阴既失守,阳火自炽,蒸扰不已,神亦日渐衰馁,中气更觉伤残,故夜不安寐,目不能合,心嘈杂,必得谷食填之,其嘈乃止,面时浮,足时肿,耳时鸣响,神疲脉细,细而无力,右脉虚大,按久有歇止之形,舌苔淡黄而燥,燥且裂也。由是症情脉舌观之,是气虚不能摄,精虚不能敛神之明验"。此案例充分提示了在诊治之时不能一叶障目,而当顾及当下之证,也当考虑远期影响。所谓未病防变、已病防传,带下病不能得到有效治疗也是会遗患后来的。

带下篇中唯一的一则医案:"带多,肢节酸痛,络虚也。头晕少寐,肝阳不静。拟养营平肝法。"短短几句话,展现了一个带下过多的病案,伴有肢节酸痛为络虚。"络"首见于《灵枢·脉度》,"经脉为里,支而横者为络,络之别者为孙","络"具有"运行气血、渗濡灌注、沟通表里、贯通营卫"的生理功能以及"易滞易瘀"的病理特点。现代也有学者提出了"络虚不荣、络病瘀阻、络病绌急"的络病病机,有学者以络脉理论治疗输卵管性不孕,从这个角度来讲带下与络虚似乎有一定的相关性。在这个病案中另外一个表现为头晕少寐,朱氏认为是肝阳不静所致,故治疗以养营平肝之法。方为:潼刺蒺藜(各)、滁菊花、煨天麻、稽豆衣、白归身、炒白芍药、丹参、宣木瓜、石决明、荷叶边。此方以治肝为要,清肝养肝为法,与傅青主的清肝止淋有别,方中无治疗带下过多常见的健脾补肾或者清热利湿之品,可谓非其治而治。

9. 承淡安——寒热为纲,三角灸治

承淡安从"病因分寒热,病灶在子宫"立论,阐述带下病。在《中国针灸治疗学》中,承氏梳理历代医家的观点,引入历代名家的论述。如"王孟英曰:带下为女子生而即有,津津常润,本非病也,但过多则为病矣。夫所谓带下者,谓其绵绵如带而下也,前贤言此有主冷入胞宫者,巢元方、孙思邈……有主热湿者,刘河间、张洁古,诸人是也;有主脾虚气虚者,赵养葵、薛立斋,诸人是也;有主痰湿者,朱丹溪是也;有主脾胃虚者,张景岳是也"。

承氏认为,"立说多端,总而括之,不外寒热二端而已"。其以寒热为纲,对带下病进行辨证,运用经络脏腑立法处方治疗带下病。带下病之女子,下部流出黏液,似水似脓,或稀或稠,色白者名白带,色赤者名赤带,赤白相间者为赤白带。其多因子宫蓄热,或子宫有寒。属热者少腹隐隐作痛,所下之物或夹秽臭,阴道灼热。属寒者则不痛不秽臭,所下之物,白色为多。承淡安针灸治疗带下病在早期强调取穴:带脉专治带下,依据寒热辨证,属热则针泻以清热,属寒则艾灸以除寒,规范了针灸治疗带下病的处方。后期经过长期的临床积累,在带下病的实践中认识到了八髎穴的重要性,故逐渐重视灸八髎穴,并强调腧穴刺激的量。而病名不再以带下,而以西医阴道炎、盆腔炎等。取穴规律上仍以八髎穴为重,慢性者轻刺激,急性者中刺激。其论述的白带特效疗法,即"三角灸",取中极、命门、肾俞等穴位,以精制艾绒,搓如米粒大,各点灸7

壮。承氏在灸治带下中主要的灸点为带脉穴、关元、足阳关、三阴交,常以盆底、腹部穴位为主,并与带脉、三阴交、足三里配合而用。

10. 戚云门——和调八脉,柔肝补肾

《戚云门医案》中虽只列出 1 则带下病案,但不难看出其独特的临证思维,其之于带下病从脏腑辨证,又分虚实而论。有一则"久淋久带"的病患,其认为久病"必伤肝肾之阴,致奇脉交损",故而出现"腰脊垂痛,维纲不振,寒热交作"之伴随症状。而女子以肝为先天,所以治疗宜柔剂缓调,以和八脉。药用"人参、牡蛎、龙骨、五味、归身、白芍、阿胶、炙草、紫石英、鹿角霜"。

带下日久且伴有久淋是由肝肾阴虚,奇经损伤所致,治疗以柔肝而固冲任、暖督带,以和八脉为法,以治其根。傅青主等治疗带下往往采以清肝止淋之法,而戚云门则以柔肝之法,较为少见,此法不同于常规,不独从湿邪论治,而是更注重于肝肾之阴的亏损。肝为刚脏,不柔则克伐脾土,柔肝方能使脾健得运而带下自止,这反映了淋带之症损及肝肾之阴。久淋久带以虚证为多,治以柔肝补肾、固冲止带,虽病延极久,仍可治之。

二、医案选粹

1. 戚云门《龙砂八家医案·太平桥李案》

久淋久带,必伤肝肾之阴,致奇脉交损,腰脊垂痛,维纲不振,寒热交作。女科以肝为先天,宜柔剂缓调,以和八脉。

人参、牡蛎、龙骨、五味、归身、白芍、阿胶、炙草、紫石英、鹿角霜。

2. 朱少鸿《朱少鸿医案·妇人门·月城桥案》

月城桥 淋多,虽属八脉虚,亦必因于湿热盛。先起赤白杂下,今则但白不赤。以形色论,则白属气,气为湿阻,流行窒滞,故少腹之痛无已时,寒热之来无定刻也。当先调气化湿,略参和营为法。

柴胡(盐水炒)一钱半、全当归三钱、乌药一钱、小茴香一钱、白芍一钱半、制香附三钱、生草四分、茯苓三钱、延胡三钱、青陈皮(各)一钱半、丹参二钱、姜山栀二钱、玫瑰花三朵。

复诊:淋带将止,腹痛未和,胸脘未畅,大便泄泻,寒象为多。今当疏畅肝

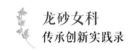
脾为法。

桂心炒白芍、制香附、沉香曲、新会皮、楂炭、茯苓、乌药、炒枳壳、建曲、延胡、半夏曲、佛手。

3. 余听鸿《余听鸿医案·血分、黄带、阴痒·黄带案》

常熟东乡某姓妇,就寓诊,云:带下黄腻水,终日淋漓甚多,且臭秽不可近。诊后椅垫皆湿,腥臭不堪。余思五藏五带,黄带属脾经湿热,清气下陷,不能固摄。然病已半年,亦难速效,姑拟补中益气法,原方去当归,加菟丝、龙骨、牡蛎,使其清气上升,脾有约束,以菟丝、龙骨、牡蛎堵截其下焦,亦杜撰不经之见。不料服三剂,病已霍然,余亦不解其妙。

第四节 求嗣

"求嗣"通俗理解可为求得子嗣之意。一般有广义与狭义之分,狭义的"求嗣"即求子之意,一般仅包括受孕之法,与现代医学中的不孕相关内容相符;而广义"求嗣"则包括男女双方的备孕调理准备、受孕、妊娠直至胎儿娩出全过程,与现代医学对照,除了不孕相关内容,还包括孕期、孕期保健等其他内容。《周易》中记载"妇三岁不孕",首次提出不孕的病名及年限界定。《素问·上古天真论》首次提出了受孕的生理,即"肾气盛,天癸至,精气溢泻,阴阳和,故能有子"。《金匮要略·妇人杂病脉证并治》中记载了第一张调经种子方"温经汤","主妇人少腹寒,久不受胎"。宋代《妇人大全良方》一书中首次专门设立"求嗣门"章节。关于孕前的调理保健,早在《诗经》和《山海经》中就分别记载了一些"食之宜子"及"使人无子"的药物;夏商周时期已经认识到近亲结婚不利于后代;《列女传》记载了最早的"胎教"——"太任者,文王之母……及其有娠,目不视恶色,耳不听淫声,口不出傲言",这也是最早的"母胎医学"观点。

一、诸家经验

不孕症历来是医家较为重视的研究内容,而龙砂各医家对本病的认识较深刻,治疗经验亦颇为丰富。

1. 谈允贤——强调养护，善用灸法

谈允贤《女医杂言》中专门记载有"不孕、滑胎、胎自堕"三则医案。其中一则颇具代表性，记载为"一妇人年三十二岁，生四胎，后十年不生，因无子，甚是忧闷。某询其故，乃因夫不时宿娼，偶因经事至大闹，乘时，多耗其血，遂成白淋，小腹冷痛。某思《脉诀》云：崩中日久为白带。漏下之时，骨木枯，即子宫虚冷，以致不能成胎。某与灸，暖子宫。又《明堂针灸》云：针则绝产，灸之三遍，令人生产。某取灸：气海一穴、关元一穴、中极一穴、气冲二穴。服何首乌丸（出《丹溪方》），连灸三年，遂产一子"。

在这则医案中，谈氏认为本病咎于"忧闷"，即年久无子，心中抑郁，情志不畅，肝气郁结，肝郁乘脾，脾失健运，气血生化乏源，则胎元虚惫难结。因而此医案，谈氏认为不孕与郁证密切相关。同时也强调妇女要注意经期养护。此医案中妇女不仅未注意经期养护，反而在经期不堪生育压力及家庭矛盾，终致情绪失控，肝失疏泄，肝不藏血，胞宫失养，胞系于肾，肾主二阴，失于固摄，遂成白淋，以致不能成胎。

在治疗上，谈氏善用灸法。艾灸是中医传统诊疗手段之一，通过艾绒燃烧时对局部皮肤或穴位产生的刺激而达到治疗疾病的目的，具有温经散寒、回阳固脱、活血行气之效。艾灸被谈氏广泛应用于不孕症的治疗中。在此医案中，谈氏取穴：气冲一对及气海、关元、中极各一，灸之。气冲属足阳明胃经，胃经下行并冲脉于气冲，冲脉又称血海，与任脉同起于胞宫，故灸之可充养血海，滋养胞宫。气海、关元、中极属任脉，任脉有"阴脉之海"之称，其起于胞中，系子宫，循前腹正中线上行，有调节阴经气血、调经之效。《素问·骨空论》云："任脉为病，男子内结七疝，女子带下瘕聚。"气海为人体先天元气聚会之处，主一身之气，灸之可补元气，行气散滞。关元为男子藏精，女子藏血之处，具有调补肝肾、调经止带之效。中极具有温肾助阳、调经止带的功效。《西方子明堂灸经》云气海："主脏气虚惫，一切气疾……主冷气冲心，女妇恶露不止，绕脐痛。"云关元："妇人带下，因产恶露不止，断绪，产道及胁下胀。"云中极："主淋……绝子，阴痒，子门不端，小腹苦寒。"云气冲："主癞阴肿痛……妇人月水不通，无子。"谈氏认为上述五穴（气冲一对），皆可治疗女性不孕症、腹痛、带下、虚劳疲惫等症，通过艾灸可温宫散寒，活血行气，开郁种玉。此外，还可配合服用"何首乌丸"。《女医杂言》的"荔枝鼻"案详述了何首乌丸的用药、炮制与服法："何

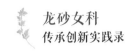

首乌五斤、生地黄一斤、白蜜二斤，大酒匀和，为丸，每日一二次，甘草汤下七十丸。服尽即愈。"此方中何首乌、生地黄二药合用，补血养阴，调摄冲任；又以滋阴润燥之白蜜与和血行气之大酒调和为丸，再以补中缓急之甘草汤送服，共奏温肾暖宫，固本培元之效。艾灸与何首乌丸配合治疗令太冲脉盛，故能有子。

2. 庄履严——条分缕析，男女同治

庄履严所撰专著《妇科百辨》中第三篇为种子专篇，该篇通过问答的形式详细介绍了本病的病因及治疗。

在病因方面，庄氏认为本病的发生与男、女均密切相关。女子经水调，男子精气旺是生育的生理基础，备孕时，男子宜守精节欲，女子宜情志舒畅，阴血充盛。对于受孕的时机，庄氏也作出了自己的分析，并提出易孕日的概念，即"种子当于经事三日后，五日内"，此与现代医学排卵日的概念亦较为接近。关于本病的常见病因，作者亦有详细列举：一为女性求嗣心切，情志抑郁不舒，影响经候致不孕；二为女性体形过肥，膏脂满溢，闭塞子宫可致不孕；三为女性体形过瘦，瘦人多阴虚，子宫干涩少血，不能摄受精气致不孕；四为女性产后调养失宜，气血虚热致子脏无血致不孕；五为女性生殖器官先天发育异常致不孕。书中提到了"五不女（螺、纹、鼓、角、石）"等，与现代对不孕病因的认识有一定重叠。

在治疗方面，庄氏强调辨证论治。对于气血俱虚者，治宜大补气血；痰阻胞宫者，治宜燥湿，可用胆南星、半夏、苍术、川芎、防风、羌活等药；血虚气急者，治宜凉血降火，可用四物汤加芩、柴、香附诸药。对于有气多而不受胎者，有血浊瘀郁而不受胎者，有湿痰留滞胞宫而不受胎者，有肥盛妇人躯脂闭塞子宫而不受胎者，审其虚实，多服归附丸（当归、香附、川芎、艾叶、人参、干姜、白芷、延胡、琥珀、沉香、木香、地榆），则病自愈。

而对于"暮年生子，必多夭死"的观点，作者指出不可拘泥，若起居有节，不妄作劳，加以调补，男子年过七十亦可生子，子代亦可多寿；女子幼年有疾，中年诸事不满意，至暮年衣食丰足，事多得意，气血未耗，则四十九受胎，五十岁生子，亦非异事。此外，《妇科百辨》对妊娠脉象、双胎、生男生女、受孕方式等亦有记载。

3. 沈金鳌——按脉切症，养血调经

《妇科玉尺》是清代沈金鳌所撰的一部颇有影响力的妇科专著。求嗣篇位

列该书篇首,此篇分为脉法、进火有法、男女情兴、氤氲有时、胎孕所由、求嗣方等部分,从病理、生理、诊断及治疗等方面详细阐述了不孕相关的内容。书中开篇即提到"求嗣之术,不越男养精、女养血",明确提出生育与男女双方均关系密切,男方精液充沛正常,女方月经按期来潮是基本条件。同时也强调父母双方的体质与子代密切相关。篇中引前人言"父少母老,产女必羸;母壮父衰,生男必弱",且针对父母体质较弱者所生子嗣也提出了注意事项及治疗方法,即"补羸女则养血壮脾,补弱男则壮脾节欲。羸女宜及时而嫁,弱男宜待壮而婚"。此外,还强调孕育时机的重要性,遵循万全提出的"妇人血经方绝,金水才生,此时子宫正开,乃受精结胎之候,妙合太和之时。过此佳期,则子宫闭而不受胎矣"之理论。

在诊断方面,沈氏重视脉法,强调按脉切症。这也与当时的社会环境相关,妇女多幽私隐曲,诊治妇科病时望、问、闻诊有时不易得出详细的实情,故提出"所言诸病,必按脉切症,要于得当,不失幽私隐曲之所在"。且在专著中单列"脉法"一节,并进行了详细讲述。

在治疗方面,沈氏认为气血是妇女月经和生育的根本,故极重视气血的调养。养血之法,首要调经,"经不调则血气乖争,不能成孕。每见妇人之无子者,其经必或前或后,或气虚而多,或血虚而少且淡,或虚而行后作痛,或滞而将行作痛及凝块不散,或滞而挟热挟寒,至色成紫黑"。在理气方面,女性多忧思怨怒,"思则气郁,怨则气沮,怒则气上,血随气行,故气逆而血亦逆,血气乖争,百疾于是乎作"。因此"皆当斟酌用药,直至积行、滞去、虚回,方能受孕"。故而调和气血是沈氏治疗此类病症的一大特点。

4. 方仁渊——明确病因,强调病源

清代医家方仁渊在其著作《倚云轩医论》中单列"求嗣说"一章节,此章节并未赘述前人观点,而是在前人的观点之上,通过对自身丰富的临床经验进行总结,补充了自身对于此类疾病的认识及独特的治疗方法。在病因方面,其强调男女双方皆要重视病因检查,女性病因方面务必重视审证求因,切不可笼统地归于气滞、血瘀、血虚等,一定要明确详细的病因,分清虚实。在治疗方面,其强调遣方用药务必要审其病源而药之。在优生方面,方氏认为孕母的形体、声容笑貌等均与子代相关。关于"种玉时"即排卵日的概念,方氏也强调不必

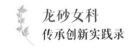

过于拘泥。

5. 顾膺陀——氤氲之候,分型治疗

民国时期的医家顾膺陀在其专著《妇科集》中列有"种子类"专篇,该篇从生理、病理等方面全面介绍了受孕的生理及不孕的各常见病因。关于"种子之大要",顾氏认为男女爱情浓郁,阳施阴受,血开精合,即可有子。而在交媾之时有五伤可致不孕,分别为"伤肝、伤心、伤目、伤肾、伤腹"。关于种子之时,顾氏提出经后"氤氲之候"的概念,并详细描述了氤氲之时女性阴道分泌物的变化,同时也强调情志舒畅在备孕时的重要性。

对于女性生殖器官先天发育异常,顾氏称之为绝对不孕,包括女子阴户无激,或有窄而孔小;阴户有螺旋纹,阴中有物挺出等,并提出宜手术开之。而对于终身月经不调者,顾氏亦认为其绝对不孕。对于本病的治疗,顾氏将不孕分为12个类型,并依此对症治疗,具体如下:

(1)经水不调而不孕:应按其病因治疗,可酌情用种玉酒。

(2)经期准而不孕:治疗宜用续断、沙参、杜仲、当归、益母草、制香附各二钱,川芎、橘红、砂仁炒研各五分,红花三分,经期煎服四剂;或以丹参为末,每日服二钱,陈酒送下,数次即孕。

(3)子宫寒冷不孕:治疗宜用吴茱萸、川芎、天竺黄各二钱,共研末炼蜜为丸,如弹子大,棉裹入阴户中,日夜一换,治疗一月后可成孕;或用硫黄煎水亦有效。

(4)体肥不孕:多为湿盛气虚之体,治宜利水化痰,兼补脾肾。方可用加味补中益气汤;或用酒当归一两,茯苓二两,川芎七分半,白芍、白术、半夏、香附米、陈皮、甘草各一两,分作十剂,每剂加姜三片,清水煎服;另可用白术二两,半夏曲、川芎、香附米各一两,焦神曲、茯苓各五钱,橘红四钱,甘草二钱,有热者加黄连、枳实各三钱,共为末,以稠粥为丸,如桐子大,用煎汤下八十丸,服完十剂,接服秦桂丸。

(5)体瘦不孕:瘦人多血衰且多火,治宜补肾平肝,方可选养精种玉汤。

(6)怯弱不孕:此类患者多肾气不足,故治宜补脾肾,可用升提汤。如因子宫无血,精神不聚者,治疗宜用四君子汤或六味丸加香附、蕲艾。

(7)虚寒不孕:多为脾胃虚寒,治宜补命门与心包络之火以温脾胃二经,方可选温土毓麟汤。

(8)疝瘕不孕:多由任督脉虚所致,治宜先去疝瘕,再补其任督,方选升带汤。

(9)嫉妒不孕:多由肝气郁结所致,治宜解肝郁以通三经之气,血随气调,方用开郁种玉汤。若兼子宫不净,可用加味香附丸。

(10)骨蒸夜热不孕:多由阴虚内热,虚火燔灼所致,治宜清骨滋肾汤。

(11)下部寒冷不孕:多为胞宫实寒所致,治宜补心肾之火,方可选温胞饮,用药切忌燥热之品。

(12)少腹急迫不孕:多由带脉拘急所致,治宜大补脾胃之气,方用宽带汤。

(13)便涩腹胀足浮肿不孕:多由膀胱气化不足所致,治宜壮肾水以化胞胎之湿,方用化水种子汤。

二、医案选粹

1. 王钟岳《龙砂八家医案·少夫人案》

少夫人 三疟之后,中脘痞结,气郁生痰,痛呕少食,兼之经水愆期,来时作痛且呕,甚至经逆不调,而脉细并涩。视其形气未弱,血则有余,而气太郁,色虽紫而有寒。乃因血积胞门,或凝子宫,致冲任不荣,经年不孕。

熟地、川芎、白术、肉桂、菟丝、归身、艾绒、吴萸、枸杞、续断、香附。

2. 王旭高《王旭高临证医案·妇人门·奚案》

奚 肝为藏血之脏,脾为生血之源。肝气郁则营血失藏,脾气弱则生源不足。腹中结瘕,肝气所结也。经事先期,肝血失藏也。饮食少纳,脾气弱也。便后带血,脾失统也。气弱血虚,宜乎不孕矣。调补肝脾,则冲任充足,自然有孕。

西党参、大熟地、冬术(人乳拌)、白芍、香附(醋炒)、杜仲(盐水炒)、茯神(辰砂拌)、菟丝子、归身、木香、川断、艾叶炭、阿胶(米粉炒)、乌贼骨。

3. 柳宝诒《柳宝诒医案·卷六·妇人》

欧 种玉必先调经,兹经水如期,营分并无疾疴。前人谓痰阻子宫,奇脉气滞者,均于受胎有碍,用药即仿其意。

香附(须用九制)一斤、当归(炒)、川芎、川断(酒炒)、茯苓、菟丝子(酒炒)、枳壳(醋炒)、春砂仁、川郁金、丹参、法半夏、长牛膝(酒炒)、杜仲(酒炒)、桂心。

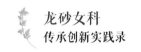

上药共为细末,用益母膏化水泛丸,每服四钱。

4. 顾膺陀《诊余集·怯弱不孕》

妇人不孕,其原不一,经水之不调,寒热之偏胜,身体之衰弱,病邪之缠绵,皆足以致之。欲不孕者而使之孕,必先究其不孕之原。世俗妇女,一有家室之乐,即思快育宁馨。若中年不育,即终日惶惶,滥服市肆种子之药,而体气药性是否融洽,寒暖饮食是否调匀,皆置不问,至其终,则见效者甚鲜,偾事者特多,可叹也。钱君伯融,数代单传,年三十六,尚无子息。其夫人引为深忧,终日求神问卜,广施慈善,凡见种子之药,必百计购服,率皆无效。钱君邀余往诊,则气怯力弱,羸瘦不堪,饮食少进,脉甚微细,是为肾气不足之证,子宫无血,精气不足,故受孕不易也。夫人乏水谷之养,则胃气不能升腾;无肾中火气,则脾气无由运化,气血无以生长。故欲补脾胃,必先补肾中之水火,兼补气血,则受孕自易矣。钱君深然之。方用:

大熟地三钱、山萸肉三钱、巴戟天三钱、潞党参三钱、库伦芪六钱、枸杞子三钱、小於术二钱、醋柴胡钱半、香附米二钱、醋蕲艾三钱、当归身三钱、炙甘草钱半、淮山药三钱。

水煎加减服二十余剂。气渐壮,饮食渐健,乃嘱常服玉液金丹,以黄芪一两、当归一两,煎浓汤送下。翌年腊月,安然得子。

第五节 胎前

妇女从受孕到分娩的一段时间,称为胎前。在这段时间内,妇女由于生理上的特殊变化,往往容易产生一些与妊娠有关的疾患,这就叫作胎前病,又称妊娠病。常见的胎前病有恶阻、胎动不安、胎漏下血、滑胎等。这些病如不及时防治,严重者可危及胎儿和孕妇的安全,所以历代医家把胎前病列为妇女四大病之一。

一、诸家经验

中国古代文献,对胎前病及孕期养胎的内容有详细的记载。最早的养胎理念源于《黄帝内经》，其中提到妊娠应顺应五运六气，方可使胎蕴于"子处"内逐渐发育成熟，并指出诊治妊娠病应遵循治病与安胎并举的原则。《伤寒杂病论》记载了妊娠病的病机、脉症方药及针刺治疗。龙砂医家对胎孕疾病尤为重视，著书立说者众多，颇有建树。如谈允贤所著《女医杂言》载有"胎前"病案3则，详细阐述了常见胎前病的病因病机及治法；清代沈金鳌的《妇科玉尺》收录了秦氏世传逐月养胎方，系统论述了胎儿的生长发育过程、孕妇的卫生保健及孕期疾病的防治问题，为古代胎育优生作出了贡献，其理论思想也为后世医家所借鉴推崇；方仁渊在《倚云轩医案》中对胎前呕哕、风噤作了详细论述；朱少鸿在《朱少鸿医案》中对妊娠病调治作了全面的收录整理，丰富了胎前病治疗体系。历代龙砂医家在继承前人的基础上对胎前病进行了系统的总结，发前人所未发。现就龙砂医家对妊娠疾病的发病机制及治疗相关的学术思想作一简单探析：

1. 谈允贤——化源为本，善调气机

气机，是气的运动及其机制。人体脏腑经络的功能活动，脏腑经络以及气血阴阳的相互关系，无不依赖气机的升降出入。"升已而降，降已而升，如环无端，运化万物，其实一也"。谈允贤在治疗胎前诸疾时，善于调理脾胃气机。其继承发扬了李杲的脾胃学说，且不拘泥于专科思路。在"胎自堕"案中，谈允贤记录了一位屡孕屡堕的妇人，"年三十六岁……忧忿太过，家事颇繁，愈加不能成胎"，谈氏认为其"劳怒伤情、内火便动，亦能堕胎"，遂与四制香附丸、调经益气汤加白茯苓、川芎、香附（炒黑）、黄芩（酒炒），得胎后以黄芩、白术为末，紫苏汤下，"次年五月，遂生一子"。

在"妊娠伤食"案中，谈氏记载了一例病情危重，颇为棘手的胎前病："一妇人……终日忙甚，失落银挑心一个，一日夜无获，汤水不进，况有胎五个月。其姑怜其为财痛伤受饿，煨米饼二枚，食之一枚，停于中脘一月余，不进米粒，将欲命绝……某将追积丸磨辟灌之。少停，追下其积，青暗色米饼未消，患者苏醒，就吃茶汤。又与安胎顺气之剂调理，遂获痊安，后生一女。"患者胎孕在身，气机原本不如平时畅通，又因失物而思虑过度，气结中脘，停食不化，益增病情。食积胃脘，中焦不运的病机比较明确，棘手处在怀胎五月，是否有胆识用消积导滞、通腑下气之法。谈氏所用追积丸不可考，从其方名及服后效果看，

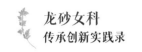

应是消积导滞之方。其能将该方果断用于妊娠五月的患者,可谓胆识过人。该医案也体现了龙砂医家所秉持的脾胃功能健旺,方能胎气充而长养的学术观点。

2. 沈金鳌——逐月养胎,胎育优生

逐月养胎法是历代医家在长期诊疗实践的基础上总结的妊娠期生理规律及防治法则,其主要内容为阴阳调和,二气相感,阳施阴化,是以有娠,胚胎在腹,逐月成形,每一个月都有各自的生理特点,并与脏腑气血经脉密切相关。早在先秦时期《文子》一书中即有关于十月胚胎发育特点的描述,《文子·九守》载:"人受天地变化而生,一月而膏,二月血脉,三月而胚,四月而胎,五月而筋,六月而骨,七月而成形,八月而动,九月而躁,十月而生。"沈金鳌的《妇科玉尺》收录了秦氏世传逐月养胎方,如所录妊娠二月:"陈皮半夏汤妊娠二月服,治有气血不足,胎气始盛,逆动胃气,恶阻呕吐,饮食少进。更详加减法。"此方描述细致,内容详尽,将妊娠逐月的饮食禁忌、生理特性、病理特点、治疗禁忌及所适方药娓娓道来。沈氏认为其"尤为大妙,诚属百用百效,凡服此者,从未见有产厄,真宝方也"。

在古代妊娠护胎法中,束缚保胎是其一大特色。沈金鳌《妇科玉尺》中记载:"受胎三五月后,常要紧束其身,勿令胎放。"古人认为,在妊娠三到五个月,即胎儿已明显生长的时候,以布缠腰腹,一方面可以增强腰臀部的力量,防止在跌仆损伤中损伤胎儿;另一方面,在临盆前将缠布解开,此时腹部变大,胎儿得此空间便于转身,从而使得生产更加顺利。现代孕期保健提倡孕妇穿着宽松,这虽然能给胎儿足够的发育空间,但随着现代生活饮食质量的提高,往往会导致胎儿过大,增加产妇负担,也增加了生产的风险。因此,古人所提倡的孕期束缚保胎值得借鉴和运用。

孕妇的饮食是孕期养胎的重要内容,古代医家主要从饮食禁忌、饮食营养和饮食节制方面作出论述。在《妇科玉尺》中,沈金鳌引《保产要旨》,列出孕期妇女的饮食禁忌,指出食用某些食物及饮食、情志不节会损害胎儿健康。如"受胎后,不宜食牛、羊、犬等肉,并蟹、鳖、乌鱼、无鳞鱼、胡椒、姜、蒜及辛辣之物";孕期胎教、孕期休养、孕期起居调摄方面亦有涉及,如"受胎后,不可看戏及鬼怪形象""最戒暴怒,口不可出恶言,手不可用鞭挞""亦不可登高上梯,

恐跌有损;亦不可伸手高处取物,恐伤胎而子鸣腹中"。这些养胎理论至今仍指导着现代孕妇在孕期的保健养生,有极其重要的研究价值。

《素问·经脉别论》云:"饮入于胃,游溢精气,上输于脾,脾气散精,上归于肺,通调水道,下输膀胱,水精四布,五经并行。"这充分说明脾胃对人体的重要性。又冲脉附丽于阳明,阳明为多气多血之腑,脾胃健旺,精微充足,血气旺盛,冲任充沛,则经、孕、产、乳正常。故健脾和胃,以滋气血生化之源,实为胎前病调治常用之治法。沈金鳌在胎前病治疗中处处不忘兼顾脾胃,《妇科玉尺》云:"妇人月事一月不通,六脉平和,或见吞酸恶食……若知已有胎,而恶心呕吐,不思食,惟宜养血安胎,理气健脾(此为要着),宜受娠和中汤……盖胎之所以不安者,除一切外因,总由气血虚不能荣养胎元所致,故必用参补气,当归补血……又胎系于脾,脾虚蒂无所附,以至堕落,故用白术、炙草以培之。至于陈皮、香附、苏梗以理气,砂仁开胃理中……"并引窦汉卿所言详细论述治疗用药:"恶阻,心下愦闷,吐逆不食,恶闻食气,头眩,四肢百节烦疼,多卧少起,旋覆半夏汤。病醋心,胸中冷,腹痛吐逆,不喜饮,人参半夏汤。胃虚气逆,呕吐不食,缩砂散。"盖脾胃为气血生化之源,脾胃健则气血化生有源,冲任得固,胎元得养而无陨坠之虞。

《素问·上古天真论》记载:"任脉、冲脉,皆奇经脉也。肾气全盛,冲任流通,经血渐盈,应时而下……然冲为血海,任主胞胎,二者相资,故能有子。"其中冲脉上渗诸阳,下灌三阴,与十二经脉相通,为十二经脉之海,且为五脏六腑之海,脏腑经络气血皆下注于冲脉,故称为血海;任脉循腹面而行于正中线,总任人体诸阴经,故称为阴脉之海。《太平圣惠方》记载:"夫任者妊也,此是人之生养之本。"故有"任主胞胎"之说。冲、任二脉通畅,胞宫气血充盈,则胞宫发挥正常的生殖功能。龙砂医家认为冲、任二脉与女性生殖关系密切,维系胎元孕育,沈氏对此有精辟阐释:"凡有胎者,贵冲任脉旺,元气充足,则饮食如常,身体壮健,色泽不衰,而无病患相侵,血气充实,可保十月满足,分娩无虞,母子坚牢,何疾之有? 若血气不充,冲任脉虚,则经水愆期,岂能受孕? 纵得孕而胞门子户虚寒,亦受胎不实。或冲任脉虚而协热,轻则胎动不安,重则三五七月即堕。"

沈氏对胎前病治疗有独到见解,认为凡有胎者,以安为要,佐以养血顺气,盖血有余则子得血而易长,故四物汤为要剂。四物汤为补血调血之主方,配伍精当,补血而不滞血,行血而不破血,补中有散,散中有收,为治血要方,在妇科病症中应用极为广泛。在胎前病治疗上多以调和气血为主是沈氏的一大特点。沈氏认为妊娠期诸多病证,均可用四物汤加减治疗。如妊娠血虚者,以四物加香、砂;气虚者,以四君加香、砂,"取其一补一顺,补则气旺而无堕胎之患,顺则气血通和而无难产之忧"。又有妊娠经血不时而来者,名曰漏胎,"当察其脉之何虚以治之,或气虚,宜四君子汤加黄芩、阿胶;或血虚,宜四物汤加芩、连、白术、益母草";"妊娠二便不通,脏腑积热也。大肠热则大便不通,宜四物汤加枳壳、黄芩";妊娠腹痛辨证属虚者,"脉无力,乃血少不能养胎,宜四君子汤加归、芍";"至如娠将届期,腹胁胀满,心胸刺痛,宜壮气四物汤;妊已月倍,临期三日前,心腹胁肋胀痛,宜安胎四物饮";"妊娠腰痛,最为紧要……或因血热血滞,宜四物汤加乳、没、木香、黄柏、火麻仁";"妊娠胎动不安……如多劳乏,气血虚不能荣养,故不安也,宜四物汤加通气药";"至于保生易产之法,尤不可不讲。盖以生不可催,只可调和气血,产乃无虞"。沈氏在胎前病治疗中,处处固护气血,胎孕全程以气血为纲要,对后世影响深远。

3. 黄堂——补气健脾,养血安胎

黄堂治疗妊娠病的观点总为"治病与安胎并举",正如《时病论》所言:"凡治胎前之病,必须保护其胎。"其在治疗"妊娠胞转""妊娠子肿""妊娠水气病"等疾病时,总原则为补气健脾,养血安胎,在此基础上佐以清热、利水、理气之药使病去而不伤胎。其治疗妊娠子肿,仿丹溪达生散加减,以苏梗、陈皮、大腹绒、砂仁理气和中,冬术、苓皮、泽泻健脾除湿,通草利水消肿,达到固胎、宣扶正气、散滞气之功效。

《黄帝内经》有曰:"妇人重身,毒之何如? 岐伯曰:有故无殒,亦无殒也……衰其大半而止,过者死。"黄氏治疗妊娠痢疾,除了要固护胎元,亦要祛除湿热之邪。黄氏认为,若初起腹痛,里急后重,元气尚实者,可用攻法,宜香连化滞汤;而当痢久元虚,日夜无度者,宜用补发,用胃风汤;当热下迫痛,里急者解之,宜黄芩芍药汤。此时是针对疾病用药,并不会对母胎造成影响,即是"有故无殒,亦无殒也"的体现,切勿过于关注胎元而延误治疗时机。临床用药时还须掌握用药尺度,适可而止,"衰其大半而止",用之不当,反会伤胎害胎,总以"治病与安胎并举"为原则,以护胎为要,巧用祛邪之法。

同时黄堂还创制了治疗滑胎的简易处方。以黄牛鼻一个,醋炙为末,炼白蜜为丸。蜂蜜有"除众病、和百药"的功能,可镇咳、缓下、润燥、解毒。且蜂蜜与药粉混合后,丸块表面不易硬化,具有柔软感,制成的丸粒光滑、滋润、崩解缓慢、作用持久,便于患者坚持服用。此法运用于胎前病,可有效预防患者滑胎。

4. 柳宝诒——剂型多样,膏滋调理

胎前病患者因妊娠生理或恶阻,难以坚持服用汤剂,故柳宝诒在治疗胎前病时善于根据患者病情,灵活运用丸散膏丹。这些剂型不仅可以减少服药量、改善口感,还方便贮藏携带,便于患者长期坚持治疗。

柳氏极其善用制膏滋来调理体质虚弱的孕妇,按体质制膏,以求药人相应。观其膏方用药并非大剂量厚重滋补之品,常根据患者具体情况加入治病之药。在《柳致和堂丸散膏丹释义》妇女门中就载有人参回生丹,其方药多至三十余味,精炼为膏,加蜜成丸,用以催难产、定血运,柳氏评其"确有神功"。人参回生丹是将扶正气、行气、行血、入奇经通窍、入肝肾以和络、扶少阳生气、生厥阴新血诸多功能融于一丸,"合群策群力以图大功",对于临产虚实错杂的疑难病症,可有良效。考虑到女性胎前等特殊生理易伤血耗气,膏方、药丹能够扶正祛病、未病先防、既病防变,故而在妊娠病的调治中有明显优势。

5. 方仁渊——安中平木,扶脾补肾

方仁渊治疗胎前病重视肝脾肾,认为此三脏为冲、任、带脉之本,与保胎密切相关。故治疗尤重疏肝,善补肾水,平肝以扶脾,扶脾以补肾,肝脾肾三脏同治。

方仁渊所著《倚云轩医案》列有妇人门,附有胎前医案2则,其中一则医案为"胎热"病,首诊症见"寒热无定期,痰多结癖,口噤风动",诊脉"弦滑而大小无定,苔白而腻",细揣脉证,乃"湿热久壅,中焦脾胃失输运之权,化为痰涎。胎热与肝热相合,化风化火,挟痰涎闭塞清明之窍",先清降以化痰火之扰,勿伤胎元。二诊服药后"风噤颇减,脉转弦大,脘间块撑略甚,能右卧不能左卧""苔白而润",辨证属久疟伤中,土虚不克御木,木邪侮胃,为撑胀耳,治疗上平其肝逆,化其痰涎,佐以崇土抑木治。至其治法,正如《医述》曰:"若肝阴

胃汁已虚,木火炽盛,风阳扰胃,用药忌刚用柔。"不用大刚大柔之品,以扶土抑木为法,肝气条达,脾气健运,则中脘得运。三诊诸恙向安,而痰涎尚盛,吐出后尚欲神蒙,此非尽属痰涎为患,亦由肝邪之逆也。再拟凉降以平肝,温运以治脾,与疟后脾伤相合,即合仲景"见肝之病,知肝传脾,当先实脾",平调土木。四诊恙渐向愈,而寐醒时冷汗自出,遂投以健脾化痰、益气养血之品,以固护营卫。该医案治疗丝丝入扣,条理分明,标本兼治,处处固护本源,在胎前病治疗上颇有特色。

6. 朱莘农——敛阳平冲,柔静镇摄

朱莘农在辨治胎前病时,辨证每从肝经入手,临证注意把握肝胃不和、热郁、气滞、湿阻之病机;敛阳平冲,撤肾邪而摄动气;柔静镇摄,益肝肾而靖风阳,治疗则泄降与柔静相伍。《朱莘农医案》记载:"孙氏,素体中虚停饮,而又被肝邪冲激,喘咳屡作,脘痛频发,发则呕吐拒纳,震动胃络,血溢数次。数日以来,复增寒热交加,厥气亦交并于胃脘心下,其痛楚更难名状。适当怀孕在身,已将六月,胃气养胎,乏谷不能安胎,所藉而不小产、漏下、喘汗逆脱之变乎?当预防其未见之先。兹以安中气以蠲饮,和肝胃以安胎。"气火风阳,辨析详明。治以平抑亢害而扶持不足,首重顾护胃气,强调"有胃则生"。用药平和,平补缓消,处方多寒热润燥相兼,刚柔相济,绝无克伐。

二、医案选粹

1. 方仁渊《倚云轩医案医话医论·胎前案·崇土抑木治胎热肝热挟痰涎》

陈　由伏邪转疟,将及两月,其为疟也。寒热无定期,痰多结癖,口噤风动,曾经平复,近又风噤再作。诊脉弦滑而大小无定,苔白而腻,舌不能伸。细揣脉证,乃湿热久壅,中焦脾胃失输运之权,化为痰涎。胎热与肝热相合,化风化火,挟痰涎闭塞清明之窍,为目胀,为耳聋,为口噤,为风动,无非痰火为患也。姑先清降以化痰火之扰,勿伤胎元。

羚羊角一钱半、酒黄芩一钱半、钩钩四钱、生石决明一两、池菊花一钱半、姜半夏一钱半、橘红三钱、茯苓四钱、赤芍一钱半、竹沥一两,冲入姜汁三匙。

又　服药后风噤颇减,脉转弦大,脘间块撑略甚,能右卧不能左卧,系久疟伤中,土虚不克御木,木邪侮胃,为撑胀耳。苔白而润,明火非实火,即肝气有

余之火。今平其肝逆,化其痰涎,佐以崇土抑木治。

小茴香三分、炒归身一钱半、淡吴萸三分、姜半夏一钱半、橘红三钱、砂仁五分、羚羊角一钱半、酒黄芩一钱半、池菊花一钱半、钩钩三钱、川芎五分、茯苓三钱、姜竹茹一钱半。

又 进化痰平肝崇土抑木法,诸恙向安,而痰涎尚盛,吐出后尚欲神蒙,此非尽属痰涎为患,亦由肝邪之逆也。思脾乃生痰之源,为至阴之脏,治肝宜凉,而治脾宜温,两者未可偏倚。再拟凉降以平肝,温运以治脾,与疟后脾伤相合,即仲师肝病实脾之意也。

吴萸、参须、干姜、姜半夏、橘红、茯苓、归身、酒炒黄芩、菊花、川芎、钩钩、炒竹茹、红枣。

又 恙渐向愈,而寐醒时冷汗自出。正疟后脾伤,卫外之阳不克固护使然。思有以治之。

参须、桂枝、白芍、干姜、姜半夏、橘红、茯苓、川芎、归身、黄芩、池菊、竹茹、红枣。

2. 柳宝诒《柳致和堂丸散膏丹释义·人参回生丹》

此方催难产、定血运,确有神功。盖难产皆由气滞不宣,血运每由恶露瘀塞,下气行血两意均重。其方药多至三十余味,难免凌乱,而其制法极精,大意以大黄之行血为主,制以红花、苏木、黑豆,约之以米醋,欲其入血而不伤元气也。再佐八珍以扶正气,复以苍术、香附、橘红、青皮、木香、羌活、乌药、良姜入气分以行气,蒲黄、灵脂、延胡、桃仁、乳香、没药、地榆、山棱入血分以行血;加马鞭、秋葵入奇经以通窍;牛膝、木瓜入肝肾以和络;萸肉扶少阳生气,益母致厥阴新血,合群策群力以图大功,而临产诸证,可以通治矣。

云茯苓一两、熟地一两、香附一两、牛膝一两、乳香三钱、黑豆衣三升、山棱五钱、秋葵三钱、人参二两、五灵脂五钱、延胡一两、蒲黄一两、没药二钱、萸肉五钱、炙甘草五钱、青皮四钱、白术一两、地榆五钱、马鞭草五钱、木瓜三钱、乌药二两五钱、白芍五钱、川芎一两、高良姜四钱、苍术一两、当归一两、桃仁一两、益母草二两、木香四钱、橘红五钱、羌活一两。

共晒干,先用米醋九斤和大黄末一斤,黑豆汁、红花三两煎汁,苏木三两煎汁,同熬膏,加蜜打丸,每重二钱七八分,每服一丸。

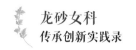

3. 黄堂《黄氏纪效新书·卷三十三·胎前》

费,二十六岁 妊娠五月,历节痹痛,兼之肝气,二府不爽,是机窍壅滞。经言,阳明为气血之总司,九窍不和,责在肠胃。

茯苓、萆薢、枳壳、虎骨、姜黄、沉香、首乌、黄柏、当归、木瓜、桑枝。

4. 朱莘农《朱莘农医案·胎前》

孙氏 素体中虚停饮,而又被肝邪冲激,喘咳屡作,脘痛频发,发则呕吐拒纳,震动胃络,血溢数次。数日以来,复增寒热交加,厥气亦交并于胃脘心下,其痛楚更难名状。适当怀孕在身,已将六月,胃气养胎,乏谷不能安胎,所藉而不小产、漏下、喘汗逆脱之变乎?当预防其未见之先。兹以安中气以蠲饮,和肝胃以安胎。然而痛根已深,难顾速效。

土炒白术、黄芩(砂仁煎汁炒)、炙橘红、白芍药、生香附、煅牡蛎、刺蒺藜、半夏曲、川郁金、川黄连(吴茱萸二分煎汁炒)、益智仁、茧壳、旋覆花。

另:老山台参须、淡干姜、制半夏、全当归、白芍药。

前方服三剂后,接服此剂。

复诊:前方安中平木,兼顾胎元,复入蠲饮法,与病颇合。复诊脘痛已止,渐能安谷,肝经厥逆之气稍平,胃可免其冲侮,胎元略藉以安宁。惟每朝晨泄,腹痛漉漉,内热不清,脾土衰弱,尚失运化之力。仍从原法中重佐健脾之品,缓缓图治。

野於术(元米泔浸炒)、春砂仁(连翘打)、黄芩、陈皮、菟丝子(盐水炒)、大白芍药、炒白扁豆、益智仁、炙甘草、白茯苓、半夏曲、刺蒺藜、茧壳、陈米蛀屑(以荷叶包,刺空)。

第六节 产后

产后之病,是妇科诸疾中最为烦琐累重者,朱震亨曾谓"宁治十男子,莫治一妇人",正是如此原因。俗语有云"胎前一团火,产后一盆冰",产后妇人真元大损,气血空虚,所以产后之疾,总先以大补气血为主;纵有他疾,亦以末治之,或欲祛邪,必兼补益。龙砂医家治疗产后诸疾,确有独到之处,具体论述如下。

一、诸家经验

1. 庄履严——调理脾胃,补益气血

明代医家庄履严所著《妇科百辨》中记载了多种产后病,其强调妇人产后百病,有三恶者,分别为呕吐、泄泻、盗汗。寻常病见其中一恶,已是难调治,三恶并见,其病殊危。见到此三者,因急则治其标,正是"扑火救其所先"之意,再缓缓调理其余症状。

庄氏具体论述了产后妇人诸病的病因病机及治疗方法,总以调理脾胃,补益气血为纲。如其论述妇人产后阴脱者,为气血虚而不能收敛,宜补中益气汤倍当归、熟地、麦冬、白术、升麻,入糯米一撮。妇人产后忽然下血成片似崩者,为血气大虚,脾胃虚弱、荣卫衰败所致也,宜和血理气,用四物止经汤。妇人产后血晕者,为气血暴虚,未得安静,瘀血随气上冲,迷乱心神,故眼暗头眩,甚至闷绝不知人事,口噤,神昏,气冷,用清魂散,即苏醒复旧,或用失笑散。妇人产后不语者,为因产虚弱,瘀血闭于心窍,神思不明,又心气通于舌,心气闭塞则舌本强矣,故不言语,用人参一两、石菖蒲一两、川芎一两、细辛一钱,以及防风、辰砂各一两五钱为末,每服一钱,薄荷汤送服,名七珍散。妇人产后谵语者,为失血过多,心神失守,宜大补气血以安神;热盛脉大者不治,益母丸薄荷汤或童便送服即愈;血虚而神失守者,用猪心窍血屡验。

庄氏治疗产后病也多有内外同治之法,如妇人产后小便不通,腹胀如鼓者,庄履严治之以炒盐和麝香少许填满脐中,上置葱白片,约半指厚,用火炷盖满葱饼,灸之,自觉热气入腹难禁即止,则小便通而胀消矣,此外治法颇有疗效;妇人产后阴痛阴痒者,此湿热也,或坐冷地,或洗用凉水,宜荆芥、防风、白芷、花椒、杏仁、白矾、细辛,煎汤熏洗。通过内外同治之法,以增强疗效,同时兼顾整体和局部的辨证统一。

2. 沈金鳌——产后蓐劳,调治有法

沈金鳌在《妇科玉尺》中云产后当细分气虚血虚,血闷血脱,或补或泄,分型而治。气虚者补气;血虚者补血;血闷者,婴儿下盆后,血上冲心,致牙关紧闭,面色赤,脉洪数,当问产时失血多少,酌情以通瘀药导之;血脱者,因儿下之时失血过多,面色㿠白,舌唇色淡,短气不足以息,脉来或沉或浮,宜用人参,即血脱补气

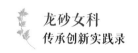

也。然亦有血虽脱而瘀血未尽者,其腹内痛,应攻补兼施。沈金鳌强调产后气血大亏,固多虚证,然或有全虚者,或有虚实兼者,亦又有全实者,应仔细分辨。

在《沈芊绿医案》中,沈氏记载了数则产后病案,其认为产后天癸不调,多是奇经为病,可予大生地、乌贼骨、茜草、杭白芍、丹参、制香附等调治;产后恶露不清,腹痛,可予炒香附、大白芍、当归身、丹参、枸杞子、杜仲、续断诸理气养血之品;产后咳逆上气,不得卧,腹满足肿,太阳少阴为病,恐其喘脱,可予金匮肾气丸。

关于蓐劳一病,沈氏医案颇多。蓐,草荐也,指产妇坐草艰难,以致过劳心力,故曰蓐劳,主要就是指产后气血虚弱,调养失宜所致的产后虚劳病。《沈芊绿医案》记载了数则蓐劳案,如"胎前咳嗽,产后将及半年,咳乃不愈,曾失血,食减痰多,脉虚微,恐是蓐劳,予炒大生地、淮山药、北沙参、川贝母、炒丹皮、茯苓、枸杞子、穞豆衣";另如"形羸弱,脉右细数,左虚,半产之后,肝脾内伤,发热溏泄,腰背痛,腹痛且肿,此是蓐劳,交秋恐增重。予人参、久蒸於术、茯苓、枣仁、小草、当归身、白芍、枸杞子、川杜仲、木香";"蓐劳,上咳下泻,形削脉弦,不治之症。予炒熟地、北沙参、麦冬、五味子、建莲肉、淮山药、白茯苓";"产后两月余,咳嗽火升,不能左侧卧,恶露淋漓不已,此是蓐劳之渐。予熟地炭、当归身、杭白芍、枸杞子、阿胶、白云苓、川杜仲、炙甘草"。沈氏言产后病最重且难治者,莫如此病。蓐劳之因有二:一因内伤,因产后调养失宜,或忧思劳虑,伤其脏腑,荣卫不宣,令人寒热如疟,头痛自汗,痰咳气逆,虚羸喘乏,体倦肢怠,宜服补虚汤;二因外感,产后不满日月,气血亏虚,风冷乘虚而入,与气血相搏,肌肤失于温养,令人发热憔悴,饮食不消,肢体烦痛。其或兼内伤饮食泄泻,或瘀血未尽者,皆有之,当细别也。

沈氏总结产后三大病:痉、郁冒、大便难,三者常相因。每每临证,沈氏多详察病情,如新产胃虚不能食,往往昏冒而神不清,或厥者,是郁冒也,宜白薇汤。郁冒则多汗,致痉,宜钩藤汤。汗后必液少而大便秘,至五七日之久,宜养荣血,肠自润矣,宜苏麻粥。

3. 黄堂——调理气机,益阴和阳

黄堂认为产后因元气大伤,气机多有逆乱,治疗可从调理气机入手。其医案中多有记载"气攻则剧""肝气易于化风,升逆太过""其气欲逆而热甚重

者""气虚不摄使然"此类描述,治疗或疏肝气,或补胃气,或固摄元气,总以调理气机为主。

黄氏认为因病导致半产,产后匝月,经漏淋漓,耳鸣眩晕,阴虚而肝阳上升,脉形芤数,治宜益阴和阳,佐以固摄,予生地、乌贼骨、地榆炭、杜仲、茯苓、阿胶、白芍、牡蛎、茜草等;半产后,血不荣经筋,肢节酸痹不仁,恶寒汗多,宜养营通利经络,予熟地、桂枝、当归、虎骨、络石藤、木瓜、白芍及桑枝等。

黄氏谓难产后,营虚气郁,脘痛抽掣,下及于至阴,故二便均痛楚,阳升则头眩,身微热,脉芤弦,先予通络祛瘀,予旋覆花汤加归须、柏子仁、延胡索、赤芍、泽兰、郁金等;难产后,营虚气滞,经虽行而腰骶酸楚,带下绵绵,恶心痞满,宜调奇经兼和肝胃,予熟地、归身、广皮、砂仁、香附、白芍、茯苓、川断、湘莲等;难产后,营卫两亏,身热汗多,脉芤细无神,属脱象,拟护阳摄阴法,予熟地、茯神、柏子仁、石斛、制附子等。

黄氏认为新产恶露不通,二便不爽,腹胀满,病势凶险,治以逐瘀为先,予血琥珀、归须、蒲黄、五灵脂、桃仁、楂炭、益母草等;产后尿脬下脱,乃产后元气不复,劳则陷,议以固摄,予熟地、山药、杜仲、五味子、萸肉、石斛及沙苑子等;产后小溲频数痛,乃阴不复,治宜固摄,予生地、山药、杜仲、桑螵蛸、沙苑子、萸肉、石斛及菟丝子等;难产后,尿脬损,致小便不禁,补脬饮加减,予熟地、黄芪、杜仲、桑螵蛸、五味、白及等。

4. 王旭高——温通治痉,见证治证

王旭高常以温通法治产后痉证,效果显著。其认为产后肝风炽张,营虚气耗,虚阳外越,可致妇人先痉厥后产,产后厥不醒,痉不止,恶露稀少,汤水不能纳,面赤身热,冷汗出,脉洪而荒。其先予肉桂、当归煎汤冲童便一杯,化下回生丹一丸后,恶露稍多,面赤稍退,脉大稍软,而厥仍不醒,舌色灰黄。此时营虚气滞,胃虚浊泛,王氏认为必得温通化浊,以冀阳回厥醒。故继予肉桂、炮姜、半夏、全当归、紫石英、丹参、茯苓等以童便冲入,后厥醒进粥半盏,诸无所苦。

产后感邪,王旭高认为此时患者正体本虚,虚多邪少,可从补营方中加一二味轻散药,即可祛邪。如果发散药味过多,反而会致邪气大盛,多有变证。以某妇产后感风邪一案为例,症见"产后营虚,内热日久,近感风邪,发热更甚,胸闷心跳",王旭高仅择豆豉、防风等祛邪,其余药物均以补益正气为主,如黄

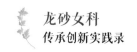

芪、当归、白芍、白术、枣仁、茯神等品。

王旭高强调虽然产后应以大补为主，但也不可拘泥，也有少壮妇人素体不虚，产后外感六淫，内阻瘀滞，当见证治证，不可强求产后须补之论调。倘若真遇到可攻可下之证，即用白虎汤、承气汤也不为过。如其治疗王妇产后骨蒸发热一案时，患者脉"左寸关轻取虚小，中按之数，重按数而且坚"，就知其"热在阴中，心肝之火独亢"。但"右寸关虚软而数"，则知其"脾肺气虚"；"两尺皆虚"，知其肾阴亏虚。此妇服人参、黄芪反而热势更盛，服阿胶、地黄反阻胃气。王旭高辨证后，认为"清明节后土气司权"，应趁此时令，顺应天时培土醒胃为先，继而佐以清金平木，使热退为妙。组方"北沙参、地骨皮、丹皮、归身、怀山药、白扁豆、茯苓、白芍、生熟谷芽、白蔷薇露"。由此案可见王旭高治疗产后病非全以补法，多有见证治证，辨证论治。

5. 柳宝诒——养营托邪，分经论治

柳宝诒治疗妇人产后温病多用养营托邪之法。温热病邪，易伤阴血，阻滞络脉，其善用鲜生地与豆豉；治产后伏邪与瘀血互结，蒸蕴化热，瘀阻气窒，当归与白薇同用，疏养中兼透达之性。柳氏运用补托一法，权衡邪正盛衰。《惜余医案》中就记载有一案例，"产后寒热时作，温邪乘新产而发，瘀阻腹痛，气窒热蕴。迁延半月，阴液更伤"，柳宝诒治之以归尾、桃仁、青蒿、白薇、山楂炭、延胡索、枳实、杏仁、瓜蒌、泽兰、佩兰、丹参、益母草、鲜生地，用此法疗效颇佳。

另外柳氏擅长根据病机及病情变化，灵活化裁运用经方治疗疾病。如运用旋覆代赭汤治疗产后呕逆案："肝木犯中，腹痛作呕，新产奇脉不充，冲脉因之上逆，遂致胸脘撑胀，上及于嗌。脉象左关浮弦而数，巅痛项强，风木化火，郁而上升。当泄木和胃，兼平冲脉之气。"柳氏选用《金匮要略》中的旋覆代赭汤加减，取旋覆花下气除嗳气，代赭石重镇降逆，加半夏与前胡降少阴肺气和阳明胃气，东白芍、金铃子、川郁金、小青皮、香橼调厥阴肝经之气以平冲，再加甘菊、象贝、木蝴蝶等共奏降气和胃、泄木平冲之功。

6. 方仁渊——救阴化热，养血通瘀

方仁渊因其母生产时，罹患产后伤暑，半月即去世，故倍加重视产后病的调治。方仁渊强调产后诸病"不可以补法概之"，产后营血空虚，肌腠疏松，更

易感六淫邪气,汗法、下法等易伤其阴气的治法都须慎之又慎,总体治则应为救阴化热,佐养血通瘀。

方仁渊指出古人治疗产后病,往往只以补虚为主,但其实不尽然,须分清虚实而治。《倚云轩医案》中记载一新产中风案,某陈姓产妇平素身体康健,冬初生产后,"三朝即出房操作。七朝饮食减,少有不快",然"二更后忽身热如灼,口噤不语,面赤如妆,汗出如浴,两手颤振,两目上视",延请医生后,认为是肝风死证,故给予龙骨、牡蛎、龟甲、地黄等药以潜阳息风。然不见好转,就请方仁渊来治。方氏诊其"脉洪大搏指,重按虚,揩其舌,尖绛苔糙,罩灰而干",又问其恶露如何,得知二三日即无,判断此乃"产后中风"症,只因"脱血之后,阴不配阳,早日劳动,心肝之火暴起,外感时令温风,劫夺其阴,气不能承守,阳气炽张,有升无降,九窍失其通和,百骸失其柔运,遂成此证"。方仁渊择制羚羊角、石决明、鲜地黄、栀子、连翘、黄芩、杏仁、贝母、当归、钩藤等药大清其热而降其火,另磨回生丹冲服,主以化下焦瘀热为主,果然病情好转。

当然新产中风亦有全虚案例,南门王氏妇,前年患臌病,由方仁渊治愈,今产后亦患中风一症,症见"舌强不语,左体偏废……身热舌灰,脉弦芤无力,面白舌淡",便是中风全虚证,须大进温补。

方仁渊指出,新产中风,有虚实之分,治法即异。陈妇壮年暴病,脉证本虚标实,故"以清热泻火为息风。热退风平,即进补气养营以善后"。由其标虽实,其本则虚,不用过剂,清热泻火之药可用。而王妇本元虚损,加上此次生产去血太多,脉证一派虚象,故主以甘温益气养营为息风。

而对于产后昏喘一病,方仁渊拓展了"甘温除热"之法,疗效显著。产后昏喘多见于频年产育之"阴血空竭"之人,其"下焦肝肾之奔迫上冲",症见一派虚脱之象,故予人参、附子、熟地、酒当归、酒白芍、炙草、黑姜炭、续断、龟板、紫石英、紫胡桃等品,再用益母草汤代水煎药。方仁渊不单单用四物汤或龟板等品,认为反而会滋腻脾胃,配伍姜炭、附子等甘温大热之味,以其温热之性,助其药力,流动其阴血,使胃无壅滞之患。方仁渊点明如需用大量滋阴滋腻之药,姜、附之品不可或缺,可运行药力,不会伤阴。

7. 朱少鸿——养营平木,健脾和胃

朱少鸿多从肝脾胃调治产后诸证。若产后血崩,多有肝脾皆损而藏统失

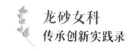

司,腹痛偏左为肝伤,大便溏薄为脾伤,病妇症见"肌肉消瘦,纳呆泛恶,脉濡细",渐成蓐劳,治从肝脾胃同调,可予痛泻要方合缩泉丸、煅牡蛎、制香附等。

若产后失血过多,血舍正虚,热势乘虚而入,有昼则明了,夜则谵语之弊。盖血已无藏,而气升扰膈,干恶时作,肝阳欲动。拟方当清血热、靖肝阳为要,予四物汤去芎,加丹皮、白薇、朱茯神、双钩、生牡蛎等。朱氏认为肝经刚愎,藉以血养,倘产后血虚,刚愎之性触着情志,即化风上现,产生心荡、心嘈、心烦诸象。烦则似痒似麻,此肝经风火之力,窜入营络空隙之处,拟养营血为主,清火风为佐,予四物汤去芎,加首乌、枣仁、茯神、丹皮、木瓜、煅牡蛎、小麦等。

若产后月余,经水即至,是血有余之故,以后至不弥月,是血有热也。此肾间水火太旺,以水旺血多,火旺血热,朱氏思两者同气连枝,热必下行竭而欲上,上塞心胸,继有嗳逆、不寐、心荡诸症。拟方专泄其热,予丹皮、地骨皮、山栀、黄柏、白芍、龟甲等。

若产后胃脘不舒,肝火上炎,入夜不寐,头眩烘热,脉细弦。此营虚痰气郁结,宜养营平木,兼化痰下气,予归身、白芍、牡蛎、石决明、橘红、天麻、朱茯神等。

若产后血虚眩冒,心嘈若饥,纳食作胀,当平肝和胃,予甘菊、沙苑子、归身、白芍、丹参、煅牡蛎、天麻等。

若下部脬坠不收,胎产后之气虚极,病在下且虚在中,肝侵其虚,胃气逆而呕吐,当平肝和胃,予左金丸、煅牡蛎、炒白术、半夏、炙广皮、制香附、天麻、甘菊等。

8. 朱莘农——调中泄木,宣畅肝脾

朱莘农治疗产后病,亦多从肝脾入手。其认为产后血虚,周身骨节痛,即《黄帝内经》所谓络虚则痛是也;头晕心荡,纳食痞撑,是虚阳随肝气逆升。拟方先以平肝降气为要,予旋覆花、刺蒺藜、天麻、白芍及沉水片等。

产后营血亏虚,阴不内守,洗澡动阳,阳升而妄见妄言,即《黄帝内经》所谓重阳为狂,与郁冒症情类似。急以平阳为务,稍佐祛瘀生新,予龙骨、牡蛎、石决明、胆南星及郁金等。

产后头目眩,腹不痛而大便溏,舌光如镜,此为肝旺脾弱也。治先调肝平阳,予煅牡蛎、潼刺蒺藜、白芍药、左金丸、石决明、茯苓、茯神、郁金、丹皮及穞

豆衣等。产后寒热交作,闻声而惊,眩晕目花,此为产后血不足,肝旺胆虚,予温胆汤疏肝和胃治之。

产后病机颇为复杂,针对产妇气血两亏,朱莘农指出"营虚肝阳易动,气虚食滞易停",虚实夹杂病机多见,然此时"瘀血难清,养营则碍瘀,通阳则妨液,攻消则伤气,殊难着手",只可用祛瘀生新,柔肝化滞之法,缓缓调治。通过选进调气和营、运脾化滞诸药,使营分渐和,诸证不必纷纷缕治。同时强调需注意饮食,"静心安养,谨慎口腹",多食蔬食,勿惹恼怒。

二、医案选粹

1. 黄堂《黄氏纪效新书·卷三十四·产后》

王,二十六岁　产后营虚,手足麻木,且恶寒。经言,阳维维于阳,阴维维于阴,春之令木少滋涵,其咎显然。

熟地、巴戟、牛膝、虎骨、归身、苁蓉、桂枝、桑枝。

2. 王旭高《王旭高临证医案·产后》

丁　因疟小产,瘀凝未尽,冲任受伤,少腹结痕,上攻疼痛,大便常溏,内热不已,迄今半载。不渴不嗽,病在下焦。通补冲任,和营化瘀,不越产后治例,与阴亏劳损有歧。

当归(小茴香炒)、川楝子、延胡索、香附、肉桂心(研冲)、白芍(吴萸炒)、紫石英、砂仁、茺蔚子、玫瑰花。

复诊:产后蓐劳,已经八月。内热瘕痛,病在冲任。

当归(酒炒)、白芍(桂枝三分炒)、桃仁泥、丹参、党参、炒丹皮、稽豆衣、广皮、玫瑰花。

3. 朱少鸿《朱少鸿医案·妇人门》

青旸潘　产后血去过多,而血舍空虚,热势乘隙而入,故有昼则明了,夜则谵语之弊。盖血既无藏,而气升扰膈,干恶时作,肝阳将动。拟方当清血热,兼靖肝阳为要。

鲜生地(绞汁和姜汁一匙炒)五钱、酒炒白芍一钱半、丹皮一钱半、白薇一钱半、朱茯神三钱、双钩三钱、生牡蛎(先煎)四钱、南楂炭三钱、西毛珀(研末调

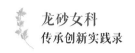

服)五分、全当归三钱、稽豆衣三钱、茺蔚子三钱、藕节三枚、竹二青一钱。

改方,去生地、丹皮、双钩、毛珀,加带子青蒿一钱半、制半夏一钱半、炒枳壳一钱。

复诊:产后腹痛,气血凝滞,不以为异耳。但脉躁疾而不柔静者,为一忌;大便利而身发热者,又为一忌。盖以发热宜凉,腹痛宜温,温凉两背,极难着手矣。前用交加法不应,今勉从调气和血之法,冀其气血行而痛止,热退是幸。

大白芍(真官南桂二分炮汁炒)一钱半、乌药一钱、生香附(童便拌炒)三钱、南楂炭(砂糖拌炒)三钱、青陈皮(各)一钱半、丹参二钱、川楝子三钱、朱茯神三钱、沉香曲一钱半、茺蔚子三钱、软白薇二钱、鲜荷梗(去刺)(原文未述剂量)、竹二青(吴萸一分同炒)一钱。

4. 朱莘农《朱莘农医案·产后》

产后阳越不潜,头目眩而舌光如镜,此皆肝旺之验也。盖肝木旺者,脾土必弱,则腹不痛而大便溏泄矣。阴分虽虚,难任清滋呆补。姑先调木平阳,亦即《内经》隔一治法,然不能旦夕为效耳。

煅牡蛎、潼蒺藜、刺蒺藜、白芍药(酒炒)、左金丸、煅石决明、白茯苓、茯神、川郁金、牡丹皮、稽豆衣、滁菊花、益智仁、朱灯芯、荷叶边。

第七节 癥瘕

癥瘕以妇女下腹部有结块,或有疼痛,或胀或满为特征,并常伴见月经不调、崩漏带下及不孕症,属妇科病范畴,是妇科的常见病及疑难病症。

"瘕"作为病名,最早出现于《黄帝内经》。《金匮要略》则最先记载了"癥瘕"的内容。癥瘕与积聚,均指腹内结块,但积聚以中焦病变为多见,癥瘕以下焦病变为多发。积聚统指男女腹内一切包块,以内科疾患为多;而癥瘕则多指妇女腹内包块,一般指妇科疾患。"癥瘕"之名始见于唐代孙思邈《备急千金要方》。关于癥和瘕之区别,《诸病源候论·癥瘕诸病》云:"其病不动者,直名为癥。若病虽有结瘕,而可推移者,名为瘕。"因此,癥与瘕,虽然都是结块的一类病证,但其性质不同,癥者,坚硬成块,固定不移,痛有定处,病属血分;瘕者,积块不坚,推之可移,痛无定处,病属气分。由于癥瘕的产生,常先气聚成瘕,日久则血瘀成癥,两者不易分开,故古今多以癥瘕并称。

本病包括范围很广,现代医学中的子宫内膜异位症、盆腔炎性包块、卵巢癌、子宫肌瘤和卵巢囊肿、陈旧性异位妊娠包块等均属于中医"妇人癥瘕"的范畴。

一、诸家经验

1. 谈允贤——疏法治瘀,顺气为先

癥瘕积块为有形之物,多由顽痰瘀血积聚而致,谈允贤师古不泥古,从气血论治,理气活血并用治疗癥瘕病,强调必先顺气而疏瘀。《素问·至真要大论》曰:"疏其血气,令其条达,而致和平。"最早说明疏法在治疗气血方面的功效。若气机不畅,气化不行,津血瘀阻,久之则为顽痰败血,结为癥块。谈允贤在癥积案一中温灸之后,待经脉畅通,气血流转,中焦健运,邪实松动,内服健中行气,消积散结。以香砂调中汤、《丹溪心法》枳实丸顺气,主治积聚痞块。以上治法,不论用灸还是用药,都体现了顺气为先的学术思想。

另有一四十九岁妇女腹中癖块案,此癥瘕已存续二十余年,诸药不效,谈允贤通过灸治中脘、建里、承满等穴,再配合蚶壳丸治疗。这些穴位具有健胃消食、顺气降逆之效;蚶壳丸即瓦楞子,也具有疏肝通瘀、软坚散结之效。

2. 沈金鳌——八瘕分治,调血为本

清代龙砂医家沈金鳌所著《妇科玉尺》中,有妇人杂病门妇人癥瘕一章。其云:"妇人患此,大约皆胞胎生产,月水往来,血脉精气不调,及饮食不节,脾胃亏损,邪正相侵,积于腹中之所生。"论癥有二:"一血癥,由脏腑气虚,风冷相侵,或饮食失节,与血气相搏,适值月水往来,经络痞塞,恶血不除,结聚成块,渐至心腹,两胁痛苦,害于饮食,肌肤瘦羸,宜桃仁、五灵脂、生地、牛膝、大黄、甘草;二食癥,亦由月信往来,食生冷之物,而脏腑虚弱不能消化,与脏气搏结,聚而成块,盘坚不移也。"并沿《中藏经》、隋代巢元方《诸病源候论》提出"八瘕"之名。"八瘕"为黄瘕、青瘕、燥瘕、血瘕、脂瘕、狐瘕、蛇瘕、鳖瘕,均为腹内有形可征之包块。究其病因,大致有下列几点:或是产后受风寒;或是经行时中寒;或是寒湿下受;或是产后及经期饮食寒温失调。

然妇人积聚之病,虽属多端,而究其实,皆血之所为。女子以血为用,妇人多郁怒,郁怒则肝伤,而肝藏血者也;妇人多忧思,忧思则心伤,而心主血者也。心肝既伤,其血无所主则妄溢,不能藏则横行,迨至既溢既行,离其部分,或遇六淫,或感七情,血逐瘀滞,而随其所留脏腑,所入经络,于是而百疾作,有如前种种恶症矣。若夫月经偶闭,或产后恶露未尽,乘风取凉,为风冷所乘,便成瘀血。而此瘀在腹中,必致发热面黄,食少体瘦,当瘀血而未成积聚等症时,若不早治之,则坚结成形,亦难免矣。

3. 王旭高——温脾疏肝,和营化积

王旭高指出癥瘕积聚"乃寒痰汁沫瘀血凝结于膜壑曲折之处,因脏气不能运化,积年累月",治疗此类病证应先辨其虚实,总体而言是虚多实少,寒多热少,但即使是"形气实者",亦不可只用攻伐之品。桂枝、肉桂、吴茱萸是治疗积聚癥瘕之要药,可温脾疏肝,使气机通畅,"气温则行,血寒则凝,运行其气,流通其血,为治积第一法"。假如有热象,可佐以黄连、黄柏等药,灵活运用。

《环溪草堂医案》中就有如下一则案例,某妇少腹两旁结块,渐大渐长,已有八九年,"静则夹脐而居,动则上攻至脘,旁及两胁",王旭高认为久病宜缓攻,故组方"甘遂(面包煨)三钱、香附(盐水炒)一两、三棱(醋炒)一两、莪术(醋炒)一两、桃仁(炒)五钱、肉桂(另研)一钱、五灵脂(醋炒)五钱、地鳖虫(酒浸)二十一个、川楝子(巴豆七粒同炒,去豆)五钱,共研末,炼蜜为丸",一日三服,每服十丸,果癥瘕渐消。

王旭高治疗癥瘕,赞同张洁古"养正积自除"的观点,指出可用和营化积,寓消于补之法。如唐某因七情恚怒,气郁痰凝导致"经停十日,腹微满,脉沉细涩,脐上心下块长数寸",王旭高组方"二陈汤、归身、川芎、冬术、山楂炭、延胡索、香附、麦芽、苏梗、砂仁、茺蔚子",行开郁正元,理气行血,和脾化痰之法。

4. 柳宝诒——详察正气,久病缓攻

在妇人门中,柳宝诒倡"疏瘀"一法,多用于治疗瘕癖、积聚、肺痈、血臌、月经不调等气病日久,郁及血络,或已有瘀血而导致营气久滞,不得通调,最终络病瘀痹的疾病。如"少腹结块渐大如盘,上攻则痛,下伏则安,此属肠覃。气血凝滞而成,拟两疏气血法",柳宝诒所用疏法即疏理气血之法,气行血运则瘀

血自去。女子以血为用,故病机变化多与血瘀相关,用药当归尾、白芍、延胡索、木香、乌药、桃仁泥、牛膝、三棱、莪术等。此外,亦选用血肉有情之虫药,如有疏瘀化痰之功的大黄䗪虫丸,组方为䗪虫、大黄、桃仁、干漆、水蛭、虻虫、蛴螬、生地、芍药等味。

柳宝诒认为"治疗本病不可急攻,久病缓攻方法颇稳"。由于病久,常搭配丸剂,药物取其猛,剂型用其丸,剂量服其微,则猛而不峻,渐消缓散,以冀瘀积得下,病根得拔。如《柳宝诒医案·卷六·妇人》就记载有一穆姓案,"经停数载,少腹胀硬而痛,上及于脘,其为血积无疑。甚则青筋脐突,冲气上逆",先予通瘀之剂,胀势稍松,但下行仅是黄水,未见瘀积,柳宝诒指出此乃"病根未拔,胀必复剧",故改用缓法,再与疏泄。

5. 周小农——外治内服,双管齐下

癥瘕属疑难杂症,古代医家也有以其他外治的方法治疗癥瘕,包括热罨法、阴道纳药法、贴敷法等,使药物直达病所,加强疗效。徐大椿在《医学源流论》中云:"若其病既有定所,在于皮肤筋骨之间,可按而得者,用膏贴之,闭塞其气,使药性从毛孔而入其腠里,通经贯络,或提而出之,或攻而散之,较之服药尤有力,此至妙之法也。故凡病之气聚血结而有形者,薄贴之法为良。"

周小农,师从龙砂名医张聿青,常常根据病情需要,在给予内服药物的同时,辅以外治,双管齐下,从而提高了疗效。周氏外治手法非常丰富。癥瘕积聚一类疾病,内服药物起效较为缓慢,往往配合外治法事半功倍。周小农治疗这类疾病,常常在内服药物治疗的同时,配合活血化瘀、软坚散结类的药物外敷于病灶相应的腹部皮肤上,能够迅速见效。一般用于瘀阻比较严重,单用内服法无效的患者。如邹新之妻子案,初用理气活血化瘀之品而不应,复诊时,在内服活血消癥汤剂的同时,外以"炙乳香、没药、雄黄、水红花子、血竭、五灵脂、香附,研,入膏药,贴痛处",后果"豁然下积血椭圆形六寸许,继下脂肪状者两碗"。邪去正虚,调补而愈。

再如徐筱舟母亲案,素有咯血之症,六月夜间浴后纳凉入睡,醒后少腹作痛,症见"脉沉细而微,舌淡白,四肢冷过肘膝,二便秘,痛甚",周小农认为此乃"寒邪直中至阴之部",除了内服温阳暖腹、活血止痛诸药,亦用"乌头、吴萸、小茴、麸皮、盐、葱,炒热布包,外熨少腹",痛厥果止。

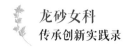

二、医案选粹

1. 谈允贤《女医杂言·癥积(一)》

一妇人年二十四岁,在室富贵两全,受用甚厚。既嫁,翁姑虽富,严谨悭吝疵,况夫亦年少,不能处事。父母亦游宦。其妇忧愁成疾,结块腹中,三年服药不愈。某询其疾久,非专服药可能除,某就取灸:

上脘一穴、中脘一穴、下脘一穴、隆兴二穴,各灸一十四壮。

后服香砂调中汤(出《摘玄方》)、枳实丸(出《丹溪方》),其块自消,遂获全愈。

2. 张聿青《张聿青医案·卷十一·积聚》

右 腹中作痛,少腹聚形,经事当至不至,面色萎黄,脉形沉迟。此寒入胞门,与肠外之汁相搏,石瘕之属也。须耐心善调,勿得急切攻夺。

当归须、川桂木、广郁金、台乌药、韭菜根(七钱)、南楂炭、金铃子、制香附、延胡索(醋炒)、两头尖(三钱)、野水红花子(三钱)。

3. 柳宝诒《柳宝诒医案》

穆 经停数载,少腹胀硬而痛,上及于脘,其为血积无疑。甚则青筋脐突,冲气上逆。幸得通瘀之剂,胀势稍松,但所行者,仅得黄水,未见瘀积,则病根未拔,胀必复剧。惟久病未可急攻,拟改用缓法,再与疏泄。

归尾、白芍(酒炒)、延胡索(醋炒)、广木香、乌药、桃仁泥、长牛膝(红花酒炙拌炒)、京三棱(酒炒)、蓬莪术(醋炒)、丹皮(炒)、川芎炭、川断、香橼皮。

另:大黄䗪虫丸。

4. 周小农《周小农医案·癥瘕、积聚、疝》

朱绍尤之母,年五旬,经事未停。戚眷谓其气虚,劝服人参。讵知少腹有形,得补更大如碗。往普济桥针七次,且服附、桂温化之剂,不愈,来诊。询悉向有抑郁,气滞血凝,病名肠覃。拟理气通血。

金铃子、玄胡、陈香橼、香附、乌药、归尾、泽兰、桃仁、红花、瓦楞子、炙乳没、五灵脂、蒲黄。另䗪虫、麝香、血竭,研末服。

恰值经行,瘀下成块甚多,肠覃顿小六成。渠要求全消,余谓大积大聚,其可犯也,衰其大半而止,古有明训。剩四成之积,当于丸药中缓消。果服丸一料而肠覃全消。

丸方案云:年已五旬,犹然经行,少而不畅,疑虚进补,积久少腹有形如大碗,针治不应,进附、桂温剂罔效。按脉涩细,知其因气蓄瘀。理气行瘀,血块下行,积消过半。再养血理气,消积化瘀为法。此盖肠覃重症,不消则延成血鼓也。

生地炭、全当归、川芎、赤白芍、乌药、黄荆子、於术、乌鲗骨、丹参、鼠矢、川牛膝、甘杞子、没药、瓦楞子、茺蔚、茜草、川断、莪术、庵䕡子、远志、香附、炙鳖甲、海马、乳香、鬼箭羽、鳔胶、马鞭草、青皮,研末,用鸡血藤膏、益母草膏加炼轻蜜糊丸,如绿豆大,晒极干。每晨、下午、卧前各服四钱。

第六章

外治法在龙砂女科中的应用

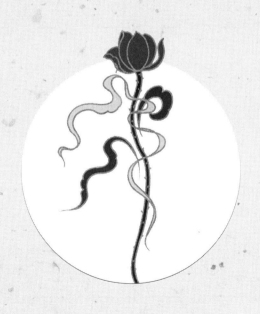

中医外治法起源较早，《素问·至真要大论》中便提出"内者内治，外者外治"，是为中医外治法之总纲。伴随中医药学的发展，逐渐衍生出针刺、艾灸、导引、推拿、中药熏洗、中药涂敷等多种方法，与内治法对比，虽"法"不同，但有"异曲同工"之妙。由于外治法疗效独特、起效迅速，经过历史的沉淀，诸多外治法至今仍在不断传承与发展。

龙砂医家在妇科相关疾病中也多有外治之法的论述或医案，如谈允贤善以灸法诊治妇科诸病，沈金鳌以针灸之法治疗前后阴诸病，柳宝诒在产后病中亦用外洗之法，特色鲜明，理法清晰，独具匠心。

一、外治法总论

狭义外治法主要指通过中药外用或借助其他器具施治于体表或从体外进行治疗的方法，广义外治法则包含了药物内服之外所有的治疗方法，包括耳穴、针灸、推拿、直肠给药、穴位注射等各种治法。在具体方法上，则有涂、熨、浴、熏、吹耳、取嚏等药物外治法及截趾、砭石、束指等器具外治法。

在中医经典中也不乏中医外治的相关论述，如《素问·阴阳应象大论》云"其有邪者，渍形以为汗"，提出通过中药外用的方式以达到汗法祛邪的目的，成为中药经皮给药治疗的理论雏形。张仲景《伤寒杂病论》在继承《黄帝内经》《难经》学术基础上，创立了外感六经辨证和内伤杂病脏腑辨证的辨证论治体系。其中不仅记载了许多行之有效的内服方，而且介绍了不少中药外用治法，有证有方，方法齐备。仲景在前人的基础上，在《伤寒论》《金匮要略》中不仅有诸多类似刺期门、刺风池风府等针灸之法，更是发展了舌下含药法、涂敷法、坐药法、润导法、扑粉法等治法，是为中医外治法之典范。

及至后世，《刘涓子鬼遗方》丰富、完善了外用药物的剂型和给药方法，重视非药物疗法，为后世外科外治的发展提供了丰富的理论和实践经验。金元时期医家学术争鸣广泛开展，尤其是以刘完素、张从正、李杲、朱震亨为代表的金元四大家，从各自角度总结和论述了临证经验与学术思想，同时也丰富了中医外治法的理论内涵。如同样针对刺络放血疗法，各家都继承和发展了《黄帝内经》的刺血理论：刘完素力倡"火热论"，创立了"八关大刺"法；张从正提出"攻邪论"，临床多运用刺络泻血法，以"运用针多、针刺部位多、出血量多"著称；李杲不仅善用此法治疗实热证，同时还将其应用于虚证；朱震亨则提出"针法浑是泻而无补"的观点。可见四大家学术思想观点虽有不同,但都从不同的侧面对外治法的理论和实践进行了探索、发挥与创新,为后世临床运用外治法提供了辨治依据。

明清时期,中医外治法不仅在中药外治方面有了更多的突破,同时伴随着体表手术的发展,还出现了外治器具的革新。而外治专著的出现,标志着中医外治体系的发展实现了质的飞跃。

随着中医外治理论和体系的不断发展与完善,在临床应用中,医家结合中药的性味归经对中药外治的经络传导方面进行研究,逐步建立了新的中药经皮吸收理论体系。目前外用中药剂型的现代化研究主要围绕对传统制剂工艺减毒增效和对新剂型的开发利用两个方面展开。

随着现代科技的发展,中药外用在治疗方式上也发生了变化。如中药煎汤外洗,从局部溻渍、湿敷及全身药浴等传统方式,到结合离子导入、超声导入、电致孔、微针及其他物理促渗等多种技术的应用,使中药成分中的大分子物质具备了透皮吸收的可能,明显提高了中药外治的效果。

随着临床对疾病认识的不断加深及对治法实践规律的总结,中医外治法的适用范围从传统的中医外科、骨伤等以"外"病为主的临证范畴,逐渐丰富至内科、妇科、儿科、肿瘤等众多"内"病学科领域。即吴尚先"内治之理,即外治之理;外治之药,即内治之药"的理念对中医外治法的发展起到了积极的推动作用。现代中医外治法在临床病证应用范围上不断拓展,既有局部治疗的"近"治,也有系统治疗的"远"治,但其核心的运用理论依然是以中医的整体观念与辨证论治为指导。

二、龙砂女科外治法特色

1. 本正源清,内外同治

龙砂医派理论特色宗《黄帝内经》《伤寒论》,许叔微是为集《黄帝内经》五运六气学说与《伤寒论》经方大成之医家,对龙砂医学的形成影响深远,为龙砂医学学术特质之肇源。许氏在其伤寒诸书中虽未设妇科专篇,但在《普济本事方》中列妇人诸疾专篇,列举诸如滑胎枳壳散、木香圆、地黄圆等方,且在其著作中有多处论述涉及妇科诸病。如《伤寒百证歌·表证歌》中便提到"妇人经水适来时,此是小柴胡证决",《伤寒百证歌·伤寒似疟歌》中亦有"妇人

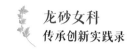
热入血凝结,柴胡加入地黄汤"之论述。

不仅如此,许叔微在妇人之病上便效仿仲景立外治之法,如《伤寒百证歌·可针不可针歌》便总结"经来经断刺期门,正恐热邪居血室",《伤寒九十论·热入血室证》中并以案示之,许氏言"仲景云:妇人中风,经水适来,又云:经水适断,热入血室者,刺期门,随其虚实而取之"。后世龙砂医家沈金鳌,治疗妇科热入血室之证,深受许叔微此法影响,视为治疗此类病证之要诀。

沈金鳌的《妇科玉尺》多宗《黄帝内经》《伤寒论》等经典论述,如其论求嗣便引《素问》"督脉生病,其女子不孕",论崩漏一症则引《素问·阴阳别论》"阴虚阳搏谓之崩",论月经诸病则论"热入血室"一症。同时指出"刺期门"之法之缘由在于"今邪逐血,并归于肝经,聚于膻中,结于乳下,故手触之则痛,非药可及,当刺期门"。

高秉钧作为明清外科三大学派之一"心得派"的代表人物,临证常常以六经辨证为基本大法,并守六经的时序以辨。如治一患者症见"伤寒三候,竟日危坐,瞻视不苟,语言甚少,面青身寒,时当二月中旬,身上重裘拥护,足下炉火相继,胃脘两块高突如妇乳状,大便溏泻,小便清如泉水",当时医生俱以通阳扶正为法,高氏认为患者邪转厥阴,并认为厥阴旺于寅卯,衰于申酉,认为患者当在申酉时出现转机。

在乳腺疾病中,高氏常以六经为辨,以乳房属足阳明胃经,乳头属足厥阴肝经作为治疗的总纲,并强调以内外同治之法治疗。在用药内服过程中亦可以珍珠散掺白玉膏盖之;还有内服加味逍遥散配合外治以白芷末,治疗孕妇两三个月,或至八九个月,乳中有核成痈等。

方仁渊在《倚云轩医案医话医论》中引用许叔微热入血室之文以强调针药并用的重要性,其言:"或问许学士,妇人热入血室,病何为而结胸也。许曰:邪气传入经络,与正气相搏,上下流行,遇经水适来适断,邪气乘虚入于血室,为邪所迫,上入肝经,肝受邪则谵语而见鬼,复入膻中,则血结于胸中矣。邪逐血并于肝,聚于膻中,结于乳下,手触之则痛,非药可及。当刺期门也。"

方仁渊指出学医者当针药同用,直言:"自黄农以来先有针灸、砭石、按摩、导引之法,而后有汤药。汤药治虚证不可用针砭者,今医专用汤药者多,精于针砭者少。非失传也,古书俱在,良以今之针科不通文理,不肯读书,惟藉师承漫尔应世,于病之原委,表里阴阳寒热虚实茫然不辨,无怪其不效。夫用针犹用药也,必先明病之原委,而后论其温、凉、补、泻,按穴针之无有不效者。"并载针药结合治疗自身手臂疼痛一案:"忆十年前余病臂痛不能写字,延虞兰庭,针灸之两次不效后,翻《针灸大全》,按穴指点,如法灸至十余炷,觉骨骱肘节热不可当,一次即愈。今之针科多不用灸,即灸亦不过一二炷了事,若沉寒痼冷及内虚之病,病不去安得效乎?"方仁渊明确指出手法之于针灸的重要性,言:"学针灸者,手法穴道须藉师承,文理不可不通,古书不可不读,以明病之寒热虚实,经络脏腑传变,神明于胸中,其术无有不精也。"方仁渊深谙灸法,创便血灸背中法"灸脊中对脐一穴五壮,从此不发,按此亦治肾也";急泻病人,"艾火灸脐中或丹田穴,灸后仍以回生丹填封"。

在妇科之证中,方氏则认为当从厥阴论治,并以虚实为法。强调"无论男女,大抵属厥阴一经为多,然虚实不同,证因各异"。同时强调在治疗上当内外同治。其指出"审证而增损之,阴蚀痒阴户有虫,须兼外治杀虫去虫之法。甚虚者,苦寒宜禁,或温补亦可"。同时载梅毒掺药方,为治疗妇科前阴之药。

王旭高在《王旭高临证医案》中有言:"奇怪之证,方书师传所未及,苟学问精深,定其六经部位,审其阴阳虚实,生死吉凶,胸中自有把握。而膏丹敷掺之药,宜不吝金钱,诚心虔制,自可应手取效。"

2. 方式多样,特色鲜明

龙砂医派医家众多,对于妇科疾病,其中多位医家擅长外治,外治中又以针灸、外敷、熏洗为特色。

(1)针灸疗法:针灸疗法在中医领域中应用颇广,从许叔微《伤寒九十论·热入血室证》以针刺之源,后世夏颧(字叔度,江阴习礼墅人)长于针灸和外科。夏颧墓曾出土使用过的一套外科医疗器具,共15件,分外科手术用具和医用器具两类,足见当时龙砂外科手术已达一定水平。无锡窦氏家族窦楠为金元时期著名针灸学家窦汉卿裔孙,医术益工,著《窦氏秘方》《疮疡经验全书》。周济广以针灸治疗痈疽,名满吴中,"按指即知受病浅深,投之以剂,计日而施针砭,刻期而愈"。出生于无锡小娄巷江南名门谈氏望族的谈允贤,为古代四大女医之一,专事妇人病,临床上善用灸法,注重内外并治,著《女医杂言》。明代龙砂医家庄履严《妇科百辨》中亦有以针灸治疗孕妇难产之法的记载。龙砂医家张再梁亦是以针灸治疗享誉江南,有"神针张仙"之美誉,在其医案中也可见针灸治疗妇科杂病之案。承淡安集龙砂医家之大成,运用针灸治疗外阴病、月经病、子宫疾病、卵巢疾病、乳腺疾病均获良效。

(2)外敷疗法:中药外敷作为中医外治法的一种,是指将药物直接外敷于疼痛部位或相应穴位,在皮肤局部发挥作用的同时促使药物分子经由皮肤黏膜渗入腠理,直达病所,以发挥治疗作用的一种方法。中药外敷不仅可以有效避免药物经消化道吸收而遭遇的多环节灭活作用,还能显著减少药物毒性对机体造成的不良反应,且具有镇痛效果持续时间长、疗效确切、毒副作用小等明确的优点。龙砂医家亦常以外敷之法治疗妇科疾病。许叔微在《普济本事方》中便载方"浮萍干、川朴硝、蛤粉、大黄(碎)、板蓝根"为末水调外敷脐上以安胎解烦热,治妊娠时气身大热。另载蓖麻子去壳敷在足心以治疗妇人生产数日不下或胞衣死胎不下等。

沈金鳌《妇科玉尺》载以油蜜涂抹于母腹脐上摩之以治疗难产一症。《周小农医案》亦载有与许叔微论述相似的医案,即产后胞衣不下案,以蓖麻子十四粒去壳研碎,涂足心治疗。周氏在小产一案中,以雄鸽剖开,麝香一分放入患者脐内,将鸽覆盖其上,布扎;在妊娠腹痛一案中,以莪术、当归、乳香、没药、甲片、血竭、鬼箭羽,研细,捻成膏药三枚,一贴脐下,一贴右胁,一贴腿叉骨痛处。

(3)熏洗疗法:熏洗疗法是指中药熏洗疗法,是在中医理论指导下,选配中草药煎汤,在患处皮肤熏蒸、淋洗、浸浴以达到内病外治目的的一种疗法,古籍中称其为"气熨"。该法有着独特的优势,在长期临床实践中发现此法操作方便,不需口服,可避免药物首过效应,且直接作用于病变部位,药效集中,直达病所。为保证药液温度对皮肤、穴位产生刺激作用的同时又不至烫伤,足浴温度一般控制在 36 ~ 39℃之间。吴师机在《理瀹骈文》中述"外治之理,即内治之理;外治之药,即内治之药,所异者法耳",说明无论内服还是外用,在机理和遣药组方上是一致,只不过是给药途径不同而已。关于药物的透皮吸收,清代名医徐洄溪有过这样一段论述:"药性从毛孔而入其腠理,通经贯络,或提而出之,或攻而散之,较之服药尤为有力,此至妙之法也。"现代医学认为,煎煮时药汤产生含药热蒸气,一方面,热能使皮肤表面的微循环加快,血管扩张,从而促进药物的吸收;另一方面,蒸气中的中药有效成分呈现离子状态,易于渗透皮肤进入体内,产生作用。龙砂医家多以熏洗之法治疗妇科疾病,沈金鳌在《妇科玉尺·卷三·临产》篇中以黄连、狗脊、五倍子、水杨根、枯矾各一钱,为末煎汤,先熏后洗,治疗胞衣不下或临盆用力太过之症;亦论如圣膏涂足心,仍用催生散、通关散吹鼻以治难产。

《妇科百辨》中治疗欲产不产,用椒汤淋洗产妇肚脐,以萆麻子、朱砂、雄黄、蛇蜕烧灰,麝香为末为丸,用纸数层覆盖,以阔帛束之,胎下即去上药。除了直接熏药,亦可以先熏后洗之法。《妇科百辨》中治疗妇人产后脱下,玉门不闭,用石灰一升,炒令极热能烧草,置溷桶中,再用荆芥防风不拘多少,煎百沸汤沃之,令产妇坐桶上,令气熏入阴户,待温和坐浸其中,二三次即平。

时逸人在《中国妇科病学》中亦有用天仙藤、木瓜、乌药、茵陈、车前草煎汤熏洗下肢治疗产妇水肿之症;又有以蛇床子、地骨皮、川椒(方名蛇床子散)煎汤外洗以治带下之病。

(4)吹鼻疗法:吹鼻疗法是指在中医药理论指导下,将中草药煎汤、研粉或调膏后吹入鼻中以达到治疗疾病目的的一种疗法。龙砂医家亦多用此法治疗妇科疾病,如《妇科百辨》中载妇人临产胎晕不省人事,以韭菜一握,切碎,置有嘴磁瓶,用米醋煎数沸,浇灌以内,密封瓶口,以瓶嘴向产妇鼻孔,令醋气透入即苏。《周小农医案》中亦载临产晕血,醋炭熏鼻而治之案。时逸人在《中国妇科病学》中以生石膏、牙皂、白芷、冰片研末吹鼻治疗产后血晕之症。

(5)按摩疗法:沈金鳌在《妇科玉尺》中引《保产要录》提到的产后恶血的排出,可用按摩之法,沈氏直言:"产后忌大喜大怒,未可便上床伸足侧卧,令血不行,宜用衣服靠住,曲膝仰卧,以手从心下轻轻按摩至脐,日五七次,则恶血尽下。"除了用手按摩,亦可借助他物以熨之,如《妇科玉尺·卷六·妇人杂病》中提到产后乳多胀痛而溢出者,用温帛熨而散之。

时逸人在《中国妇科病学》中以子宫底摩擦法治疗胞衣不下,"在腹部摩擦,从腹壁上握子宫底,压向下部。逐渐摩擦,使胎盘容易从子宫剥离"。

(6)其他疗法:除了针灸、熏洗、外敷、吹鼻等方式,还有直接以药物塞阴之法,如《妇科百辨》妇人阴痒,以茴香为末,配置猪肝一条,纳入取虫出;或者杏仁研烂,绢包入阴户内。

亦有穴位贴敷之法,如《妇科百辨》载妇人临产肠先出,以蓖麻子十四粒,去壳研碎,放头顶百会穴上。

上述方法或可单用,亦可互相配合而用,临床上灵活使用。如沈奉江《医验随笔》中载一案:"南门外窦仲卿年三十余,甲子秋行房,之明日食面一碗,陡然腹痛脐极收引,汗出如雨,误以为痧也。延针科刺之,屡针无效,三日痛仍如故,汗亦不止。用炒热麸皮熨之,仍不见松,且便泄如蟹沫,诊其脉沉细,舌苔白腻,先生决其为寒也,阳气不足,中下焦阴寒凝结不散。方用醋炒高良姜、酒炒制香附、制附子、煨木香、神曲、郁金、吴萸、炒白芍、法半夏、沉香、老桂木,外用白胡椒、肉桂、麝香少许,研末贴脐,嘱其勿用鹁鸽伤害生命,一剂已。"又载:"先生之孙孕七月即生,生后七日顿时不能饮乳,牙龈肿硬,俗谓生黄。延挑黄者刺之,仍如故。时邻人赵姓之仆来诊病,先生偶告之,仆曰:得毋七星黄乎?近喉上颚必有白点,至七粒者不治。若四五粒犹可救,须用银针挑破即愈。邀其至家视上腭,果有白点五粒,用银针刺出恶血,顷刻间照常饮乳矣。世有初生小儿患此者,幸加之意焉。"

除此之外,国医大师夏桂成亦使用耳针耳穴、穴位注射等法治疗妇科疾病,为龙砂女科外治法之创新。

3. 病种齐全,覆盖面广

龙砂医派女科诸家在妇产疾病方面使用外治之法,涵盖面甚广,其中包括乳腺疾病、月经病、带下病、胎产诸病等。

(1)月经疾病:月经疾病以月经的量、色、期的异常或者周期内的伴随症状作为主要症状,包括月经先期、月经后期、月经量多、月经量少、痛经、经行头痛等。时逸人在《中国妇科病学》中以针药结合的方式治疗月经诸病;承淡安以针刺治疗痛经、月经过多等;夏桂成则多以针灸、耳穴等方式治疗月经过多、月经过少、痛经等。

月经先期:承淡安分证针灸治疗月经先期,血热选气海、三阴交、行间、关元,血虚选气海、中极、三阴交等。夏桂成多选择脾俞、肾俞、足三里等治疗气虚型月经先期,阴虚则选肝俞、三阴交等。

月经后期:沈金鳌《妇科玉尺》载以大黄朴硝汤配合关元针法而治。时逸人《中国妇科病学》载用附子、肉桂、麝香等药熏洗,或以蛇床子、花椒、吴茱萸等药熏洗治疗虚寒型月经不下。承淡安以针血海、灸三阴交而治。

崩漏(月经过多):承淡安以灸隐白,或针百会、隐白后温灸长强而治。夏桂成则多选气海、三阴交、归来、血海以针之法,或分型以灸,如血虚选灸关元、子宫、内关、涌泉等,肾虚则选八髎、归来等;亦可选择子宫、卵巢、内分泌等耳穴以耳针治疗。

痛经:承淡安分证针灸治疗痛经,血瘀气滞选地机、血海、气海、中极、足三里、合谷、交信等,气血虚弱选关元、气海、三阴交、肝俞等。夏桂成常分型进行针灸治疗,如气滞血瘀选太冲、三阴交、内关等;或选关元、中极、气海艾灸以治;亦可选择子宫、卵巢、内分泌、皮质下等耳穴以耳针治疗。

(2)乳腺疾病:乳腺疾病包括结核、乳癖、乳痰、乳疡、乳岩、乳痈、乳疽等。高秉钧在《疡科心得集》中多以珍珠散、青玉膏等外敷治疗乳癖、乳痈,同时《高氏医案》亦载有相关验案。承淡安选膺窗、乳根、肩井、曲泽、上巨虚、太冲,用强刺激法针之治疗乳腺炎。

《张聿青医案》载一右乳房结核痛胀之案,指出乳腺疾病的治疗当疏肝木而和气机,张聿青用青皮、郁金、香附、枳壳、砂仁、蒲公英、川芎一方内治的同时,亦附外治之方,即用活鲫鱼同山药打烂,稍入麝香,和敷七日一易。又载有用活鲫鱼一小尾、鲜山药一段,野者更佳,如鱼长同捣烂,敷乳癖乳痈以纸盖之立愈。

方仁渊《倚云轩医案医话医论》载用鲜马兰头叶并放水沟内,青苔同打烂,以丝绵卷之,左齿痛塞左耳,右齿痛塞右耳,也治疗乳腺疾病。又方治痈疽发背,对口疔疮,一切无名恶毒,名无敌大将军,但修合用,折而价贵。愚亦谓必效,用桑柴灰、茄棵灰、矿石灰,滤汁煎熬,而入后药。

时逸人在《中国妇科病学》中以蒲公英酒煎浓汁调入香附、麝香热敷患处治疗乳腺结核之症。

(3)带下病:带下病通常是指以女性分泌物量、色、气味等异常为主要症状的疾病,现代医学多认为是由阴道炎、宫颈炎、盆腔炎等疾病引起。时逸人在《中国妇科病学》中以针药结合的方式治疗带下诸病,如以蛇床子散熏洗治疗白带之症。承淡安以针刺治疗阴道炎,常选归来、中极、三阴交等;以艾灸之法治疗白带过多,常选三阴交、肾俞、关元等。夏桂成则多以针灸、耳穴等方式治疗带下过多、带下过少等病,如选阴陵泉、丰隆、带脉等穴治疗带下过多,或配合土荆皮、一枝黄花、蛇床子、花椒、明矾、苦参、冰片先熏后浴等。

(4)胎产病:胎产病通常包括妊娠期疾病以及产后诸病。妊娠期疾病以妊娠恶阻、胎动不安、小产、子满、子晕等疾病为主,产后疾病多以产后腹痛、胞衣不下、恶露不绝、产后乳汁异常等疾病为主。龙砂医家对胎产疾病颇有见解。

难产不下或胞衣不下：许廷哲所著《保产要旨·横生倒生》便载："诸药不应者，用艾如茨大灸右足小指尖三壮立产。"沈金鳌所著《妇科玉尺》载临产时脱肛可用麻油润大纸捻，点火吹灭，以烟熏鼻以治疗；并载以牛粪涂腹上治疗胎死不下；或以黑牛粪略焙带润以布裹之束于腹上、蓖麻子四十九粒捣涂右足心、以发梢探母喉中致呕治疗胞衣不下；以两手抱紧肚脐，令胎衣下坠，再以手从心下轻轻按摩至脐，每日 3～4 次，使恶露不留等按摩手法治疗产后恶露不下。

庄履严所著《妇科百辨》载："妇人胎有欲产不产者何……用来苏散及葵子散。又临产或不顺利，用草麻子十四粒，朱砂、雄黄各五分，蛇蜕一尺烧灰，麝香一分，为末，浆饮和丸。用椒汤淋洗产妇肚脐，置前药丸在内，用纸数层盖覆，以阔帛束之，胎下即去上药。"承淡安以针中极、昆仑治疗胞衣不下。

产后子宫不收：沈金鳌所著《妇科玉尺》载可用温水洗软，以雄鼠屎（两头尖者）烧烟熏之。一方煎羊脂频涂之，或用石灰一升炒极热汤二升投灰中，待温冷澄清坐水中以浸玉门。时逸人《中国妇科病学》载以煎汤熏洗治疗产后脱出之症。庄履严《妇科百辨》载以荆芥、防风不拘多少，煮沸熏之，待温和后坐浴可治。

产妇晕胎：庄履严《妇科百辨》载以韭菜一握，切碎，置有嘴磁瓶，用米醋煎数沸，浇灌以内，密封瓶口，以瓶嘴向产妇鼻孔，令醋气透入即苏。夏桂成常取降压沟、风池、曲池、足三里、太冲穴针刺以治。

产后杂病：庄履严《妇科百辨》中以炒盐及麝香少许，置入脐中，上放葱白片，用火炷盖满葱饼灸之治疗产后小便不通。周小农在其医案中载外用京三棱、莪术、没药、乳香、藏红花、麝香、沉香，研入白布膏药，贴脘中痞上治疗产后体虚眩晕；又以肉桂、香附、三棱、莪术等外敷治疗产后身热腹痛等。夏桂成常选择膻中、乳根配合少泽、天宗、合谷治疗产后缺乳，或以推拿手法治之。

（5）妇科杂病：方仁渊《倚云轩医案医话医论》载妇人交接阴痛血出一案，指出凡妇人交接后，阴中作痛出血，乃营血虚而阳气不充足也。治以甘温养荣之剂，或用熟艾帛裹纳阴中止血定痛。《备急千金要方》以蛇床子末绵裹纳之，或用乱发、青皮烧灰敷之，亦有因大惊神摄而血菀者。

4. 中西结合，创新发展

时逸人在《中国妇科病学》的序言中提到"中西学说，互有得失，拘守一家之言，各就一偏之谈理，实非世界医学大同之佳象也"，指出中西医理论相结合治疗妇科诸病的重要性。承淡安将现代医学理论与传统相结合，在传统中医经带胎产等疾病的基础上，根据现代医学病因病理，将妇科疾病以内外阴部疾病、子宫及卵巢疾病、乳腺疾病、妊娠疾病重新分类论述，并附以针方。夏桂成则是在《黄帝内经》"天癸""三阴三阳开阖枢"理论的基础上开创独特的调周之法治疗妇科疾病，同时结合现代医学治疗月经病、带下病、妊娠病、产后病等，并开创性地论述了辅助生殖医疗相关性疾病的治疗。

三、医案选粹

1. 许叔微《伤寒九十论·血结胸证》

丁未岁，一妇患伤寒，寒热，夜则谵语，目中见鬼，狂躁不宁。其夫访予，询其治法。予曰：若经水适来适断，恐是热入血室也。越日亟告曰：已作结胸之状矣。予为诊之曰：若相委信，急行小柴胡汤等必愈。前医不识，涵养至此，遂成结胸证，药不可及也。无已，则有一法，刺期门穴，或庶几愈。如教而得愈。

论曰：或问热入血室，何为而成结胸？予曰：邪入经络，与正气相搏，上下流行，或遇经水适来适断，邪气乘虚而入血室，血与邪迫，上入肝经，肝既受邪，则谵语如见鬼，肝病则见鬼，目昏则见鬼。复入膻中，则血结于胸也。何以言之？盖妇人平居，经水常养于目，血常养肝也。方未孕，则下行之以为月水；既妊娠，则中蓄之以养胎；及已产，则上壅，得金化之以为乳。今邪逐之，并归肝经，聚于膻中，壅于乳下，非刺期门以泻不可也。期门者，肝之膜原。使其未聚于乳，则小柴胡尚可行之；既聚于乳，小柴胡不可用也。譬如凶盗行于闾里，为巡逻所迫，寡妇、处女适启其门，突入其室，妇女为盗所迫，直入隐奥以避之，盗蹑其踪，必不肯出，乃启孔道以行诱焉，庶几其可去也。血结于胸，而刺期门，何以异此。

2. 谈允贤《女医杂言·疮癞》

一妇人，年二十三岁。患满身疮癞，不能举步，痛痒不可忍。某询其居处，所居不蔽风日，产后渐得此疮疾，一年不愈。某谓产后气血未和，乘虚被风转于皮肤之间,故发此症。付人参败毒散(出《局方》)加连翘一钱、金银花藤二钱、天麻一钱。

上水二钟、姜三片煎服。

又擦药合掌散(出《摘玄方》),十日即愈。

3. 周小农《周小农医案·产后》

尤松记,面店,刘潭桥。长媳廿余岁。丙寅冬十一月,严寒至华氏寒暑表念余度,寝室未设火炉,初产迟延临盆,感寒由子宫而入,战振晕血三次,醋炭熏鼻,乃醒。知产孩已殇,更属悲郁。第三日,腹高脐突,胀满如鼓,不可手按(形如覆釜,较孕时尤高),大便既秘,小溲多而自遗,淋漓不断,入夜胀甚,不寐,谵语而笑。医投回生丹,仅泻而瘀不行。脉左微弦,右软无力;苔薄黄,糙刺质红。严寒内侵,子宫作胀,气滞血凝。向有肝气,气塞肝横,子宫胀大,压于尿胞则不禁,压于大肠则便秘,谵语微笑,瘀血冲心须防。拟通瘀消胀,内外并治。

全当归七钱、丹参三钱、五灵脂三钱、川郁金三钱、茯神三钱、丹皮炭钱半、远志八分、蒲黄三钱、娑罗子七钱、鬼箭羽五钱、单桃仁三钱、制香附三钱、紫菀三钱、瓦楞子(煅)五钱。另藏红花三分、血珀五分、龙涎香一分、没药七分、鸡内金一具,炙研细末,参须汤调服。

外治,因连宵失眠,火憯,苔糙刺,温药内服不妥,故以肉桂五分、血竭一钱、没药乳香各一钱、玄胡一钱、失笑散钱半、鬼箭羽钱半,研末,醋调,涂脐腹,大膏药淹之。

复诊:瘀血畅行,大解三次甚干,脐腹高突处已软。初更未轻,谵妄欲笑,迫成块瘀血下行,即得安寐,小溲不禁亦愈。再理气消瘀,安神宽胀。

全当归五钱、川郁金三钱、茯神三钱、远志一钱、丹参三钱、失笑散六钱、鬼箭羽五钱、紫菀三钱、玄胡三钱、红曲三钱、黑豆四钱、制香附三钱、娑罗子五钱。另血竭一钱、没药九分、沉香四分、血珀五分、藏红花二分,研细末服。

外治,脐腹仍敷末药。

当日服药,呵欠多寐,神情转振。翌日改方,去郁、蒲,加马鞭草、桃仁各三钱。二剂,腹胀全消,愈。

4. 夏桂成《中医妇科诊疗手册》

(1)带下过多其他疗法

艾灸:主穴选阴陵泉、丰隆、带脉等穴。湿热证,加行间、丘墟;肾阳虚证,加肾俞、关元、命门、太溪;脾虚证,加脾俞、足三里、隐白、太白。

外治法:土荆皮 12g、一枝黄花 10g、蛇床子 15g、花椒 10g、明矾 10g、苦参 15g、冰片 6g,煎汤趁热先熏后坐浴。适用于带下过多,湿浊较重者。

(2)盆腔炎后遗症其他疗法

艾灸:取穴关元、气海、神阙、中极。每日或隔日 1 次。

其他治法:①中药直肠导入:红藤、败酱草、丹参、延胡索、三棱等,随症加减。适用于盆腔炎后遗症的各个证型。②外敷法:中药药包热敷:辨证选用中药,热敷于下腹部或腰骶部;中药穴位贴敷:辨证选用中药,研末或制成丸剂,贴敷于三阴交、气海、神阙、关元等穴。③中药离子导入:辨证选用中药,浓煎后,通过中药离子光电导入仪导入,使药物通过局部皮肤直接渗透和吸收。

(3)子肿

针灸:取穴涌泉、腰阳关、公孙、关元,适用于肾虚型子肿;取穴水分、水泉、商丘、血海,适用于脾虚型子肿;取穴三阴交、肾俞、水泉、孔最,适用于气滞型子肿。

第七章

龙砂膏方在
女科中的运用

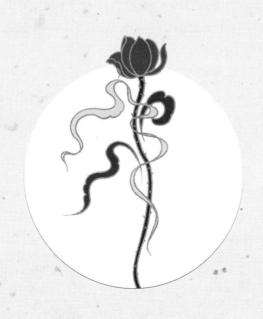

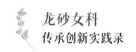

中医膏丹丸散各有其剂型特色、优势与运用范围。历代龙砂医家善于根据病情需要,选择膏丹丸散。龙砂膏方,除了具有传统膏方的服用方便、口感好、节省药材、持续起效等优势,还有其独到的文化内涵,更是龙砂文化区的一种民俗。

一、龙砂膏方特色

龙砂医家重视七损八益调阴阳及肾命理论,善用膏滋方奉生调体治未病,创新膏方制作工艺,形成了龙砂医派膏方特色。《龙砂八家医案》中即有运用膏滋方的脉案,《张聿青医案》中撰有"膏方"一卷,柳宝诒撰有《柳致和堂丸散膏丹释义》一书,江阴顾山季氏世医《季梦熊医案》均为膏方案,无锡稻香王有仁亦著《王氏膏方》一书。目前柳氏致和堂的"膏滋药制作技艺"已入选第三批国家级非物质文化遗产扩展项目名录。

龙砂膏方具有"民俗原创,固本培元,养生治未病""培补命门元阳,顺应'冬至一阳生'""注重阴阳互根,阴中求阳""结合五运六气,必先岁气抓先机""注重熬膏技艺,工艺精良"等五大优势特色。

国医大师颜德馨曾为龙砂膏方题词——"固本清源,一人一方,适时进补,勿违天和"。国医大师朱良春曾为龙砂膏滋药制作技艺题词——"传承膏方技艺,弘扬岐黄精义,擅治未病防衰,保障人民康健"。

龙砂医家在拟定膏方时,还善于结合五运六气、体质、基础疾病,一般都有一个或几个成方构成的基础方(也称"打底方"),配合相应药物群以及相关细料组方,动静结合,通盘运筹,"注重精气互化,藏精少阴化气成形","注重阴阳互根,精气互生理论","结合运气,必先岁气无伐天和","重视肾命,注重培补命门元阳","兼顾醒脾助运,避免呆补滋腻碍胃","注重以升为动,重视阳气升发气化"。

二、龙砂膏方在女科中的运用

龙砂膏方既有以传统的冬令进补调体养生为目的的,也有以治疗为目的的。以治疗为目的的膏方,不拘于冬季服用,四季皆可服用。对于女科诸疾,亦有诸多记载,总体以虚证较为多见,治以调理气血,补益肝脾肾。

如对于胎前病,《妇科玉尺》中就有丹参膏相关的记载,其功可养胎气,临月服之,可使产妇滑而易产。组方为丹参八两、当归二两、川椒五合(有热者,以大麻仁代之)。制法、服法均有特色,需用酒拌湿一夜,以熬成猪膏四升,微火煮膏,直到熬成色赤如血,膏方成,再用新布滤去渣滓。服时先取数枚枣,入酒后再服。沈金鳌强调须等临月服,不可早服。

而柳宝诒《惜余医案》中则有用膏方治疗带下病的记载。患者因"脾土先虚,湿邪留滞,水谷之液不能化为营血",加之"奇脉空虚",故下注而为白带连绵,且每每发于经期之前。柳宝诒认为此因"冲任气动,则带脉亦因之下陷",且患者体质乃"营血不足,虚火易动之体",观其舌脉"右关脉弦,中气不旺,左脉软弱,右尺数大,舌质偏红",故欲从滋养肝肾、统摄奇经入手,佐以培脾利湿,兼固带脉。予膏方"潞党参、野於术、云茯苓、炙黑草、东白芍、大生地、炒归身、炒山药、枸杞子、川续断、煨木香、苡米仁、银杏肉、鲜首乌、女贞子、盐水炒菟丝子、盐水炒煅左牡蛎、盐水炒沙苑子、盐水炒阳春砂仁、盐水炙黑川黄柏、炒粉丹皮。上药煎汁熬收,烊入陈阿胶三两、白蜜十两收膏,每晨空心陈皮汤冲服两许"。

《张聿青医案》记载了用膏方治疗带下病、不孕症、崩漏、产后病数案,患者以虚损多见,或是"久带不止,液耗阳升,头旋眩晕,肝肾空乏",或是"阴分久亏,木失涵养,肝强木燥,生火生风。阴血为热所迫,不能固藏,经水反多,甚至一月再至,营血由此更亏"。张聿青治疗以养血益阴、补益中气、兼摄脾肾为主,多用炙绵芪、炙熟地、菟丝子、西党参、西洋参、酸枣仁、潼沙苑、炒萸肉、女贞子等品,再予阿胶、龟板胶溶化冲入收膏,以滴水成珠为度,嘱患者每晨服一调羹,开水冲调。

而不孕案中患者"经事无故,而不受孕。平日间亦无他恙,惟时为昏晕,或四肢烙热而酸楚,少腹时满,脉大有力"。虚象不显,张聿青认为是因"气郁则生热,热从内吸,则子宫枯燥,不能摄精;热盛则生风,风阳鼓旋,则头旋眩晕,脉络不和",故泄热调气乃是首要,再配合少量养血益阴之品,可见其用膏方非一味大剂补益。处方:大熟地(砂仁炙)五两、黑玄参三两、大连翘三两、白蒺藜(炒去刺)三两、大生地(姜汁炙)五两、稽豆衣三两、黑山栀三两、四制香附(研)四两、大麦冬二两五钱、制首乌(切)五两、晚蚕沙(包煎)三两、全当归二两五钱、制洋参三两、奎党参四两、炒杞子三两、粉丹皮二两、淡天冬二两、滁菊花二两、干荷边二两、缩砂仁(另煎、冲)一两、杭白芍二两五钱、半夏曲(盐水炒)二两五钱、松萝茶二两、桑寄生三两。上药共煎浓汁,用清阿胶三两、龟板胶二两、白冰糖三两溶化冲入收膏。

另外,张氏在制膏时,认为苦寒之药不适宜入膏剂,以产后病一案体现最为明显。患者"产育频多,营血亏损,木失涵养,阳气升浮。夏月阳气泄越之时,往往头胀眩晕胸闷",且"又当产后,营气更亏,少阳之木火勃升,胸闷头晕汗出,手足烙热,咽痛音瘖"。考虑到"少阴之脉、少阳之脉皆循喉也",判断患者是有少阳火热在体。但张聿青认为"泄少阳清气热之药,不能合入膏方,另以煎药参服为宜"。故膏方处方中未有清少阳火热之苦寒药,总以补益药为主。组方"大生地四两、西洋参三两、大天冬二两、金石斛三两、远志肉七钱、山萸肉一两五钱、酸枣仁(炒,研)二两、生熟草各五钱、女贞子(酒蒸)三两、大熟地四两、黑豆衣三两、肥玉竹三两、制首乌五两、大麦冬二两、甘杞子三两、石决明(打)八两、白归身(酒炒)二两、潼沙苑(盐水炒)三两、奎党参四两、制香附(打)三两、生山药三两、生牡蛎八两、茯神三两、杭白芍(酒炒)二两、新会皮一两五钱。上药如法共煎浓汁,去渣,用清阿胶三两、龟板胶二两溶化冲入收膏,或加白冰糖三四两亦可"。而针对泄少阳清气热之药,张氏则另有煎方:"桑叶一钱、丹皮二钱、郁金一钱五分、川贝母二钱、水炒竹茹一钱、瓜蒌皮(炒)三钱、生甘草五分、桔梗八分、生鸡子白(冲)一枚。"煎方、膏方同服,共奏育阴以涵阳气之功。

江阴顾山季梦熊多用膏方调理月经,患者或为"素属脾胃气弱,健运迟钝",或是"素有痰饮咳逆恶寒",故天癸多淋漓不尽,漏下不止。"气为血之帅""阳生阴长也",季梦熊通过膏方大补气血,育阴潜阳,从肝脾肾入手,调理冲任。膏方用药以补益调气药为主,多用潞党参、当归身、制香附、杜仲、潜於术、大熟地、广木香、山萸肉等,多用阿胶、鹿角胶、饴糖收膏。若患者症状较重,还可配合红枣每晨蒸服,一起服用,加强疗效。

现代龙砂医家还善于运用经方制膏调体,如黄煌根据其创立的经方体质论,结合膏方的剂型优势,时予经方膏以作调理之用。譬如,温经膏,取吴茱萸50g、党参120g、麦冬60g、制半夏60g、炙甘草60g、肉桂60g、当归120g、白芍120g、川芎120g、丹皮120g、阿胶250g、生地120g、干姜60g、红枣250g、核桃肉250g、黑芝麻250g、冰糖250g,制膏备用(也可做成切片膏剂)。本膏适用体质人群为:体瘦,皮肤松弛,腹壁薄而无力,唇干不润,皮肤缺乏光泽或有黄褐斑,毛发干枯易折。此类体质的女性以此美容为佳。也适用于围绝经期女性的失眠、腹泻、老年性阴道炎等的调理。形体肥满壮实,营养状态好,面色红润者不宜用本方。

现代运用举隅(周亚红医案):

患者张某,女,46 岁。

初诊日期:2022 年 12 月 10 日。

主诉:月经量少 1 年。

病史:患者自 2021 年起经量减少,经色较深,仅仅第二天稍有,伴有口干,夜寐后背凉。末次月经:2021 年 11 月 18 日,量不多,经色偏深。情绪欠佳,眠不实,疲劳,舌红有紫气苔腻,脉细弦。

既往史:2-0-2-2,有生育计划。

辅助检查:性激素:睾酮 29.07ng/dl,雌二醇 233.99pg/ml,促黄体素1.79mIU/ml,促卵泡激素 5.13mIU/ml,催乳素 9.18ng/ml,血清中脱氢表雄酮239.38μg/dl,抗米勒管激素 0.435ng/ml。

中医诊断:月经过少(肾气不足)。

治疗:补益肾气,佐以养心疏肝为治。恰冬藏之际,兼顾当下与来年运气特点,定膏调治。

处方:龟甲胶(黄酒炖)90g、阿胶(黄酒炖)100g、鹿角胶(黄酒炖)60g、盐车前子(包煎)100g、紫河车(收膏,粉)60g、西红花(黄酒炖,兑入)10g、生酸枣仁(先煎)200g、肉桂(后下)60g、熟地黄(砂仁 50g 拌炒)200g、人参(另炖,兑入)50g、醋五味子 60g、覆盆子 100g、麸炒山药 150g、酒萸肉 100g、钩藤 100g、莲子心50g、灵芝 150g、制何首乌 200g、酒女贞子 100g、墨旱莲 100g、桑椹 150g、桑叶100g、忍冬藤 100g、酒黄精 150g、合欢皮 100g、淫羊藿 100g、天冬 100g、麦冬100g、蜜远志 100g、炙甘草 100g、陈皮 60g、麸炒枳壳 100g、菟丝子 150g、盐杜仲 100g、金樱子肉 100g、牛膝 100g、麸炒白术 150g、茯苓 100g、茯神 150g、枸杞子 100g,饴糖 500g 收膏。

上药制膏,每天早晚服 1 调羹,45 天服完。

复诊如愿怀孕。

第八章

名方名药
选析

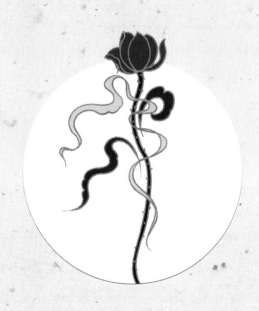

一、佛手散

【出处】许叔微《普济本事方》。

【功能主治】养血活血，祛瘀生新。

【经典配方】当归六两(洗，去芦，薄切，焙干，秤)、川芎四两(洗)。

上粗末，每服二钱，水一小盏，煎令泣泣欲干，投酒一大盏，止一沸，去滓温服，口噤灌之，如人行五七里再进。

【方义解析】佛手散由当归、川芎二药组成。

当归，《本草经解要》言："气温，味苦，无毒。主咳逆上气，温疟寒热洗洗在皮肤中，妇人漏下绝子。诸恶疮疡金疮，煮汁饮之。

当归气温，禀天春升之木气，入足厥阴肝经；味苦无毒，得地南方之火味，入手少阴心经。气升味厚，阳也。其主咳逆上气者，心主血，肝藏血，血枯则肝木挟心火上刑肺金，而咳逆上气也；当归入肝养血，入心清火，所以主之也。肝为风，心为火，风火为阳，但热不寒者为温疟。风火乘肺，肺主皮毛，寒热洗洗在皮毛中，肺受风火之邪，不能固皮毛也。当归入心入肝，肝血足则风定，心血足则火息，而皮毛中寒热自愈也。妇人以血为主，漏下绝子，血枯故也；当归补血，所以主之。诸恶疮疡，皆属心火，心血足则心火息；金疮失血之症，味苦清心，气温养血，所以皆主之。用煮汁饮者，取汤液之功近而速也。"

"川芎气温，味辛，无毒。主中风入脑头痛，寒痹筋挛，缓急金疮，妇人血闭无子。

川芎气温，禀天春和之木气，入足厥阴肝经；味辛无毒，得地西方之金味，入手太阴肺经。气味俱升，阳也。

风为阳邪而伤于上，风气通肝，肝经与督脉会于巅顶，所以中风，风邪入脑头痛也；其主之者，辛温能散也。寒伤血，血涩则麻木而痹，血不养筋，筋急而挛；肝藏血而主筋，川芎入肝而辛温，则血活而筋舒，痹者愈而挛者痊也。

缓急金疮，金疮失血，则筋时缓时急也；川芎味辛则润，润可治急，气温则缓，缓可治缓也。妇人禀地道而生，以血为主，血闭不通，则不生育。川芎入肝，肝乃藏血之脏，生发之经。气温血活，自然生生不已也。"

当归味甘而重，故专能补血，其气轻而辛，故又能行血，补中有动，行中有补，为血中之要药；川芎辛温香燥，走而不守，为血中之气药。二药合用，是妇科经带胎产诸病最为常用的药对之一,"当归,同人参、川芎,治产难倒生"。宋代许叔微的《普济本事方》首次明确提出当归、川芎二药在治疗胎元不固类疾病中的双向作用,即"探胎之死生",并命之为佛手散。

【临证举隅】本方养血活血,两药配伍,补而不滞,散血而不伤血,有生新化瘀之意,用于痛经、月经过少、子宫内膜异位症、胎死不下、薄型子宫内膜等妇产科疾病。《普济本事方》的记载表明佛手散在胎元不固的治疗中具有双向调节的作用:"妇人妊孕五七月,因事筑磕著胎,或子死腹中,恶露下,疼痛不止,口噤欲绝,用此药探之,若不损则痛止,子母俱安;若胎损,立便逐下。此药催生神妙。"即古人所谓"辨胎之死生"。

现代龙砂医家国医大师夏桂成在临证时也常常用佛手散测胎之死生。

【现代研究】研究表明,佛手散具有改善血液流变性、抗血栓、促血管生成等作用。动物实验发现,佛手散可以缓解先兆流产模型大鼠先兆流产进程,降低流产率。这一作用可能是通过抑制子宫平滑肌收缩,促进母胎免疫耐受维持和改善胎盘血流灌注实现的。基于网络药理学分析,佛手散可通过激活ER-α,上调 JUN 的磷酸化表达,促血管生成,从而增加薄型子宫内膜的厚度和容受性。推测佛手散可通过多通路、多靶点治疗薄型子宫内膜,其作用机制可能与 ER-α、p-JUN、VEGF 有关。

【注意事项】

(1)孕妇慎用,经期停服。

(2)有出血倾向者慎用。

(3)同时服用华法林片、阿司匹林等抗凝剂者宜慎用。

二、紫苏饮

【出处】许叔微《普济本事方》。

【功能主治】治子悬,胎气不和,凌上心腹,胀满疼痛;兼治临产惊恐,气结连日不产。

【经典配方】大腹皮、人参(去芦)、川芎(洗)、陈橘皮(去白)、白芍药各半两,当归(洗,去芦,薄切)三钱,紫苏茎叶一两,甘草(炙)一钱。

上药细锉,分作三服,每服用水一盏半,生姜四片,葱白七寸,煎至七分,去渣空心服。

【方义解析】《神农本草经疏》记载:"紫苏主下气,除寒中。其子尤良。紫苏气温,禀天春和之木气,入足厥阴肝经;味辛无毒,得地西方之金味,入手太阴肺经。气味俱升,阳也。肺主气而属金,金寒则不能行下降之令;紫苏辛温温肺,肺温则下降,所以下气。脾为中州太阴经也,肺亦太阴,肺温则脾寒亦除,故除寒中也。其(子)尤良,下降之性、辛温气味尤甚也。其(梗)本乎地者亲下,下气尤速。"

"大腹皮,即槟榔皮也。其气味所主,与槟榔大略相同。第槟榔性烈,破气最捷;腹皮性缓,下气稍迟。入足阳明、太阴经,二经虚则寒热不调,逆气攻走,或痰滞中焦,结成膈证;或湿热郁积,酸味醋心;辛温暖胃,豁痰通行下气,则诸证除矣。大肠壅毒,以其辛散破气而走阳明,故亦主之也。"

此方中川芎、当归、白芍以和其血;苏叶、大腹皮以顺其气。气顺血和则胎安。复以人参、甘草养其气,顺则顺其邪逆之气,养则养其冲和之气,功能顺气和血,安胎止痛。故凡有下焦气实,相火旺盛,举胎而上,胎热气逆,而见胸膈胀满,头痛,腰胁痛,脉象滑数,苔白或黄,妊娠 4 ~ 8 个月尽可之,而获效满意。

【临证举隅】紫苏饮由宋朝严用和创制,原方主治子悬,指妊娠四五个月后所出现的胸膈胀满,两胁闷而疼痛,喘息等症。其病因乃胎上迫心,或肝气郁结,胎动不安所致。病机为中焦闭阻,冲任气逆,以致胃气升而不降,胸阳不振,表现为痛、厥、吐不已。后世医家在理解病机的基础上,随症治之,将该方广泛运用于妊娠期消化系统病症,如妊娠期胃炎、胃肠功能紊乱、胃神经痛、胆道蛔虫病等。此外,许叔微将此方记载于《普济本事方》内,将其用于治疗难产、胎死不下,疗效卓著,并引用《黄帝内经》解释其病机:《素问》云:恐则气下。盖恐则精怯,怯则上焦闭,闭则气还,还则下焦胀,气乃不行矣。临床使用以胃部或胁肋部、腹部胀满疼痛、恶心呕吐、纳谷欠佳、肠胀气、小腹下坠等为指征。

【现代研究】研究表明,紫苏叶中主要含有挥发油、黄酮和花色苷类、酚酸类、苷类、三萜类和甾体及其他化合物,还包含有机酸、类胡萝卜素、脂肪酸、维生素和金属元素等多种化学成分。现代药理研究主要集中于挥发油、黄酮类、酚酸类化合物等有效成分的作用机制,结果表明其具有抗炎、抗氧化、抗菌、抗肿瘤、抗抑郁等功效。动物实验表明,紫苏梗能促进小鼠子宫内膜碳酸酐酶活性单位增长,而且随着紫苏梗剂量的加大,酶活性也显著增强,与孕酮具有相似的药理作用,能促进子宫内膜腺体的生长。因此,紫苏梗用于治疗先兆流产及安胎的机制亦同于孕酮。

【注意事项】精神倦怠,脉细缓者宜慎用。

三、二黄三白汤

【出处】沈金鳌《妇科玉尺》。

【功能主治】清热燥湿,疏肝扶脾,固涩止带。主治妇女带下由于热者。证见妇女带下赤白,甚或黄赤相兼,量多质黏稠,气臭秽,少腹坠胀,阴户瘙痒,舌红苔黄腻,脉濡滑数(阴虚烦热而赤白带下,或七情所伤,脉数而带下)。

【经典配方】酒扁柏、川连、黄柏各五钱,醋香附、白石脂、白术、白芍各一两,椿白皮二两。

【方义解析】二黄三白汤首见于明代皇甫中《明医指掌》,沈金鳌在此基础上,结合自身临床经验,将原方白芷替换为白石脂。黄连、黄柏清热燥湿,为方名中"二黄"的由来,是为君药。《本草经解要》云:"妇人阴中乃肾窍也,热胜则肿,肿痛者火盛也,黄连入肾,寒苦清火,所以主之。"及"漏下赤白,胎漏下血及赤白带也,一因血热妄行,一因湿热下注;黄柏入肾,寒能清热,苦可燥湿,所以主之。"方中三白则分别为白石脂、白术、白芍,《名医别录》载:"白石脂,味甘、酸,平,无毒,主养肺气,浓汤,补骨髓……治女子崩中漏下。"白芍佐以香附,疏肝理气,柔肝养血,活血通经;白术健脾燥湿,有泻木补土之功;再加酒扁柏,即侧柏叶,《神农本草经疏》云"侧柏叶,味苦而微温,义应并于微寒,故得主诸血崩中赤白",有平肝热、清血分热之效;而椿白皮亦能清热凉血,固涩止带。全方共奏清热燥湿、疏肝扶脾、固涩止带之功。

【临证举隅】临床主要运用于湿热下注型带下病。

【现代研究】丁原全等运用微量稀释法,测定了 12 种中草药对 7 株女性下生殖道解脲脲原体标准株的体外抑制效应,结果显示黄柏具有较高的敏感性,即黄柏能够有效防治女性下生殖道解脲脲原体感染。而张红等在此基础上,进一步通过实验研究,又证实了黄连总生物碱也可以抑制解脲支原体的细胞毒作用,且能抑制解脲支原体对输卵管黏膜上皮细胞的黏附作用,对细胞的增殖、凋亡产生影响。

四、沈氏固胞汤(又称沈氏固胂汤)

【出处】沈金鳌《杂病源流犀烛》。

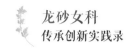

【功能主治】补肾助阳,补益气血,固精缩尿。

【经典配方】酒炒桑螵蛸二钱,酒黄芪五钱,沙苑子、山萸肉各三钱,酒炒全当归、茯神、茺蔚子各二钱,生白芍钱半,升麻二钱。用法:羊小肚子洗净,煎汤代水煎药。

【方义解析】方中桑螵蛸、山萸肉、沙苑子固精缩尿,补肾助阳。桑螵蛸味咸甘,平,《神农本草经疏》记载其"入足少阴、太阳经",为治疗遗尿之主药;其中《产书方》单用桑螵蛸捣散服,治疗妊娠小便失禁。若中气不足而遗尿,尿频者,则与益气升提之黄芪、升麻同用。黄芪,《本草经解要》云"气微温,禀天春升少阳之气,入足少阳胆经、手少阳三焦经;味甘无毒,禀地和平之土味,入足太阴脾经",用量宜大,补产后之虚。升麻,"气平微寒,禀天秋平冬寒金水之气,入手太阴肺经、足太阳膀胱经、手太阳小肠经;味苦甘无毒,得地南方中央火土之味,入手少阴心经;味苦则燥,入足阳明胃经。气味轻清,阳也",少量升麻升阳,防中气下陷。当归、白芍、茯神滋阴养血,补益气血,活血安神。茺蔚子又名益母草子,辛温补肾,活血行气,《本草经解要》记载:"根茎花叶俱入药,济阴返魂丹及益母膏皆全用也。《纲目》谓胎产诸疾,并用为良,又谓根茎花叶专于行,而子则行中有补,此《解要》所以独有取于花子也欤。"羊小肚子即羊之膀胱,性味甘平,功治遗尿,亦取其以脏补脏之效。全方补肾助阳,补益气血,固精缩尿,对产后气血两虚引起的膀胱不固有很好的疗效,而且沈氏注释"此余自制方,屡用神效"。

【临证举隅】心脾两虚型小便失禁、膀胱过度活动症、产后顽固性尿失禁、原发性遗尿、尿频、夜尿或小便失禁、肾虚遗精、滑泄。表现为精神不振,尿频或遗尿,心悸失眠、健忘,形体消瘦,舌质淡苔薄白,脉虚、细软无力。

【现代研究】对桑螵蛸的药理研究显示:桑螵蛸具有延长小鼠常压缺氧及游泳时间,升高小鼠胸腺、脾脏、睾丸指数和阳虚小鼠的体温,以及降低高脂大鼠肝中脂质过氧化物(lipid peroxide,LPO)的作用。这些作用可能与其补肾、固精之功效有关,为临床将该药用于治疗遗精、赤白带下、阳痿、早泄等疾病的基础。其抗利尿作用为临床治疗遗尿、小便频数提供了理论依据。研究结果表明,沙苑子的水煎醇沉液可以抑制关节肿和炎性肉芽肿形成,可以对抗组胺兴奋离体豚鼠肠肌,并可抑制由组胺引起的毛细血管通透性的增加。

【注意事项】阴虚火旺或膀胱有热者慎服。

五、萆薢渗湿汤

【出处】高秉钧《疡科心得集》。

【功能主治】清热利湿,杀虫止痒。临床可广泛应用于各类湿热下注病证,以及臁疮、漏蹄等证。

【经典配方】萆薢、薏苡仁、黄柏、赤苓、丹皮、泽泻、滑石、通草。

【方义解析】萆薢渗湿汤以方中萆薢为名,是为君药,《本草正义》云"性能流通脉络而利筋骨,入药用根,则沉坠下降,故主治下焦。虽微苦能泄,而质轻气清,色味皆淡,则清热理湿,多入气分,少入血分",可知其有利湿去浊、祛风除痹之功。薏苡仁利水渗湿,健脾排脓,《本草新编》云:"薏苡仁最善利水,又不损耗真阴之气,凡湿感在下身者,最宜用之。"黄柏主清下焦湿热,《本草经解要》云:"入肾,寒能清热,苦能燥湿。"泽泻,李杲《药类法象》称其为"除湿之圣药";赤苓泄热行水;通草利尿通淋;滑石清热利湿。再配以丹皮清热凉血,活血化瘀。全方共奏清热利湿止痒之功。

【临证举隅】临床主要运用于湿热下注证。于妇科诸疾,主要可治:

1. 外阴瘙痒。证见外阴瘙痒,带下量多而臭秽,外阴湿润,或时出黄水,伴胸闷不舒,心烦纳少,口苦而黏,舌红苔黄腻,脉滑数。

2. 外阴白斑。证见外阴白斑,阴部瘙痒,甚则痒痛,坐卧不安,带下量多,色黄如脓,或呈泡沫米泔样。

3. 滴虫性阴道炎。证见白带多臭,外阴瘙痒灼痛,妇科检查可见外阴、阴道黏膜及宫颈明显充血,有黄色泡沫样脓性白带。

【现代研究】郑文兰等通过随机对照试验,发现萆薢渗湿汤加味对治疗外阴阴道假丝酵母菌病疗效好、复发率低,主要可能与血清中 IL-6 升高和 IL-2 下降有关。萆薢渗湿汤可能增强 Th1 细胞的活性,使其产生大量的细胞因子,提高免疫功能;同时抑制 Th2 细胞活性,减少 IL-6 的产生,抑制 T 细胞炎症因子的合成,减轻机体的炎性反应。

汪倩雯等通过双层平板滤纸片药剂扩散法检测了 89 种中药乙醇提取物对酵母 YFK32、金黄色葡萄球菌、大肠杆菌的抑菌活性,结果显示萆薢能明显抑制酵母 YFK32 活性,能够特异性抑制真菌的生长。

李婷等应用微量稀释法探讨 10 种中药水煎剂和免煎颗粒剂对解脲脲原

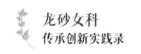
体的体外抑菌作用,结果显示黄柏是抑制解脲脲原体作用最好的中药之一,草薢也具有较强的抑菌作用。

六、柳氏秘制带下丸

【出处】柳宝诒《柳致和堂丸散膏丹释义》。

【功能主治】妇女面黄肌瘦、赤白带下。

【经典配方】酒炒马头茴四两、菟丝子四两、白术二两、砂仁二两、茯苓四两、椿根皮四两、豆腐滞四两、炒川柏一两,水泛为丸。每服三四钱,空心,焦米汤下。

【方义解析】柳宝诒《柳致和堂丸散膏丹释义》载:"妇女带下之病,与男子遗浊相似,用药最难得效,此方合封髓、茯菟两方,更参以除湿固下之品。凡妇女面黄肌瘦、赤白带下,服此即止,洵女科之要药也。"封髓丹始载于元代《御药院方》,由黄柏、砂仁、甘草三味药组成,可清泻肾火,封髓止遗,主治相火妄动之梦遗症,柳宝诒认为妇女带下与男子梦遗相似,故选用方中砂仁、川柏两味。而茯菟丹则出自《太平惠民和剂局方》,原方主治思虑太过、心气不足、肾经虚损、真阳不固之赤白带下、遗精诸证,柳宝诒选用方名中君药二味,取其镇益心神、固肾涩精、渗湿止浊之功。另加除湿固下之马头茴、白术、椿根皮、豆腐滞等药。马头茴即墓头回,《本草纲目》引《避水集验方》载:"治崩中、赤白带下,可用墓头回。"椿根皮,《神农本草经疏》载:"止女子血崩及产后血不止、赤带,皆取其苦能燥湿、寒能除热、涩能收敛之功耳。"豆腐滞或为豆腐渣,《本草纲目拾遗》载"治一切恶疮、无名肿毒,大便下血,肠风下血",观其主治,可知其或有清热收敛之效。凌奂《饲鹤亭集方》中秘制白带丸,方中亦有豆腐滞一味。白术燥湿健脾。全方共奏清热燥湿、固涩止带之功。

【临证举隅】或因饮食不节,劳倦过度,或因忧思气结,损伤脾气,运化失职,湿浊停聚,流注下焦,伤及任带而导致的带下病。证见带下量多,色赤黄交夹,味臭秽浊不洁,下腹疼痛拒按,甚则腰骶疼痛。

【现代研究】程卫东等通过对墓头回的化学成分、药理活性进行分析,发现墓头回是以三萜皂苷为主要化合物;通过纸碟法抗菌试验证明,墓头回提取物对金黄色葡萄球菌、大肠杆菌、枯草杆菌均有不同程度的抑制作用,还可提高非特异性免疫功能,有促进主动免疫的作用。

七、周憬保胎方

【出处】周憬《卫生易简方》。

【功能主治】补益脾肾,益气安胎。

【经典配方】杜仲24g、川断(糯米汤炒)120g、淮山药粉60g。酒焙两味为末,加山药粉为丸,空心盐汤送下,每丸9g。

【方义解析】杜仲-续断最早的药组出现于南宋《女科百问》,同时期严用和所著《济生》卷中亦有记载,皆名杜仲丸,主要用以治疗冲任不固,肝肾亏虚型胎动不安。杜仲、川断皆有补益肝肾、调冲安胎之效;而山药,《本草经解要》云"气温益气,味甘益血……甘平而益脾血,所以补中……阴者宗筋也,宗筋属肝;气温禀春升之阳,所以益肝而强阴也",可补脾养肺,固肾益精,与杜仲、川断配伍,相辅相成。而糯米汤亦是方中组成部分,不论是《妇人大全良方》中的黄芪汤、寄生汤,还是《圣济总录》中的续断汤,糯米都是其中一味方药。糯米,孙思邈认为"脾病宜食,益气止泄",王孟英则称其可"补肺气,充胃津"。空心盐汤即淡盐水,可引药归肾。全方共奏补肾益精安胎元之功。

【临证举隅】临床主要运用于冲任不固,肝肾亏虚型胎动不安。

【现代研究】吴霜等基于网络药理学研究杜仲-续断药组治疗先兆流产的作用机制,结果显示杜仲-续断的有效成分靶点与先兆流产疾病潜在靶点有59个共同靶点,其中槲皮素、山柰酚、β-谷甾醇等靶点,在调节激素、促进血管内皮细胞生成等过程中,扮演着重要角色,提示杜仲-续断药组在治疗先兆流产中有多成分、多靶点的药效作用机制。

杨琴等基于网络药理学和分子对接技术探讨了杜仲-续断药组治疗复发性流产的作用机制,结果显示药组对治疗复发性流产有效的活性成分有26种,主要参与脂多糖反应、细胞氧化应激、类固醇激素调节等生物过程,同时与磷脂酰肌醇3激酶(PI3K)、丝氨酸/苏氨酸蛋白激酶(Akt/PKB)、肿瘤坏死因子(TNF)信号通路、血管内皮生长因子(VEGF)信号通路等关系密切。

八、清宫宁血灵

【出处】周慕丹经验方。

【功能主治】清气凉营,祛瘀止血。

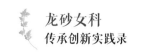
【经典配方】青黛、青木香、广木香、茯苓、炒苍术、忍冬藤、败酱草等。

【方义解析】青黛,《要药分剂》云:"入肝经。为除热解毒之品,兼能凉血。丹溪曰:蓝属水,能使败血归经络。"忍冬藤,《本草正义》云:"忍冬乃金银花之藤叶……主治功效皆以清热解毒见长……能止气下澼,则热毒蕴于肠腑之辟积滞下,此能清之,亦尤陈藏器谓'治热毒血痢'耳……惟热利或可用之。"败酱草,李时珍曰:"败酱乃手足阳明厥阴药也,善排脓破血,故仲景治痈及古方妇人科皆用之。"《本草纲目》曰:"治血气心腹痛,破癥结,催生落胞,血运鼻衄吐血,赤白带下。"三药共奏清热解毒、凉血止血之效。青木香、广木香调畅气机,行气化瘀。青木香性凉,广木香性温,温凉并用,适用于各种气滞疼痛瘀血之证。茯苓、苍术健脾燥湿。诸药合用,共奏清热解毒、行气化瘀之功。

【临证举隅】适用于气滞血瘀、气郁化火、血热妄行等证型的功能性子宫出血、月经过多、产后或流产后恶露不净、上环后出血等病证。

【现代研究】王洪复等人应用血管离体试验研究了清宫宁血灵的缩血管作用及其机制,结果显示清宫宁血灵对离体大鼠胸主动脉的作用为收缩反应,剂量-反应曲线显示在一定药物浓度范围内血管收缩程度随药物浓度增加而增加。同时通过受体阻断试验发现,清宫宁血灵的缩血管作用具有与儿茶酚胺相似的特点。而子宫肌层中有丰富的血管,动脉血管壁的平滑肌含有α-受体,清宫宁血灵正好也是作用于α-受体,引起血管收缩,使外周阻力增加,血流量减少;同时血小板黏附,聚集于血管壁破损处形成凝血块,从而起到止血作用。

【注意事项】孕妇禁用。不可与温肾壮阳药同用。

九、清心滋肾汤

【出处】夏桂成《妇科方药临证心得十五讲》。

【功能主治】清心安神,滋肾养阴。

【经典配方】钩藤10 ~ 15g、莲子心5g、黄连5g、紫贝齿(先煎)10 ~ 15g、怀山药10g、山萸肉9g、太子参10 ~ 15g、浮小麦(包煎)30g、茯苓10g、合欢皮10g、熟地10g。

【方义解析】《神农本草经疏》记载:"钩藤禀春气以生,《本经》气微寒,无毒。保升言苦。甄权言甘平。应是甘苦俱不甚,气味悉和平者也。为手少阴、足厥阴经要药。少阴主火,厥阴主风,风火相搏,则为寒热惊痫。此药气味甘寒,直走二经,则风静火息而肝心宁,寒热惊痫自除矣。"

莲子心为莲成熟种子的绿色胚芽,又名莲薏。《本草乘雅半偈》说:"薏居中,为黄婆,能调伏心肾。又苦味能降,此为莲之心苗,含水之灵液,结于炎夏。又秉火之正令,其安靖上下君相火邪,气味应尔。"《温病条辨》言:"莲心甘苦咸,倒生根,由心走肾,能使心火下通于肾,又回环上升,能使肾水上潮于心。"可见莲子心以其苦味能降之功,专于清心火。

浮小麦味甘咸,性凉,《纲目》曰:"甘咸,寒,无毒。"《本草汇言》曰:"卓登山云,浮小麦系小麦之皮,枯浮无肉,体轻性燥,善除一切风湿在脾胃中。如湿胜多汗,以一二合炒燥煎汤饮。倘属阴阳两虚,以致自汗盗汗,非其宜也。"《本经逢原》记载:"浮麦,能敛盗汗,取其散皮腠之热也。"

《神农本草经疏》曰:"地黄……主伤中,逐血痹,填骨髓,长肌肉,作汤除寒热积聚,除痹,疗折跌绝筋。久服轻身不老,生者尤良。地黄气寒,禀天冬寒之水气,入足少阴肾经;味甘无毒,得地中正之土味,入足太阴脾经。气味重浊,阴也……久服气寒益肾,肾气充所以身轻;味甘益脾,脾血旺则华面,所以不老。且先后二天交接,元气与谷气俱纳也。"

"山茱萸……主心下邪气寒热,温中,逐寒湿痹,去三虫……久服轻身。去核。山萸气平,禀天秋成之金气,入手太阴肺经;味酸无毒,得地东方之木味,入足厥阴肝经。气味俱降,阴也……山萸味酸入肝,益肝血而敛肝气,则心下之寒热自除也。山萸味酸收敛,敛火归于下焦,火在下谓之少火,少火生气,所以温中。"

本方首在清心火,故以莲子心为主要,莲子心专清心火;伍以黄连,黄连能清心胃之火,故佐莲子心,加强清心安神的作用。钩藤,清心肝而安神魄;紫贝齿,善安神魂而泻心肝;浮小麦能养心安神,并有止汗作用。以上均以清心为主,并有降心火、安神魂、和心血的作用,缓解诸多"心"的症状。该方同时又以怀山药、山萸肉、熟地滋肾养阴,以治肾衰癸水不足之本。心肾合治,清滋同用,故能取得较好的临床疗效。

【临证举隅】阴虚火旺型围绝经期诸证。症见烘热汗出,心烦寐差,常或失眠,极易激动、烦躁、抑郁、焦虑、悲伤等,头昏腰酸,或伴耳鸣健忘等。

【现代研究】研究表明,清心滋肾汤中起作用的主要活性成分共 69 个,包括木犀草素、槲皮素、豆甾醇、谷固醇、山奈酚、四氢鸭脚木碱等,提示这些活性成分在改善围绝经期症状中发挥重要作用。木犀草素是天然黄酮类化合物中的代表性成分,具有抗炎、抗氧化、降血压和舒张血管、抗动脉硬化等药理学作用。山柰酚亦为黄酮类化合物,研究显示,山柰酚和木犀草素具有抗脂代谢紊乱和抗细胞凋亡的功效,从而起到保护缺血心肌的作用。此外,山柰酚可通过上调骨骼肌 PI3K-Akt-GLUT4 信号通路,改善糖尿病小鼠胰岛素抵抗。由此可见,山柰酚和木犀草素可以改善围绝经期女性糖脂代谢紊乱的状态,降低心血管病的发生风险。槲皮素具有抗炎、抗氧化、降糖、降脂、促进颗粒细胞增殖、改善卵巢功能等作用,即通过改善卵巢功能,提高雌激素水平,从而降低围绝经期综合征远期并发症发生的风险。豆甾醇和谷固醇,具有抗炎、抗氧化、抗癌、降胆固醇、调节体内激素和调节代谢的作用。四氢鸭脚木碱是从鸡骨常山中提取的生物碱类化合物,具有抗高血压、抗糖尿病、抗菌等作用。故清心滋肾汤的有效成分对高血压、糖尿病、高脂血症、动脉粥样硬化、氧化应激等围绝经期易出现的疾病均具有一定的干预作用。

【注意事项】本方适用于以阴虚、心肝火旺为主的围绝经期综合征,其中肾衰、癸水竭,阴水不足是病变的前提。用药时宜把握病机。

莲子心清心安神重在清心,如烘热汗出较重,即烘热明显,发作较频繁,而发作的时间延长者,必须加重莲子心的用量。莲子心的用量一般在 3 ~ 5g,可以增加到 10g,甚至 15g,以控制心烦失眠症状。

十、补肾助孕汤

【出处】夏桂成《妇科方药临证心得十五讲》。

【功能主治】补肾助阳,暖宫促孕。

【经典配方】丹参、赤白芍、怀山药、炒丹皮、茯苓各10g,紫石英(先煎)12 ~ 15g,川断、菟丝子各12g,紫河车6 ~ 9g,炒柴胡5g,绿萼梅5g。

【方义解析】《神农本草经疏》记载:"丹参主心腹邪气,肠鸣幽幽如走水,寒热积聚,破癥除瘕,止烦满益气。丹参气微寒,禀天初冬寒水之气,入手太阳寒水小肠经;味苦无毒,得地南方之火味,入手少阴心经。气味俱降,阴也。心腹者,心与小肠之区也;邪气者,湿热之邪气也。气寒则清热,味苦则燥湿,所以主之……小肠为受盛之官,本热标寒,所以或寒或热之物,皆能积聚肠中也;其主之者,味苦能下泄也。"

"紫石英主心腹咳逆邪气,补不足,女子风寒在子宫,绝孕十年无子。久服温中,轻身延年。火醋煅淬。紫石英气温,禀天春和之木气,入足厥阴肝经;味甘无毒,得地中正之土味,入足太阴脾经。气味俱升,阳也……补不足者,气温补肝气之不足,味甘补脾阴之不足也。厥阴之脉络于阴器,则子宫亦属肝经,肝为两阴交尽之经。风木之腑,风寒在子宫,则肝血不藏,脾血亦不统,不能生育而孕矣。脾土之成数十,所以十年无子也。紫石英气温,可以散子宫之风寒,味甘可以益肝脾之血也。中者,中州脾土也。久服甘温益脾,所以温中;肝木条达,脾土健运,所以身轻延年也。"

"续断主伤中,补不足,金疮痈疡,折跌续筋骨,妇人乳难。久服益气力。酒炒用。续断气微温,禀天春升之木气,入足厥阴肝经;味苦无毒,得地南方之火味,入手少阴心经。气升味降,阳也。肝藏血,心主血,血者营也,中之守也,血虚则中伤;续断气微温入肝,肝者阳中之少阳,以生气血者也,所以主伤中。补不足者,补肝经之不足也。"

"菟丝子主续绝伤,补不足,益气力,肥健人。酒蒸。菟丝子气平,禀天秋平之金气,入手太阴肺经;味辛甘无毒,得地金土二味,入足太阴脾经、足阳明燥金胃经。气味升多于降,阳也。其主续绝伤者,肺主津液,脾统血;辛甘能润,润则绝伤续也。肺主气,脾主血,胃者十二经之本;气平而味辛甘,则气血俱益,故补不足也。气力者得于天,充于谷;辛甘益脾胃,则食进而气力充也。脾胃为土,辛甘能润,则肌肉自肥也。"

"柴胡主心腹肠胃中结气,饮食积聚,寒热邪气,推陈致新。久服轻身,明目益精。柴胡气平,禀天中正之气;味苦无毒,得地炎上之火味。胆者,中正之官,相火之腑,所以独入足少阳胆经。气味轻升,阴中之阳,乃少阳也。其主心腹肠胃中结气者,心腹肠胃,五脏六腑也,脏腑共十二经,凡十一脏皆取决于胆;柴胡轻清,升达胆气,胆气条达,则十一脏从之宣化,故心腹肠胃中凡有结气,皆能散之也……久服清气上行,则阳气日强,所以身轻。五脏六腑之精华上奉,所以明目。清气上行,则阴气下降,所以益精,精者阴气之英华也。"

方中丹参、赤白芍补血调经,盖气血为生长之本,气血虚则难做胎,命门火衰,则胞宫无生化之机;怀山药、紫河车滋阴补肝肾,乃阴中求阳之意也;川断、菟丝子、紫河车平补阴阳,偏于补阳;紫石英暖宫助阳;柴胡、绿萼梅疏肝解郁,理气化瘀。

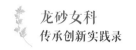

【临证举隅】肾阳偏虚之不孕不育病症、肾阳不足之膜样痛经、子宫内膜异位症等。

【现代研究】现代药理研究证实补肾益气中药有增强免疫功能、调节免疫平衡的作用。如菟丝子、党参、黄芪、杜仲、白芍、山药均能增强机体非特异性免疫功能和细胞免疫功能,提高巨噬细胞吞噬能力,调节体液免疫功能。菟丝子能增加 T 细胞的比值,可抑制免疫功能亢进。实验研究表明,补肾助孕汤能够促进体外培养的卵巢颗粒细胞的增殖分化,通过增加 TGF-β1 的含量上调 Smad3、Smad4 的表达,从而促进卵泡生长发育。补肾助孕汤可以促进小鼠生殖器官的发育,促进雌二醇、孕酮分泌及卵泡生长;增加子宫内膜的容受性,从而增强其生殖能力。

【注意事项】阳虚宫寒病证的服药时间十分重要,其一是月经周期的时间,补肾助阳药,必须在经前期的前半时期服药,也即是在基础体温上升为高温相时期服药较为合适;其二是每日的服药时间,应选择每日的上午或中午服药,即阳药必须阳时服,可以借时相变化规律助体内阳气恢复。

十一、加味荣卫返魂汤

【出处】顾植山经验方。

【功能主治】化痰软坚,养正祛邪。

【经典配方】制首乌 12g、当归 10g、白木通 6g、赤芍 10g、白芷 10g、小茴香 10g、台乌药 12g、炒枳壳 10g、炒甘草 6g、胆南星 10g、法半夏 10g、莪术 10g、白芥子 10g。

【方义解析】荣卫返魂汤又名通顺散,又名何首乌散,原出自《仙传外科集验方》,此方和气匀血,调和阴阳,主治流注、痈疽、发背、伤折,亦可治男子或妇人疝气、血气。治疗从气血阴阳论治:"夫气,阳也;血,阴也。阳动则阴随,气运则血行;阳滞则阴凝,气弱则血死;血死则肌死,肌死则病未有不死者矣。必调其阳,和其阴,然后气血匀,二者不可偏废。"顾植山在此基础上,结合自身临床经验,另加散结化痰的胆南星、法半夏、莪术、白芥子,增加此方软坚散结的功效。《药品化义》注"胆星,意不重南星而重胆汁,借星以收取汁用,非如他药监制也,故必须九制,则纯是汁,色染为黄,味变为苦,性化为凉,专入肝胆……假胆以清胆气,星以豁结气"。莪术,味苦辛,气温无毒,《神农本草经疏》

记载其"入足厥阴肝经气分,能破气中之血。入气药发诸香。主积聚诸气,为最要之药"。《本草经解要》载"半夏辛平,消痰去湿,辛能散结,平可下气"。白芥子最早记载于《新修本草》,辛温,味厚气锐,内而逐寒痰水饮,宽利胸膈,外而走经络,消痰结。诚如《神农本草经疏》曰:"搜剔内外痰结及胸膈寒痰,冷涎壅塞者殊效。"龙砂医派传人、国医大师朱良春善用白芥子为主药治疗各种结节,"屡用达效"。

【临证举隅】适用于气机阻滞、湿热中阻、痰浊瘀阻等证型的甲状腺结节、乳腺结节、子宫肌瘤、卵巢囊肿等病证。

【现代研究】现代药理研究显示白芥子的有效成分为白芥子苷、苦杏仁酶,能促进渗出物的吸收,以化瘀消肿。薛迪等通过对白芥子的化学成分、药理活性进行分析,发现白芥子可以通过调节神经递质和信号通路,起到免疫和对炎症的良性调节作用。

十二、柴归汤

【出处】黄煌《黄煌经方使用手册》。

【功能主治】调气血,祛风湿,除寒热。

【经典配方】柴胡15g、黄芩5g、姜半夏10g、党参10g、炙甘草5g、当归10g、川芎15g、白芍30g、白术15g、茯苓15g、泽泻15g、干姜10g、红枣20g。以水1 200ml,煮取汤液300ml,每次服150ml,每剂服1~2天。

【方义解析】"柴归汤"是小柴胡汤与当归芍药散合方的简称。黄煌于2008年首次使用柴归汤治疗自身免疫性肝病的患者,发现本合方的效果显著。经过临床观察和研究发现,柴归汤对亚急性甲状腺炎、甲状腺功能亢进、不孕症、类风湿关节炎等免疫相关疾病以及月经量少、黄褐斑等病证均有效果,并且发现绝大多数患者具有特定的体质特征。经过多年临床实践的经验累积,黄煌逐渐建立了柴归汤的方证。2011年黄煌在其著作《经方的魅力》中提到用柴归汤治疗甲状腺炎。2015年黄煌的著作《黄煌经方使用手册》第二版中介绍了柴归汤的方证内容,黄煌对该合方进行了更为详细的阐释和探讨,进一步研究了本合方适用人群体质特征及主治疾病谱和典型指征,即气、血、水失调人群,以中青年女性为主。此人群多见面色黄,疲劳感明显,情绪低落或抑郁,怕冷怕风,身痒痛,面部或双下肢轻微浮肿,月经量少或闭经,性欲减退等。

《本草经解要》言柴胡："主心腹肠胃中结气,饮食积聚,寒热邪气,推陈致新。久服轻身,明目益精。柴胡气平,禀天中正之气;味苦无毒,得地炎上之火味……柴胡轻清,升达胆气,胆气条达,则十一脏从之宣化,故心腹肠胃中凡有结气,皆能散之也。"言黄芩："主诸热,黄疸,肠澼泄痢,逐水,下血闭,恶疮疽蚀,火疡。酒炒。黄芩气平,禀天秋凉之金气,入手太阴肺经;味苦无毒,得地南方之火味,入手少阴心经。气味俱降,阴也。心者火脏也,十二官之君,诸热之主也;苦平清心,故主诸热。"柴芩合用,能透达邪热,和解表里。

《本草经解要》言半夏："主伤寒寒热心下坚,胸胀咳逆头眩,咽喉肿痛,肠鸣,下气,止汗。半夏气平,禀天秋燥之金气,入手太阴肺经;味辛有毒,得地西方酷烈之金味,入足阳明胃经、手阳明大肠经。气平味升,阳也。"

《本草正义》云："党参力能补脾养胃,润肺生津,健运中气,本与人参不甚相远。其尤可贵者,则健脾运而不燥,滋胃阴而不湿,润肺而不犯寒凉,养血而不偏滋腻,鼓舞清阳,振动中气,而无刚燥之弊。"党参、大枣、甘草益气调中。在本方有疏利三焦、调和脾胃、宣统内外、畅达气机的作用。

《本草经解要》言当归："主咳逆上气,温疟寒热洗洗在皮肤中,妇人漏下绝子……当归气温,禀天春升之木气,入足厥阴肝经;味苦无毒,得地南方之火味,入手少阴心经。气升味厚,阳也……妇人以血为主,漏下绝子,血枯故也;当归补血,所以主之。"言川芎："主中风入脑头痛,寒痹筋挛,缓急金疮,妇人血闭无子。川芎气温,禀天春和之木气,入足厥阴肝经;味辛无毒,得地西方之金味,入手太阴肺经。气味俱升,阳也……川芎味辛则润,润可治急;气温则缓,缓可治缓也。妇人禀地道而生,以血为主,血闭不通,则不生育。川芎入肝,肝乃藏血之脏,生发之经。气温血活,自然生生不已也。"当归、川芎和血疏肝,补血止痛。

《本草经解要》载："《纲目》云:白芍益脾,能于土中泻木;赤芍散邪,能行血中之滞。"方中重用芍药柔肝利滞。

《本草经解要》言白术："苦甘气和,补中焦,除脾胃湿。"言茯苓："气平,禀天秋降之金气,入手太阴肺经;味甘无毒,得地中正之土味,入足太阴脾经。气平味和,降中有升,阴也……茯苓甘平淡渗,所以能燥脾伐水清金……入肺,以通水道,下输膀胱……利小便也……久服茯苓,则肺清肃,故肝木和平,而魂神安养也。"《本草经解要》载:"泽泻,《纲目》称其行水泻肾,仲景地黄丸用茯苓、泽泻者,取其泻膀胱之邪气。古人用补药必兼泻邪,邪去则补药得力。"白术、茯苓、泽泻相伍,益脾渗湿。当归、川芎、白芍、白术、茯苓、泽泻六药合和,共奏养血利湿、调和肝脾之效。

【临证举隅】桥本甲状腺炎、自身免疫性肝病、类风湿关节炎、风湿性多肌痛、慢性荨麻疹、免疫性不孕、红斑狼疮、黄褐斑、湿疹等。

【现代研究】现代药理研究表明,小柴胡汤有激活特异性免疫以及非特异性免疫的作用,对垂体-肾上腺皮质系统呈双向调节作用,有增强类固醇剂的作用,减轻类固醇剂的副作用;通过调节 T 淋巴细胞亚群、增强巨噬细胞和 NK 细胞杀伤活性等以增强机体的免疫功能。柴胡皂苷具有很明显的保护肝细胞、抗肝纤维化的作用,其作用机制可能与抗脂质过氧化有关。小柴胡汤可降低胶原诱导性关节炎大鼠血清中 IL-17、IL-23、IL-27 水平,这可能是其治疗类风湿关节炎的作用机制之一。小柴胡汤通过调节 Th17 细胞功能、RANTES 的异常变化和 Th1/Th2 细胞平衡,改善慢性肾小球肾炎少阳病患者机体免疫功能紊乱,从而减轻慢性肾小球炎症,减轻蛋白尿。

当归芍药散可调节自主神经功能,具有抗炎、镇静等作用;通过改变血液流变学而在血液系统方面有着积极的影响;可使卵巢功能活化,对下丘脑-垂体-性腺轴及免疫系统起到调节作用;可能通过调控细胞间黏附分子-1、分泌型免疫球蛋白 A、TNF-α 和 IL-1 的阳性表达水平而起到抗炎、抗粘连及增强免疫功能的作用。

【注意事项】

(1)有过敏现象,或头痛,肢体麻木、疼痛者,加荆芥 15g、防风 15g。

(2)有腹泻者,白芍减量。

第九章

女科现代
传承与创新

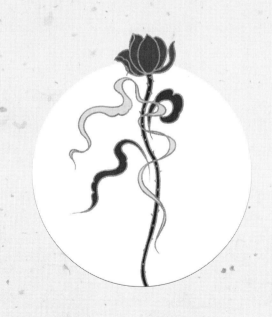

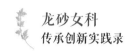
第一节 夏桂成补肾调周理论

一、生平概略

夏桂成,1931 年出生于无锡江阴的一户农家,家境并不富裕。小学毕业后考上了江阴最好的南菁中学,无奈恰逢战乱动荡,不得不辍学。江阴名医夏奕钧是夏家同门,也是苏南朱氏伤寒派名医朱莘农的后传弟子。在族中长者的建议下,夏桂成的父亲筹齐学费,将他送往夏奕钧家修学中医。此后 3 年,夏桂成随师侍诊,先在夏师家中抄方 1 年,熟背《黄帝内经》《伤寒论》《金匮要略》《神农本草经》等中医经典,才得以跟随夏奕钧出诊学习。

随夏奕钧修学中医内科 3 年后,夏桂成出师,回到乡里,在一药店坐诊。2 年后,江阴地方成立联合诊所,邀请夏桂成前往坐诊。也正是在这所中西医俱备的联合诊所中,夏桂成初触西医,但其中有许多无法用所学中医理论解释清楚的西医医理,让他颇感苦闷。

20 世纪 50 年代,中国建立全国统一的高考制度,夏桂成希望通过高考继续深造学习,不久后顺利考进江苏中医进修学校。中医内科出身的夏桂成由此接触到了方剂学、妇科学等中医其他学科,1956 年顺利毕业,进入江苏省中医院任职,翌年拜妇科黄鹤秋老主任为师。黄老从医五十余载,擅长调理月经和治疗不孕不育病证,曾用消食化积法治疗癥瘕,得效享誉金陵,求治者众。夏桂成跟随黄老学习,重走一遍从抄方到临床之路,同时继续丰富西医知识。

夏桂成在江苏省中医院妇科工作几年后,逐渐意识到虽然妇科被列为临床四大学科之一,但这一门类散漫无纲,中医妇科学理论百年来依然依附于内科学,临床指导效果并不是很好,从此长期致力于中医妇科学理论的整理探讨。

夏桂成自 1992 年起享受国务院政府特殊津贴,为中华人民共和国人力资源和社会保障部、国家卫生健康委员会、国家中医药管理局确定的 500 名全国老中医药专家学术经验继承工作指导老师之一,2005 年 11 月荣获中国医师协会颁发的"中国医师奖",2013 年被授予"白求恩奖章",2014 年获评第二届国医大师。2019 年由人力资源社会保障部、国家卫生健康委、国家中医药管理局授予"全国中医药杰出贡献奖",2020 年当选中国中医科学院学部委员。

夏桂成尝谓,医家处剂治病,决病家之生,定病家之安危,为医难,而为病家信赖者更难。且中医乃博大精深之学，非一门一派、一经一典所能涵盖，非勤读巧思用心于临床不可。遂肆力于学问，精研古籍，妇科诸书、当代有关医事报道，无不津涉启其。而所研精读者，《傅青主女科》《妇人规》《妇人大全良方》也务求其大意，通明指归。

夏桂成从事妇科临床工作 70 余年，尽管已是 93 岁高龄，他仍然是南京中医药大学的博士生导师。他不仅亲自指导学生，还坚持参与临床诊治工作，每周都会安排若干次坐诊，传授学生理论知识，并指导他们修改学术论文。每次坐诊，他都会从早上开始，直到中午，接诊众多慕名而来的患者。

二、学术思想与临证经验

1. 月经调节之心 - 肾 - 子宫轴的主调作用

夏桂成在长期临床实践以及从事"月经周期与调周法"的观察中，根据太极八卦理论，提出心 - 肾 - 子宫生殖轴。夏桂成认为月经的调节系统主要有三个方面：一是心 - 肾 - 子宫轴的主调作用；二是冲、任、督、带为主的奇经八脉的调节作用；三是肝、脾气血的协调作用。

所谓心者，火也，八卦中的离卦，为君主之官，属手少阴心经，是脏腑经络的主宰者，又为神明之府。肾者，水也，八卦中的坎卦，为生殖之本，藏精，为天癸之源，阴阳之宅，属足少阴肾经。子宫者，为女子独有的器官，也是女性生殖的主要脏器。子宫之排泄、受孕、分娩，即所谓"经、孕、产、带"等生理活动，均与心肾有着直接的关联。同时，子宫又有着自身的调节作用。

（1）子宫的调节作用：子宫在行使"经、带、胎、产"的生理功能时，主要赖其"藏""泻"作用。藏者，闭阖也，含有生新的意义，具有五脏的功能，可补其不足；泻者，泻而不藏，开放也，排泄也，含有除旧的意义，类似六腑的作用。因此，后人有子宫似脏似腑，非脏非腑，属于奇恒之腑的说法。子宫之所以具有这些特殊的功能，正是为了适应调节月经周期与生殖节律运动的需要。

藏者，藏精、气、津液、血液以及胚胎等物质，并有补不足的作用；泻者，排除瘀浊、水湿、陈旧性的物质等，亦包括娩出成熟胎儿。泻而不藏，泻之必须彻底、干净。藏而不泻，藏之必须坚固。藏是为了泻，泻是为了更好地藏。藏之坚固，泻之顺利。行经期子宫行泻的作用，体现在排除应泻之经血。所谓除瘀务尽，留得一分瘀，影响一分生新。如泻之不尽，留有瘀浊，以致阴长不利，影响子宫之藏。经后期阴长为主,子宫行藏的作用。只有藏之坚固,有利于阴的持续滋长,才有利于卵子的发育、血海(子宫内膜)的盈满、津液的充盛。然后阴长至重,重阴转阳,子宫开放,排出卵子,子宫再次行泻的作用。反过来,排卵顺利,子宫开放,大量陈旧性浊液排出,亦保证了经前期阳长充盛。阳长至重,重阳必阴,行经期排经顺利,亦保障了阴阳消长转化周期节律的健康演变。在上述过程中,子宫起着较为重要的调节作用。

在阴阳消长转化的周期演变过程中,很难避免外邪(湿热、风寒)及情志等因素的干扰。当癸水阴阳波动起伏较大,出现阴阳滋长太过时,可通过子宫之藏中寓泻的作用排除一些有余之阴阳,使之处于正常的波动状态。或者,出现阴阳滋长不足时,可通过子宫藏的作用补充之。此外,在泻时又必须通过泻中寓藏的作用控制其好血流失,以免损害健康。

(2)心肾交合的调节作用:心肾交合,实际上是水火阴阳交济。只有心肾阴阳交济,才有可能推动阴阳之间的消长转化。所以,心肾是调节阴阳的主轴。现从以下几个方面说明心肾之间的密切关系:

其一,心肾相交。心居上焦为阳,肾居下焦为阴。肾阴上济心阴,以防心阳过亢;心阳下温肾水,以促其气火蒸腾。心肾相交,意在阴阳协调。

其二,水火相合。心属火,居南方;肾属水,居北方。心火下交于肾,使肾水不寒;肾水上济于心,使心火不亢。水火相合,则寒热协调矣。

其三,坎离既济。坎卦为阴,离卦为阳。坎者属水,与肾有关;离者属火,与心有关。坎离既济,心肾相交,此乃后天八卦之意也。正由坎离为轴心,才能推动阴阳运动的进展。

其四,精神互依。肾藏精,心藏神,精神互依。精能养神,神能驭精。肾藏精而主骨髓,精能生髓,髓通脊背骨腔,上达于脑。脑为髓之海。髓能养神,神能驭精,是以心脑神明才是驾驭排卵之所在。心肾交合,精神互依,是生殖生理的主要调节轴。

其五,手足少阴经脉相连。心者为手少阴经脉,肾者为足少阴经脉。心肾之间通过少阴经脉,主要是足少阴肾的经脉发生直接的联系。据经络循行图所载,足少阴肾经属于肾脏,联络膀胱,其直行的经脉从肾上行,通过肝脏和横膈,进入肺中,沿着喉咙,夹于舌根部;从肺分出的支脉联络心脏,流注于胸中。可见,心肾通过少阴经脉紧密地联系在一处。

心为君主之官，主一身之血脉，推动调节一身血液的运行，包括冲任奇经血海在内，所以前人有手少阴心的经脉及其相应的手太阳小肠经与冲任脉主月经之说。《灵枢·逆顺肥瘦》中就已有记述："夫冲脉者，五脏六腑之海也。"《女科经纶》中进一步引申："冲脉起于胞中……为十二经脉之海，其出入皆少阴经以行，故为血海。"此不仅说明心肾通过经脉发生直接联系，而且说明心主血脉与冲任的关联。

(3)心-肾-子宫轴的纵横调节：心-肾-子宫轴之间的直接联系主要是通过络脉血液来完成的。夏桂成认为子宫的胞脉、胞络与心肾有直接的联系，如《傅青主女科》说："胞胎居于心肾之间，且上属于心而下系于肾。"又说："胞胎上系于心包，下系于命门。系心包者通于心，心者，阳也；系命门者通于肾，肾者，阴也。"接着，又从病理方面说，"心肾不交，则胞胎之血两无所归，而心肾二经之气不来照摄，听其自便"，"盖胞胎居于心肾之间，上系心而下系于肾，胞胎之寒凉乃心肾两火之衰微也"。由此看来，心、肾与子宫之间存在着密切的联系，而其联系的主要途径是经脉。

子宫的作用全在心肾主持。心为君主之官，内藏神明，又主血脉。心气下降，胞脉通畅，子宫开放，行泻的作用。肾为生殖之本，藏精，又为封藏之脏。子宫闭阖，行藏的作用，与肾有关。所以，子宫的藏泻功能实际上受心肾所主宰。心肾主宰子宫的藏泻，必须在心肾交合的情况下完成。因为子宫的藏泻并不是单一的，而是藏中有泻，泻中有藏，需要藏泻两种不同功能的统一。在一定程度上，心尤为重要，这就体现了心主神明的重要性。心在纵向调节子宫的过程中可有两种形式：一种是心通过肾作用于子宫，主宰藏泻功能；另一种是心直接对子宫进行调节，主要是主宰子宫之泻。这两种方式，一般都在子宫反馈情况下进行。

而横向调节，一般指心-肾-子宫轴三个脏器的自身调节，如子宫的藏泻功能，就是自身调节阴阳气血的有余与不足。有余者，通过泻排除之，泻就是排除有余，但藏中有泻，实际上就是在稍有余的情况下进行自身调节；不足者，通过泻中有藏可弥补之，藏就是补充不足。肾轴者，阴阳之所在也。阳不足，阴滋之；阴不足，阳助之。心轴者，其气血阴阳的不足亦依赖相互间滋生以助之，如有余，亦赖相互制约的作用以协调之。这样才有可能行其主轴的调节作用。

2. 经间期学术及月经周期节律调节治法

(1)经间期理论:夏桂成从事妇科临床工作 70 余年,结合实际病例,研读《易经》《黄帝内经》《金匮要略》等经典医籍,从天人相应、阴阳消长转化等基本理论出发,汲取《景岳全书》《傅青主女科》等著作的学术思想,对女性的生理特点进行深入研究,以科学的观点在中医妇科学界首次阐明月经周期的调节理论,提出调整月经周期节律的方法,创见性地对"经间期生殖生理理论"进行系统论述,将传统的妇科理论提高到崭新的现代水平。

1)经间排卵期的概念:经间期的概念是由夏桂成首先提出来的,其问世就是对传统中医妇科理论的挑战。通过长期的临床实践,夏桂成所提出的经间期学说,从某种意义而论是对中医妇科学理论不能适应女性生殖周期规律变化这一客观现象的创新描述,这是中医妇科学周期学说的雏形。此概念立足于中医学是以病证治疗为前提的,起初是以经间期出血的病名提出的,编入全国中医院校第五版妇科教材《中医妇科学》。

经间期具有两大特征:其一是重阴必阳,表现出氤氲状的血气活动;其二是表现出"7、5、3"数律的变化特点。在这一动态过程中存在着动静、升降、藏泻的变化。经间期的最大生理特点,在于氤氲状活动排出精卵。而排出精卵的主要生理现象,引《证治准绳·女科》"妇人一月经行一度,必有一日氤氲之候",此"氤氲之候"即"的候"也,"乃生化之真机,顺而施之则成胎",在外则表现为分泌出一定量的锦丝状带下,有的较多且能维持一定的时间,有的虽然较少但亦能维持生理节律要求的时间。排出精卵时的氤氲状活动各不相同,差别较大,有强、中、弱 3 种及氤氲状偏短、偏长等差异。

经间期者,不仅指 2 次行经期的中间时间,而且主要是指重阴必阳所出现锦丝状带下以及氤氲状活动的时期,具有特殊的意义,是月经周期中的一个重要时期。

经间期与排卵期是两个不同的概念,经间期是中医周期学说中的一个特定时期,排卵期是西医妇产科学中的一个生理名词,两者名称不同,内容相同。把经间期与排卵期连在一处,提出了经间排卵期,概念更为明确,有利于中医生殖理论的发展,让中医药在生殖医学领域更好地发挥作用。此外,有利于在不孕不育诊治更广的范围内,与现代疾病谱更好地结合,形成具有更深层次的中医调理月经周期节律的理念、方法和辨治体系。

2)经间排卵期的重要性:夏桂成提出经间排卵期的原因有三:其一是客观地解释女性生殖周期活动的规律;其二是借鉴基础体温(BBT),观测生殖周期的变化,由人工周期疗法的模式,更科学地运用中药调整周期节律;其三是推动建立月经周期、生殖医学的理论体系。

经间排卵期是整个月经周期演变中的重要时期,称为"关键时期",所以是治未病的最佳时期,又是生殖优生的最佳时期。就生殖免疫而言,经间排卵期亦是最好的时期。首先,从治未病角度来说,经间排卵期是重阴转阳的时期,转阳的好与坏,经间排卵期是关键的奠基阶段,转阳较好,或很好,则经前期阳长顺利,黄体健全。其次,经间排卵期是生殖优生的最佳时期,也是受孕的最佳时间。精卵的优劣,是否达到排卵的标准,均可用 B 超探查,而选择受孕之佳时,自能受孕而优生。经间排卵期,阴阳气血俱旺,动态明显活跃,亦属于生殖免疫的较佳时期,是提高免疫功能,或者说调节免疫功能的较好时期,是生命节律的重要内容。

月经周期的演变实际上是受阴阳呈圆运动生物钟节律影响的。所谓重阴必阳,是阴长运动已达"重"的水平,也即阴长已经达到高度水平、生理上的极限,阴阳之间的不平衡状态已到达顶峰,如不转化排泄有余之阴,让位于阳长,则阴阳之间对抗消长,维持总体性的平衡亦无法进行。生理转变病理,周期性的节律无法形成。是以转化是必然的,有转化就能产生氤氲乐育之气,有了氤氲乐育之气反过来才能推动转化,从而排出精卵以及一些过剩的津液水湿。必阳者,是阳长开始也,进入阳长至重的经前期。经间排卵期是阴阳更替的转化期,与行经期一样,有着除旧迎新、血气活动的特点。但经间排卵期所不同的是其过程的特点是以出新为主,排出精卵,促进孕育。所以,重阴者主要是癸水之阴达重水平及成熟之精卵,丰厚的血海内膜亦等于双重之阴也。

3)经间排卵期的病理特点:经间排卵期的病理特点颇为复杂,不仅排卵的机制失常,而且涉及心 - 肾 - 子宫轴的调节功能紊乱。排卵失常包括排卵困难和排卵不协调。排卵困难类似于排卵障碍,但较排卵障碍简要,即范围较小,指能进入经间排卵期,但排卵有所困难者;排卵不协调,包括或快或慢,前后不一,多次排卵,精卵、血海内膜、液体、水湿四者不一致等,以及"7、5、3 奇数律"不协调,甚至出现紊乱等。痰、湿、郁、瘀、寒等五大因素都会干扰阻碍排卵,涉及动静、升降、藏泻三大矛盾病变,并与全身上、下、内、外等病变有关,形成经

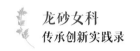

间期特有的病症。

排卵困难包括重阴失常、癸水失调及氤氲状失常。重阴失常、癸水失调又分为两种情况:其一是阴虚,癸水有所不足;其二是阴偏盛,癸水稍有余。阴虚,癸水有所不足者多见,临床借助超声图像主要发现卵泡有三个方面的情况:其一是卵泡在形态上大小直径似较正常,但缺乏张力;其二是卵泡虽发育成熟,但呈扁圆形、椭圆形不等;其三是卵泡接近成熟的直径大小尚欠,尚未完全成熟,而排卵期的特征,即宫颈粘液变得像纲绵一样有弹性和延展性却已经出现,简单来说,就是卵泡尚未完全成熟,但排卵的迹象已经开始显现,自然会出现排卵困难。亦正是由于上述情况,重阴有所不足,在转化活动中,势必会带来一定的难度,或转化不力,缺乏动力;或者延长转化;或者转化后阳长不力,基础体温上升困难等。此外,重阴内含津液不足,经间排卵期的锦丝状带下减少。重阴有余,不仅促使带下增多,而且常易刺激乳房组织增生,以及子宫痰浊蕴结,结为癥瘕,形成器质性疾病。氤氲状失常又可分为氤氲状不足、血气活动不良和氤氲状过早过频。

排卵不协调,首先是指排卵或早或晚,没有一定的规律,从而也反映出月经周期的混乱;其次是指违反"7、5、3"数律的要求,形成时数律上的紊乱,反映出癸水重阴下,卵泡、血海内膜、津液、水湿的不一致;再次就是卵泡发育成熟程度上的失常,即未成熟的精卵被迫排出,或者卵泡发育过大而不易排出等。应用 B 超等微观手段,探测卵泡发育,进行辨病分析,可以发现三种情况:一是卵子的质量差;二是一个周期中可出现多次排卵;三是假排卵。

对排卵干扰较大的五大因素,即痰、湿、郁、瘀、寒五者。痰者,痰浊、脂肪也,痰浊脂肪本属于内在的病理产物,亦有一定的外在因素,但一旦形成痰浊脂肪,则对经间排卵期有着很大的干扰。湿者,湿热、寒湿也,经间排卵期是重阴时期,除癸水长至重阴外,津液水湿亦偏盛,如湿热、寒湿内阻,必然要干扰经间排卵期的氤氲状活动,从而影响排卵。郁者,气郁也,主要指精神情志因素,这些强有力的刺激因素,必将干扰正常的排卵。瘀者,血瘀也,指瘀结成瘕,脉络失畅,亦将干扰经间排卵期的排卵活动。寒者,外寒入侵,凝滞血气,犯于胞门,干扰排卵。

排卵期的三大矛盾主要包括动静矛盾、升降矛盾及泻藏矛盾。其中,动静矛盾强调的是排卵期时身体的活动或动态变化(如激素分泌增加、卵泡成熟和排卵)是最主要的现象,但这种动态变化需要在一定的静止或稳定状态(如子宫内膜的准备)的基础上才能正常发生。简单来说,排卵期需要有活力和变化,但这些变化又不是无序的,而是在一定的稳定和平衡中进行的。就像动静合一,意味着动与静是相互依存、相互影响的。动中有静,静中有动,是指在排卵期的动态变化中,也需要有静态的平衡,反之亦然。这是一种生理上的平衡和协调,确保排卵过程能够顺利进行。如发生病变则动静失常,主要可以出现三种病变:其一是动之不足,静之有余,是主要病变,也是排卵困难的主要机制;其二是动之过甚,静之不足;其三是动静失调。

升降矛盾是指经间排卵期不仅要动,而且要上升,上升是主要的,绝对的。升降之间的主要矛盾在于升之不足、降之有余或降之不足、升之有余两个方面。

泻藏矛盾是指子宫在经间排卵期的动态病变。一般来说,经间排卵期子宫行泻的作用,但泻中寓藏,为其常态。如发生藏之有余,泻之不足,锦丝状带下偏少,津液水湿排出亦少,亦将影响排卵,导致排卵困难。而且轻则滞留为湿浊,重则侵害脏腑胞络而为囊性癥瘕。如发生泻之有余,藏之不及,不仅排泄过多,耗伤重阴津液,同时亦将损耗阳气;更为重要的是藏之不及,亦即不能很好地收藏,不仅影响排卵,而且影响受孕及受孕后子宫的固藏,导致流产,甚则滑胎。故泻中寓藏,是十分重要的。

4)经间排卵期的治疗特点:在调节心-肾-子宫轴的前提下,主要围绕排卵、促进顺利排卵进行治疗,包括整体治疗和局部治疗。或可通过活血通络以促排卵,重在调心;或可补肾燮理阴阳,稍佐活血以促排卵,重在补肾。同时要处理好痰、湿、郁、瘀、寒五大干扰因素,其中尤以处理痰脂为重要,可选用越鞠丸或越鞠二陈汤,随症加减,急则治标。再从主因论治,肾虚、肝郁、脾虚,缓则治本。需要注意,痰脂日久可结为癥瘕,此时当从化痰消癥着手。此外,要正确处理三大矛盾病变,其中对于动静矛盾的处理,尤为重要。

(2)月经周期节律调节治法:在经间期理论的基础上,夏桂成提出了"月经周期节律调节治法",简称"调周法"。调周法是基于圆运动、太极八卦、时辰钟及现代医学周期学说、子宫内膜周期变化等理论所形成的一种系统的、整体的治疗方法。

一般来说,月经周期分为四个时期,即行经期、经后期、经间期和经前期。

其中两个是长消期,两个为转化期。经后期阴长阳消,经前期阳长阴消;经间期重阴转阳,通过氤氲状的血气活动,使重阴转化为阳长,而进入经前期;行经期重阳转阴,通过血气活动,使重阳转化为阴长而进入经后期。长消期一般时间较长,阴长从阳奇数,故经后期须划分为初、中、末3个时期,亦即经后初期、经后中期、经后末期;阳长从阴偶数,故经前期属阳长期,可划分为经前前半期与经前后半期。月经周期合起来为7个时期,按阴阳消长转化、动静升降的规律进行调治。

另外根据数律,女性可以分为三大体质类型,即"7、5、3奇数律"。"7数律"类型者,与肝胆有关;"5数律"类型者,与脾胃有关;"3数律"类型者,与心肾有关。调周法的主要理论指导,在于心-肾-子宫轴的阴阳消长转化调节,更要注重动静升降的交合。

1)行经期调经为主,重在转化除旧:行经期是指月经来潮至经期结束,与"7、5、3奇数律"有关,即行经期短则3天,长则7天,是旧周期的结束,也是新周期的开始。"重阳转阴",排除旧瘀,促进转化,行经期除旧排瘀必须完全、干净、彻底,排尽应泄之旧瘀,"留得一分旧瘀浊,影响一分新生机,也影响一分重阳转阴"。

常用的调经方法包括一般调经法、活血祛瘀法、逐瘀通经法、通固兼施法等。

一般调经法,指常应用一般性、轻度的活血药物来帮助行经期排泄应泄之经血的方法。以五味调经汤结合越鞠丸为汤合治,可组方为制苍术、制香附、山楂、丹参、赤芍、艾叶、益母草、五灵脂、泽兰叶、茯苓等。

活血祛瘀法较一般调经法的活血祛瘀力量要大而强,常用于月经后期、月经量少、经行不畅、痛经等病症。代表方剂有通瘀煎、血府逐瘀汤、膈下逐瘀汤等。

逐瘀通经法在调经法中逐瘀除旧之力最大,不仅用桃红四物汤活血化瘀,而且还用三棱、莪术这类消癥散积、破血通经之峻品,常用于月经量少、闭经、剧烈性痛经、子宫内膜异位性痛经等病症。代表方剂是促经汤、逐瘀脱膜汤、荡胞汤、抵当汤等。

通固兼施法即止血与调经共用之法。行经期间,既有经血排出不畅,甚则不得排泄;亦有转化太过,排经过多。过多则好血受损,故必须止血;但经期应泄之,经血排泄不畅,又必须排出。有一些月经过多者正是由于应泄之污血阻于内,致好血不得归经,只有排出瘀血才能止住好血,使其不妄行。有的好血与应泄之污血同时排泄,所以想要止好血之妄行,必须排应泄之污血。代表方剂有加味失笑散、逐瘀止血汤、震灵丹。加味失笑散是失笑散加入黑当归、赤白芍、茜草、大蓟、小蓟、益母草、血余炭而成。

另外,因临床病情复杂多变,还有一些反常调经法。一般来说,调经者排除旧瘀也,故以温通为主的治法属常规的治法。但临床是复杂的,有常亦有变,所以反常规的治疗方法也较多,这里仅列举几法。

清热调经法是针对血热型月经病变而言。本法虽是临床常用的治法,但对调经而言却有不符之处,故称作反常治法。血热者,大多是出血性疾病,如月经先期,或经量多,或经期长等变化等。其血热的性质也不同,一般性血热,可用荆芩四物汤;郁热,可用丹栀逍遥散;虚热,可用保阴煎;湿热,可用固经丸。在清热固经的同时,还要调经和瘀,适当加入当归、制香附、赤芍等。

益气养血法是针对血气不足型月经病变的治法。此法亦是临床常用治法,但就行经期而言,一般以调经为主,不宜补养。益气养血法并不适合行经期,故称为反常治法。如血气虚弱、出血量多者,可用归脾汤;头昏晕血、面乏华色者,宜用人参养荣汤;行经期便溏、脘腹作胀者,可用香砂六君子汤。

滋肾养肝法是针对血海空虚、月经量少类疾病而言,一般用归芍地黄汤,可加入阿胶、炙鳖甲、怀牛膝等,甚则龟板、牡蛎、枸杞等亦可用之。此乃“塞因塞用”的方法,通过滋肾养肝,充盈血海,或可有效,但非易事,必须持之以恒,才能收到一定效果。如脾胃薄弱者,尚需加入调理脾胃之品,重点在于经后期论治;如心烦失眠者,尚需加入清心安神之品,清心安神,有利于肾阴的恢复,故有“心不静,肾不实”之说。

总之,临床上证候复杂、证型兼夹和变化,除了常用的调经方法,还有不少其他治法,这些均属于反常的调经法。

调经法的六大特点:夏桂成同时指出,行经期从太极圆运动规律而言,既是这一具体时间,又非行经期。因为行经期者,重阳转阴,排出经血,除旧迎新,是经期的阶段。但从太极阴阳钟的整体而言,经期仅是整体运动中的一个过渡时间,而且非常短暂,是在心 - 肾 - 子宫轴调节下的阴阳消长转化运动中的短暂瞬间。经期的失常,常是经后期、经间期的失常所导致,所以调经是次要

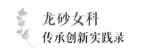

的,而如何保持圆运动规律的正常才是主要的。

因此,在调经法中需结合调周的概念,而调经与调周的结合,就形成了调经中的六大特点,即温、通、下、利、心、肾,亦即是温阳、疏通、下降、利湿、宁心、益肾。

温阳者,具有阳和热的意义。阳者必热,热者属阳,阳热是行经期的必然现象。因为行经期是"重阳必阴"的转化时期,阳必须达重,才能保证顺利转化排经,排浊通畅;阳必须达重,才能顺利地让位于阴长,重阳也才能保证子宫冲任血海的温煦,所谓"血得热则行,得寒则凝"。月经并非全是经血,还内含大量水液,即所谓的"经水",而水液的分化或分解,亦有赖于阳热。因此,在整体周期运动中要维持重阳,推进阴阳运动的发展;在局部,或行经期的短暂瞬间,要保证温运血气水湿,使排经通畅,转化顺利。如果排经不畅,不仅是应泄之经血不能排尽,而且最重要的是影响转化,进而影响整个周期中的阴阳消长转化运动。所谓温阳者,实际上就是温经助阳的方法,如大、中、小温经汤。《金匮要略》的温经汤一般称为大温经汤,《妇人大全良方》的温经汤称为中温经汤,小温经汤者乃附子、当归也。温阳的药物有桂枝、艾叶、台乌药、肉桂、当归、川芎等。

疏通者,主要在于"通"也。行经期以排泄经血(水)为主,而排泄经血(水)就必须通畅。通畅者,就必须"完全、干净、彻底、全部"排泄之,这也就是调经的目的所在。因为当一次月经周期结束时,由于经间排卵期所带来的重阴物质,如癸阴之过高、血海的充盈、精卵的成熟、水液的丰盛等,虽经过经前期重阳的分化溶解,但仍有很多残余物质将随着月经周期的结束而排出体外,也只有当这些残余物排出体外,重阳转阴,让位于阴生长,才能转化顺利,保持健康。因为局部冲任、子宫的变化,是由整体阴阳运动所致,所以排经者,排出陈旧性的物质,以利于转化,以利于新生。更为重要的是,能推动新周期中新的阴阳运动,开始新的消长转化。调经的方药很多,前面已作了介绍,兹不赘述。

下降者,即月经来潮,子宫开放,经血下行,排出体外。因此,经血以下行为顺,而且经血必须下行,才能排畅排尽。假如经血上行,即被称为"逆经",或"倒经"。一般来说,月经周期中的阴阳消长转化运动,经前期阳长运动的特点和形式是上升和活动,而经后期阴长运动的特点和形式是下降和安静,故阳长在白昼,而阴长在夜晚。行经期重阳转阴,重阳开始时,亦即行经初期,仍有上升活动的状态。但行经初期极为短暂，一般为一天，长则一天半，迅即转入行经中期，即排泄经血经水的高峰时期，也是由阳转阴的关键时期，升中有降，而且已由上升转化为下降，由动转静。行经后期一般稍长，已转入静降下行的状态，故行经期下降的特点，不仅符合经血下行排出体外，而且亦符合阳转阴后阴长的要求。代表方剂有泽兰叶汤、牛膝散等，具体药物有泽兰叶、川牛膝、丹参、炒枳壳、茺蔚子等。

利湿者，即分利水湿浊液也。在行经期，不仅要排泄经血，而且要排泄水湿浊液。在整个月经周期中，癸水与津液水湿至关重要。一般来说，经后期要经过一段较长时间的阴长，阴长者就是癸阴长至重。高水平的癸阴亦促进精（卵）的发育成熟、血海（内膜）充盈、水湿津液的高涨。除精（卵）与血海（内膜）外，癸水之阴与水湿津液的高涨是为生殖服务的，是生殖、孕育的内在条件。故在经间期，由于癸水之阴的高涨，子宫、卵巢、输卵管处的津液水湿亦十分丰盈，容易受孕，而且亦为孕育提供了有利条件。虽然经过经前期阳长的分化和分解，但残存于子宫、盆腔以及溶于血中的癸水之阴物质，必须通过行经期以排泄之，所以前人有"经水"之称，用药亦注重利湿祛浊，如泽兰叶汤、琥珀散等方，具体药物如泽兰叶、茯苓、川牛膝、薏苡仁、蒲黄、马鞭草、琥珀粉等。

宁心者，安定心神也，在调周及调经中都颇为重要。首先是在调周中的重要性，亦即心-肾-子宫生殖轴的调节阴阳运动。在心肾交合下，亦即坎离水火的交济，使阴阳在相对平衡下，行其消长转化的节律运动，保持健康的、正常的周期运动。其次是在调经中的重要性。众所周知，子宫者，上属于心，下系于肾。《女科经纶·月经门》引李杲的话曰："或因劳心，心火上行，月事不来，胞脉闭也。胞脉属心，络胞中，气上迫肺，心气不得下通，故不来。"心者主动，子宫的开与心有关。子宫平时闭藏，行经期与经间排卵期始能开放。行经期排经，是依靠心动气降排出的，而且排出经量的多少亦与心动有关，是以调经活血法中必须宁心调气。代表方剂有柏子仁丸，具体药物有柏子仁、合欢皮、丹参、琥珀、茯苓、茯神等。

益肾者，补益肾之阴也。肾者，生殖之本，天癸之阴阳主要来源于肾。肾的特点在于静、藏，与心相合。所谓心肾交合，水火坎离既济，联系子宫，可以协调阴阳的总体平衡，并推动阴阳消长转化运动的进展，形成生殖周期中的节律运动，这是调周法中的主要内容。在具体的调经中，由于肾与子宫的密切关系,所谓"胞脉者,上属于心,下系于肾",且以冲任为主的奇经八脉,皆属于肾;子宫之泻受心所主宰,而子宫之藏与肾有关,故子宫在闭藏时期,受肾的封藏所影响,即使在行经期,亦有泻中寓藏的意思,即行经期排泄经血经水,只限于应泄之陈旧性物质,而好的血、津液、水湿不应被排泄。益肾者,主要在于阴,但又包括阳。就行经期而言,阴中有阳,阳中寓阴。阳者有助于排经,如川断、肉桂之属;阴者有助于藏,如制龟板、熟地黄等。

2)经后初期养血滋阴,重在奠基:经后初期,是阴(水)血恢复时期,也是奠定阴(水)的基础阶段。一般指月经干净后的 3 ~ 5 天,亦可达 7 天,甚则 10 余天,这一时期尚无白带出现。一旦有了白带,表示已进入经后中期。

由于阴血虚的程度不同,故处方用药也有差异,一般可分为轻、中、重三者。阴虚者,又常导致火旺,所谓"阴虚则火旺";或者"火旺阴虚",即原本就存在火旺。是以前人提出"静能生水",静者,实际上就是抑制火动,火不动,则阴自生;又有"降则阴生"之说,实际上亦是降火,静降、沉降符合阴水生长的特点,也是促进阴水恢复的方法。阴(水)的不足,往往不易恢复,从临床上来看,又常与脾胃虚弱、阳虚不长、痰湿蕴阻等因素有关。是以在滋阴养血法中应该考虑到上述种种因素,但主治法还是在于滋阴(水)养血之中的养阴之法。

常用的调经方法包括血中养阴法、清火滋阴法、健脾滋阴法、化痰滋阴法、从阳扶阴法 5 种。

①血中养阴法:血中养阴,不仅是把养血与滋阴的方法结合在一处,而且要体现滋阴为主的原则。按其程度不同,又有轻、中、重之分,抑或称之为轻剂、中剂、重剂。此外,心阴说是一个发展,值得重视。

轻剂者,即一般常用的方法,如临床上常用的归芍地黄汤。此方实际上是四物汤与六味地黄汤的合剂。四物汤是养血调经的名方,六味地黄汤是滋阴的名方。女子以血为主,而癸阴之水在血分之内,是以合二方用之,且药物用量一般较轻,故谓轻剂。轻剂用之颇多、颇广。其中熟地黄一味,脾胃稍差者服用之后,常易大便溏泄,与当归合用,更易便溏,故临床上常以怀牛膝、制龟板代之;当归常以丹参代之,这样服用者的适应性更好。

中剂者,是在血中养阴的轻剂上有所加重。所谓加重,是指在一般常用的归芍地黄汤基础上,从数量、质量、用量三个方面加以扩充或加重之。其一,数量上的扩充,即在归芍地黄汤中加入枸杞子、女贞子等品。其二,质量上的提高,如归芍地黄汤中,地黄是主要药物、将帅类药物,具有决定性的作用,如果加入龟板,二药相加,在质量上将有所提高。其三,用量上的加重,《傅青主女科》所用方药,主次药之间的用量差距甚大,次要药物只用数分,而主要药物如熟地黄、山药等用量为 2~3 两,甚则半斤之多。如临床上常用的二至地黄丸(汤)中的二至丸需重用,六味地黄丸中的熟地黄亦要重用,以示与轻剂的区别。

重剂者,不仅滋阴养血的药物用量要加大,而且选择的滋阴药物在数量上有所增加,在质量上亦有所提高。如虚损程度重,一般滋阴养血的方药已不够,所谓杯水车薪,水不能灭火,故需重剂治之,代表方药有二甲或三甲地黄汤、复脉汤。夏桂成在临床上制定的滋阴奠基汤,亦属此类方药。滋阴奠基汤的药物组成是:制龟板、炙鳖甲、左牡蛎、熟地黄、山药、山萸肉、怀牛膝、紫河车、茯苓,或加川断、菟丝子。脾胃稍差者,改为饭后服,并在具体方药中加入广木香、砂仁、陈皮等品。

滋养心阴,一般来说,滋阴养血均从肝肾入手,因天癸来源于肾,故历来讲究滋肾养阴,并有"五脏之阴,非此(肾)不能滋""穷必及肾"之说,很少提到心阴。夏桂成在临床上发现,围绝经期综合征、卵巢功能早衰、卵巢储备功能低下等病证,均是由于心火偏旺,实系心阴不足。当然心阴亦与肾阴有关,故前人所指定的天王补心丹(《校注妇人良方》)组成药物有生地黄、天门冬、麦冬、炒柏子仁、炒枣仁、人参、玄参、丹参、白茯苓、远志、五味子、炒桔梗等。其中滋养心阴的药物是生地黄、麦冬、炒柏子仁,安定心神的药物有炒枣仁、五味子、远志、白茯苓,而天门冬、玄参是滋养肾阴的,可见前人在养心阴的同时,仍不忘滋养肾阴。因此,夏桂成根据临床上病情的需要,拟制了养阴清心汤,即养心阴与清心火并重。具体方药是:钩藤、莲子心、黄连、生地黄、麦冬、制龟板、青龙齿、水牛角、珍珠粉、生甘草、茯苓、茯神等,其中珍珠粉是要药。此方的服用剂量及服用方法,包括珍珠粉的服法及其炮制法,均有明确要求。

②清火滋阴法:清火滋阴法,重在清火,是以清火也是滋阴法中的重要方法之一。清火者,实际上也是"静能生水"的方法,清火也是镇静,因为水与火,实即静与动也。清火者,也是降火也。火动者,又有心火、肝火、肾火之别,是以清火又有清心、清肝、清肾的区别。

a. 清心降火法:临床上凡见心烦失眠,或烘热汗出者,带下很少或缺如,需用清心降火的方法治疗。代表方剂有清心莲子饮、导赤散、清心汤等。临床常用的是加减清心汤,药用钩藤、莲子心、黄连、茯苓、生地黄、白芍、丹参、黛灯心。夜寐甚差者,加入紫贝齿、炒枣仁;伴胸闷不舒、痰多者,应加入广郁金、炙远志、合欢皮等。

b.清肝降火法:阴虚肝火旺者,临床上颇为常见,一般出现头疼、烦躁易怒、胸胁胀痛等症,且肝火大多属于肝郁化火,应用清肝降火法。代表方剂有丹栀逍遥散、滋水清肝饮,或清肝达郁汤等。临床常用的是加减滋水清肝饮,药用丹参、赤芍、白芍、大生地、丹皮、茯苓、山药、山萸肉、泽泻、钩藤、山栀、柴胡、生甘草等。头疼颇剧者,可加入白蒺藜、夏枯草等。

c.降火滋阴法:肾火者,均属于阴虚火旺也。肾无实证,即使有火,亦只能清火、降火,而不可泻火也。代表方剂有知柏地黄汤、大补阴丸等。临床常用的是怀山药、山萸肉、炒丹皮、茯苓、泽泻、玄参、太阴玄精石等,按经后初期的要求服用。如肾虚之火过旺,必须咸苦以降之,黄柏以盐水炒,加咸秋石、左牡蛎等治之。

③健脾滋阴法:健脾与滋阴,本就是矛盾的,因为阴虚与脾弱相对立,滋阴有碍脾运,健脾燥湿又势必伤阴,所以健脾与滋阴很难协调。明代张景岳创制了一些健脾与滋阴相合的方剂,如五福饮、七福饮等,但始终不够完善。多年来,夏桂成摸索出健脾滋阴三法,即健脾滋阴法、健脾清利法、健脾清心法。

a.健脾滋阴法:此法一般以参苓白术散为基础,再根据病情需要进行加减,称之为健脾滋阴汤。药用太子参、炒白术、茯苓、广木香、白芍、山萸肉、建莲肉、炒白扁豆、制黄精等。此乃以后天水谷之精微,涵养先天癸水之阴。虽然参苓白术散之阴指脾阴,但脾阴在一定程度上也有涵养先天癸阴的作用。

b.健脾清利法:因为脾虚易夹有湿浊,湿浊蕴而生热,更影响阴虚的恢复,故需在健脾的基础上,佐以清利或燥湿,最后再顾及阴分。代表方剂是资生健脾丸(汤),药用建莲肉、薏苡仁、桔梗、甘草、扁豆、茯苓、党参、山药、麦芽、砂仁、藿香、橘红、黄连、泽泻、芡实、山楂。该方原为保胎所立,然经过夏桂成临床反复试用,可作为脾弱阴虚夹有湿热的常用方。

c.健脾清心法:一般阴虚则火旺,火旺日久必阴虚,是以清火、降火法大多被纳入治疗阴虚的范围内。但脾弱者,又当健脾,而阴虚脾弱之健脾,注意不宜过于温燥;脾弱阴虚中之滋阴降火,同样要考虑到脾虚的容忍度,即苦寒太过易克伐脾胃,故尽可能不用。夏桂成制定了清心健脾汤,药用钩藤、莲子心、黄连、青龙齿、太子参、炒白术、茯苓、茯神、广木香、广陈皮、六曲、炒扁豆、建莲肉、白芍、砂仁等品。

④化痰滋阴法:痰脂蕴阻,影响阴的生长和提高,而滋阴养血又易碍脾生痰。两者之间的矛盾较大,即化痰易伤阴,滋阴易生痰。如何将两者有机地结合在一起,较为困难。故夏桂成根据临床上的使用情况,提出了三种方法:其一是化痰为主,稍佐滋阴;其二是滋阴为主,稍佐化痰;其三是化痰与滋阴并重。

a.化痰为主,稍佐滋阴:化痰为主,临床上常用的有三张方药:一是越鞠丸,二是苍附导痰丸,三是防风通圣丸。越鞠丸与苍附导痰丸较为常用,而防风通圣丸具有泻下化痰脂的作用,可用于明显肥胖且体质壮实、大便干燥者。稍佐滋阴者,即在这类方药中加入白芍、怀牛膝等品。

b.滋阴为主,稍佐化痰:临床上常用的方药为金水六君煎。此方出自《景岳全书》,药用当归、茯苓、制半夏、熟地黄、陈皮、炙甘草、生姜。功能滋阴养血,理气化痰。一般用于内科肺肾阴虚夹痰者,如用于妇科,尚需加入怀牛膝、白芍等品。

c.滋阴与化痰并重:用归芍地黄汤合越鞠二陈汤比较妥当。具体药物是丹参、白芍、山药、山萸肉、怀牛膝、茯苓、制苍术、广郁金、广陈皮、制半夏、六一散等品。需反复使用,方能有效。

⑤从阳扶阴法:一般来说,阴虚者,乃阴分不足也,治则以阴补阴。但也有少数阴虚者,是由阳虚所致,此时从阳扶阴就十分重要。脾阳虚,后天不足者,所谓"后天水谷之精不能滋养天癸",可用健脾滋阴的方药。而肾阳虚,阳不生阴者,一般可用苁蓉菟丝子丸,具体药物有肉苁蓉、覆盆子、蛇床子、川芎、当归、菟丝子、白芍、牡蛎、乌贼骨、乌鱼骨、五味子、防风、黄芩、艾叶等药。此方来源于《医宗金鉴·妇科心法要诀·嗣育门》,原方下说:"此方不寒不热,助阴生子。"可见此方是从阳扶阴的要方,临床应用时当有所加减。

⑥经后期的反常治法:在整个经后期的阴长阳消过程中,亦有因体质的特异变化、生理病理的反常,而出现一些特殊病变,虽为临床少见,但在治疗上亦必须随之而变。如肾中水火俱旺之清热降火稍佐滋阴方药、肝火湿热偏盛之方药、阳虚痰盛之温阳方药等,俱属反常的治疗方法。

a.清热滋阴法:清热滋阴法,原非反常法,但此法适用的病证乃雌激素过剩所引起的火旺阴虚证,有特异性。此法是针对阴盛化火,水火俱旺,亦即现代医学所谓之雌激素水平过高所出现的闭经、崩漏病证。治疗之法,在于清热滋阴,通过滋阴而清热。滋阴有双向调节作用,既能扶助不足,又能调节有余,特别是阴中清热,更是抑制有余。方用清经散加减,药用炒丹皮、地骨皮、青蒿、黄柏、白芍、大熟地、茯苓,再加入苦丁茶、鹿衔草等药。其中地骨皮、黄柏、苦丁茶为要药,可适当加重剂量,达到抑制有余,扶助不足,使阴长处于正常状态之目的。

b. 清肝利湿法:由于肝胆的湿气偏盛,形体肥胖,脸圆、面红升火,烦躁不已;带下或多或无,多则黄腻;尿黄便艰,舌苔黄腻,脉弦。当用清肝利湿的方法,一般可用龙胆泻肝汤以清泻肝胆经的湿热。药用龙胆草、栀子、柴胡、泽泻、车前子、木通、生地黄、当归尾、炒黄芩、生甘草,每日 1 剂,水煎分服。由于药味很苦,可调冰糖、蜂蜜服之。病证急骤,尿闭不畅,或尿痛色黄不利者,服之效佳;病证缓和,疗程亦长。

c. 补阳温化法:此法是针对阳虚痰湿而用的。如偏于阳虚,可用内补丸(《女科切要》),药用菟丝子、潼蒺藜、桑螵蛸、肉苁蓉、黄芪、紫菀、茯神、白蒺藜、制附子、肉桂、鹿茸,加入温酒内服。如偏于痰湿重,可用苓桂术甘汤加减,药用茯苓、桂枝、炒白术、炙甘草、陈皮、陈胆星、六一散等药。

d. 助阳化瘀法:此法用于子宫内膜异位症痛经。方用补肾活血汤,药用鹿角片、菟丝子、枸杞子、巴戟天、当归、红花、丹参、香附、肉苁蓉、生蒲黄、水蛭。

由于经后期的复杂性和特异性,故经后期的反常治法尚多,这里所举仅是少数几例,绝大多数均应按周期疗法进行调治。

3)经后中期滋阴助阳,促动阴长:经后中期与经后初期相连,一般是指月经干净 3 ~ 5 天或者 7 天后,甚或还要长些;也有经净后 1 ~ 2 天者;还有已进入经后末期,但又返回到初期或中期者。其主要的标志是有少量白带,或者一定量的白带,而经后初期无带下,以资区别。

经后中期,阴长运动已趋向中等水平,表示阴长阳消运动已逐渐明显起来,或者开始真正的阴长阳消运动。由于阴长必须阳消,阳消才能保证阴长,阴长渐高,阳消渐低,阴阳之间的差距也将逐渐扩大,是以在经后期滋阴养血的基础上,必须加入一定量的助阳药。助阳药的加入,不仅在于阳的提高,以阳助阳,而且更为重要的是"阳生阴长",提高阴长水平,促进阴长运动之动,以及为阴长达重的转化运动服务。滋阴助阳,实际上就是以滋阴为主,佐以助阳,以促进阴长的运动,但在临床具体运用时又有一些区别。一般有三种方法:其一是正治法,即滋阴为主,佐以助阳;其二是健脾滋阴,佐以助阳;其三是滋阴降火,佐以助阳。

①滋阴为主,佐以助阳:这是经后中期最为常用的方法,故称为正治法。但在临床使用中,又有一些差异。滋阴为主,佐以助阳。经后中期除有少量带下外,无任何异常,故以滋肾生肝饮合菟蓉散为治。药用丹参、赤白芍、怀山药、山萸肉、熟地黄、丹皮、茯苓、川断、菟丝子、肉苁蓉、炒白术、炒柴胡、炙甘草等品。

滋阴为主,佐以助阳,兼当清心安神。经后中期,夜寐甚差,或心烦失眠者,当以滋肾生肝饮、菟蓉散合钩藤汤为治。药用丹参、赤芍、白芍、怀山药、山萸肉、熟地黄、茯苓、茯神、炒柴胡、川断、菟丝子、合欢皮、钩藤、莲子心、紫贝齿等品。

滋阴为主,佐以助阳,兼以健脾和胃。经后中期,脾胃有所失和,或者在服用滋阴养血药后,有腹胀矢气、脘痞等轻微症状者,选用滋肾生肝饮、菟蓉散合香砂六君子汤。药用丹参、白芍、山药、山萸肉、炒丹皮、茯苓、川断、菟丝子、炒柴胡、炒白术、党参、广木香、广陈皮、砂仁等品。

②健脾滋阴,佐以助阳:经后中期如有脾胃明显失调,出现脘腹作胀、大便溏泄、神疲乏力、肢体寒凉;或者脾胃素弱,大便易溏,或者先硬后溏,腹胀,矢气频作,舌苔白腻者,当健脾滋阴,佐以助阳。方用参苓白术散治之,药用莲子肉、薏苡仁、砂仁、桔梗、白扁豆、茯苓、党参、甘草、白术、山药。临床应用时,一般去桔梗、甘草,加入白芍、山萸肉、广木香,健脾滋阴之力较好,更适合女性月经周期中的治疗。由于经后中期阳消阴长,必须助阳,故加入菟蓉散。夏桂成所用的菟蓉散,仅川断、菟丝子、肉苁蓉三味药,鉴于肉苁蓉润肠通便,不适合脾胃虚弱、大便溏泄者,故常去之,或加煨益智仁,或加覆盆子,根据病情需要而定。在使用助阳药时,必须考虑是为阴长而用,而并非全是为了助阳,故过热过燥的助阳药,如制附片、淫羊藿、仙茅等非此期所宜,除非病情必须者,一般不用。

③滋阴降火,佐以助阳:阴虚火旺者,一般很难进入经后中期,即使偶尔进入,如不及时抓住,给予滋阴降火,并加入一定量的助阳方药,则极易返回至经

后初期。由于降火的方法不同,而有降心火、降肝火、降肾火之分。故亦列述如下:

首先是滋阴降心火,佐以助阳。经后初期在清心降火的前提下,加入一定量的助阳药。经后初期常用的清心降火方是加减清心汤,药用钩藤、莲子心、黄连、生地黄、茯苓、白芍、丹参、黛灯心、紫贝齿等。一旦进入经后中期,就必须加入一定量的助阳药,如菟蓉散。

其次是滋阴降肝火,佐以助阳。经后初期在清肝降火的前提下,加入一定量的助阳药。经后初期常用的清肝降火方是加减滋水清肝饮,药用丹参、赤白芍、生地黄、怀山药、山萸肉、炒丹皮、茯苓、泽泻、钩藤、栀子、柴胡等品。一旦进入经后中期,必须加入一定量的助阳药,如菟蓉散,可随症加用。

最后是滋阴降肾火,佐以助阳。经后初期在滋阴降肾火的前提下,加入一定量的助阳药。经后初期常用的滋阴降肾火方是加减知柏地黄汤,药用炙知母、炒黄柏、生地黄、熟地黄、山药、山萸肉、炒丹皮、茯苓、泽泻、玄参、太阴玄精石,也可以用咸秋石或增大炒黄柏的剂量,则降肾火之力较强。一旦进入经后中期,就必须加入一定量的助阳药,亦用菟蓉散。

在阴虚火旺者中,还有一种水火俱旺,即现代医学中所谓雌激素过多者,常表现出阴虚火旺的征兆,可用清经散。用清经散后,若雌激素过多情况得到缓解,能进入经后中期者,同样要加入适量助阳药,如川断、菟丝子等品。

4)经后末期阴阳并重,为经间期奠基:经后末期一般很短,既是整个经后期的结束阶段,又与经间期紧密相连,是经间排卵期的前奏期,时间长则3~4天,短则1天。这一时期虽然短暂,但生理病理特点非常明显。由于阴长已近高水平,卵泡(精)发育亦接近成熟,血海已接近充盈,水液亦较丰盈,阴长阳消的波动极为明显,最主要的标志是带下增多,质地转为黏稠,甚则可以出现极少量的锦丝状带下。如若不然,则会退回到经后中期,甚则初期,延迟经间排卵期的到来。在治疗上,必须阴阳并重,保持阴长至重的高水平,同时亦要维持阳的较高水平,以利于经间期的转化。这一时期接近重阴,较高阳的水平,血气活动即将萌发,故重视心肝的活动,亦是这一时期的特点。

①滋阴助阳,提高阴阳水平:经后末期的治疗特点,在于滋阴助阳,阴阳并重,提高阴阳水平。但重点还在于重阴,阴阳并重,以阴为主。主要有两种方法:

一可阴阳并重,稍重于阴。本法适用于阴长运动不及,阳消不足,运动出现缓慢、稍弱,动态较差,起伏不定,甚至有倒退趋向者,是经后末期主要的治疗方法。所谓阴阳并重者,即是阴阳合治,处方用药相等的意思。但经后期毕竟以阴长为主,故稍重于阴。临床较为常用的方药是加减补天五子种玉丹。补天五子种玉丹来源于《景岳全书》,是张景岳所制,其中用五子补肾丸助阳,归芍地黄汤滋阴,而且是从血中养阴,两方相合,阴阳并补,原为治疗男子不育症的专方。根据临床上的实际需要,而对其进行了必要的加减,以保证稍重于阴,所以称为加减补天五子种玉丹。药用炒白芍、山药、山萸肉、熟地黄、枸杞子、炒丹皮、茯苓、五味子、菟丝子、覆盆子、紫河车、川断等品。如再加入丹参、赤芍、五灵脂、鹿角霜,则名为补天种玉丹,为经间期微调微促的方药。应用前人所制的方药,特别是在调周中应用,必须根据病证需要进行加减,这样才能更好地为临床服务。

二可滋阴降火,助阳补肾。本法适用于阴虚火旺的经后末期。一般来说,阴虚火旺者,很难进入经后末期,原因在于阴虚则阴不足,必然影响阴长,加以火旺又必伤阴,更影响阴长,阴长不及,则不易进入经后中期,更难进入经后末期。在自我调节或用滋阴降火药物治疗后,经后阴长阳消的运动有所恢复,一旦进入经后末期,就必须掌握在滋阴降火的前提下加入几乎等量的助阳药,以促进阳长至重,进入经间排卵期。这里有三种情况:其一是阴虚肾火旺者,可用加减知柏地黄汤合五子补肾丸,药用炙知母、炒黄柏、生地黄、熟地黄、山药、山萸肉、炒丹皮、茯苓、制龟板、怀牛膝、川断、菟丝子、覆盆子、肉苁蓉等;其二是阴虚心火旺者,必须养阴清心、宁神定志,可用养阴清心汤、清心莲子饮合五子补肾丸加减,药用钩藤、莲子心、麦冬、生甘草、茯苓、茯神、大生地、白芍、太子参、炒枣仁、柏子仁、川断、菟丝子、覆盆子、肉苁蓉等品;其三是阴虚肝火旺者,在滋阴清肝的前提下加入等量助阳药,可以滋水清肝饮合五子补肾丸治之,药用大生地、怀山药、山萸肉、炒丹皮、茯苓、白芍、山栀、炒柴胡、生甘草、钩藤、川断、菟丝子、覆盆子、肉苁蓉等品。此外,还有一种雌激素过多所反映出来的阴虚火旺证候,同样要用降火滋阴的方法和药物治疗,但具体药物有所不同,可用加味清经散。若已进入经后中末期,同样要合五子补肾丸,具体药用青蒿、地骨皮、炒丹皮、炒黄柏、熟地黄、白芍、六一散、茯苓、川断、菟丝子、肉苁蓉、杜仲等品。由于这一时期特别短暂,故在治疗上常与经后中期相连。

②健脾生阴,阴阳并重法:脾虚阴弱,阴长不及,运动迟缓,或动力不强者,

在健脾滋阴的前提下,主要在于助阳。助阳者,包含两方面的意义,即脾阳与肾阳,实际还包括心阳。因为五行中的火生土,是指心阳心火生脾胃之土,苓桂术甘汤就是心火生脾胃之土的著名方剂。健脾滋阴的名方是参苓白术散,加入助阳之法不同,则有脾阳、肾阳、心阳之别。从临床上观察所得,阳与脾阳、心阳有关,且大多数还与肾阳有关,临床上常用加减健固汤,药用党参、炒白术、怀山药、白芍、生苡仁、巴戟天、川断、菟丝子、杜仲、茯苓、茯神等品。如属脾阳虚者,可用健固汤合附子理中汤加减治之,药用党参、炒白术、茯苓、茯神、巴戟天、怀山药、白芍、广木香、制附片、干姜、陈皮;如属心阳不足者,需用健固汤合苓桂术甘汤加减治之,药用党参、炒白术、茯苓、茯神、川断、巴戟天、山萸肉、炙桂枝、炙甘草、广陈皮、赤白芍、山萸肉、丹皮;若脾弱阴虚又兼有湿热者,当选用资生健脾丸合五子补肾丸,药用党参、制苍白术、建莲肉、薏苡仁、砂仁、桔梗、炒扁豆、黄连、炒芡实、焦山楂、川断、菟丝子、车前子、家韭子、广藿香等品。

③阴阳并重,兼调心肝,为动态服务:经后末期,阴阳已趋于"近重"水平,故大多数女子均有不同程度的心肝气郁,或气郁而化火,变成郁火证候。此乃阴阳趋向高水平时所出现的不平衡状态。由于不平衡而导致气郁、郁火的证候,故须用解郁或清肝解郁的方法来调治,不能影响经间排卵期的转化运动,即不能影响排卵。故前人提出"经前以理气为先"的调经大法,逍遥散、越鞠丸、丹栀逍遥散等较为常用或多用。

但更为重要的是,经后末期阴阳均趋近高水平并能顺利进入经间期,促进经间排卵期的转化运动正常,同样要使心肝气动,所谓"心肝气血活动",推动"重阴必阳"的转化。有转化才能促发排卵(精),经后末期是为经间排卵期奠基服务得。奠基者,一为物质达重,物质者,即重阴亦近重;二为功能者,即是动力也,血气活动也。

5)经前前半期滋阴助阳,重在阳长:经前前半期,是指经间排卵期后的7天,亦即是 BBT 呈高温相的 6～7 天。一般而言,整个经前期,也即是 BBT 的整个高温相时期的 12～14 天。整个经前期在半个月左右,是阳长的时期,故 BBT 呈高温相,谓之阳半月,所以 6～7 天就称为经前前半期。这一时期,是由经间期重阴必阳转化而来,开始阴消阳长,但阳长的特点在于快速刚猛,与阴长不同,乃由"阴静阳动"的性质所决定。由于阳长快速刚猛,所耗的阴也就较大,所以在经前前半期的治疗中,不仅要着重阳长,而且不能忽略滋阴,甚至有"滋阴就能扶阳"的说法。在滋阴的前提下,还要顾及心肝的气火;在阳长方面,不仅要注意滋阴助阳、水中补火,而且还要注意血中扶阳、肝肾并重、气中补阳、脾肾双补。近年来,夏桂成还发现心阳的重要性,提出了"心-肾-子宫轴"的概念,心阴心阳与肾阴肾阳具有同样的重要性。因此,还要补入辅助心阳、暖宫种子的一面。

在经前期的诊治中,测量 BBT,观察 BBT 高温相的变化,亦有助于辨证论治;同时结合临床上的证候反应予以照顾。总的目的在于扶阳助长。

①阴中求阳,从阴助阳:阴中求阳,是经前期常用的方法。故凡经前前半期 BBT 高温相上升缓慢,或经间期锦丝状带下偏少或偏短,且行经期伴小腹冷痛、腰酸、血块偏多、有腐肉状血块者,均可使用此法。代表方剂是张景岳《景岳全书》中的右归饮或右归丸,具体药物有丹参、赤白芍、怀山药、山萸肉、熟地黄(或干地黄)、炒丹皮、茯苓、川断、菟丝子、紫石英(或鹿角片)、五灵脂、绿萼梅等。经前期服用,每日 1 剂,水煎分 2 次服。根据阳时服阳药的要求,本方应在上午、中午服。

如服药后 BBT 高温相上升仍缓慢,或高温相仍偏低者,可以将紫石英与鹿角片合用,并加紫河车,必要时尚可加入巴戟天、肉桂以助之。若伴有胸闷、心烦寐差,应加入钩藤、莲子心、合欢皮、紫贝齿等品。

若阴虚明显,或伴有心肝火旺,其 BBT 呈高温相起伏不定,且高温相总体偏高,或呈犬齿状偏高者,必须滋阴或者结合降火,可用归芍地黄汤或大补阴丸以扶助阴长。阳长必须阴消,阴消才能保证阳长。如有需要,尚可加入一定量性质平和的助阳药,如川断、菟丝子、杜仲、覆盆子等,似为更好。

②血中补阳,肝肾同补:血中补阳,亦为经前期常用的方法。凡经前期出现头昏眼花,神疲乏力,腰酸,小腹有冷感;BBT 高温相上升缓慢,或高温相偏低、偏短,或欠稳定者,均可应用此法。因为女子以血为主,其阴阳消长转化的周期节律活动均在血中进行,所以血中补阳,完全符合女性特点。代表方剂是毓麟珠,系由四君、四物加入助阳药物而成,药用丹参、赤白芍、山药、炒丹皮、茯苓、太子参、炒白术、杜仲、菟丝子、紫石英等。该方与右归饮、右归丸相似而不同。右归者,阴中求阳,水中补火,故以归芍地黄汤为主,加入较多的助阳药;而此方是在八珍汤的基础上加入助阳药。右归者,立足于肾本身的阴阳;而毓

麟者,肝肾同补,血中助阳,目的很清楚,在于助女子孕育,故名毓麟。原方的助阳毓麟药物是杜仲、菟丝子及鹿角类药物,目前临床使用时,常以紫石英来代替鹿角类药物,是鉴于紫石英暖宫助孕的作用。夏桂成通过长期临床实践发现,鹿角片、鹿血晶、鹿角胶等在提高BBT高温相方面疗效还是较好的,故临床上可斟酌用之。

③气中补阳,火中暖土:在经前期,亦可见脾肾阳虚者,尤其是在经前后半期似为多见。就临床症状而言,常见的是头昏腰酸,腹胀,大便溏泄,矢气频作,腰膂酸冷,神疲乏力,脉细弱,舌质淡红苔白腻;BBT呈高温相偏低,或高温相不稳定、高温相偏短等,均需使用脾肾双补、火土同治的方法。在具体治疗中,又有偏于脾者气中补阳与偏于肾者火中暖土的区别。

a.偏于脾者,气中补阳:亦即健脾为主。《傅青主女科》的健固汤、温土毓麟汤最为合适。健固汤系由党参、白术、茯苓、薏苡仁、巴戟天五味药组成,其中四味均重在健脾祛湿,仅巴戟天一味重在温补肾阳。温土毓麟汤系由巴戟天、覆盆子、白术、党参、山药、神曲组成。其中有二味助阳药,即巴戟天、覆盆子;三味补气健脾药,即参、术、神曲,重在脾土。但为了生育,故加强了补肾。

b.偏于肾者,火中暖土:亦即温补肾阳为主。具体方药,《傅青主女科》的温胞饮和《伤寒论》的真武汤最为合适。温胞饮的药物组成是白术、巴戟天、党参、杜仲、菟丝子、山药、芡实、肉桂、附子、补骨脂。附、桂是温阳助火的将帅药物,再辅以巴戟天、补骨脂、菟丝子,其温肾助阳之力更大,故可火中暖土;加入参、术、山药,健脾益气,组成火中暖土的峻剂。真武汤,原是治脾肾阳虚所引起的水肿方,药物组成有附片、干姜、白术、芍药、茯苓等。夏桂成根据临床实际,制成健脾温肾汤,药用党参、白术、山药、茯苓、杜仲、菟丝子、紫石英、广木香、广陈皮、赤白芍。该方较为合适,亦为临床所常用。

④温补心阳,暖宫种子:经前期阴消阳长,除肾阳外,心阳亦很重要,心肾中的阴阳与癸水阴阳密切相关。一般情况下不易觉察,但在有些病发严重时,如卵巢功能早衰时期,心阴亏虚,心火偏旺,出现烘热汗出、烦躁失眠、带下量少、闭经等症,从心阴论治会取得较好疗效。而在不孕不育病证中,心阳不足,子宫失于温煦者较为多见,故温补心阳,暖宫种子乃为要者。方取茯苓补心汤,药用茯苓、麦冬、紫石英、人参、桂心、炙甘草、大枣、赤小豆等品,水煎服。本方来源于《备急千金要方》,鉴于心为阳脏,始终在跳动,对心的治疗必须阴阳血

气合治,此乃调治心之阴阳的特点。紫石英温阳暖宫入心脏,为心经要药;合桂包括桂枝、桂心在内,俗谓"火生土",实指心火生胃土,常用的苓桂术甘汤即是心火生胃土的代表方剂,是以紫石英、桂枝相合,是恢复心阳的要药。同时加入麦冬滋养心阴,人参补养心气,赤小豆、大枣养血,这样就完全符合治心必须阴阳血气结合的要求。临床运用时,一般去赤小豆、大枣,加入当归、川断等品似更为合适,故名为加减茯苓补心汤,亦为临床所常用。

⑤扶助阳长,佐调心肝:在经前前半期,阳长快速刚猛,一方面需要较多的阴消来支持,另一方面阳长的自身要求也较高。由于阳长迅速,耗阴明显,故对心肝不利,形成偏于心郁火旺者和偏于肝郁火旺者,但前提还是在于阴虚阳弱。

a. 偏于心郁火旺证:经前前半期,心烦寐差,头昏腰酸,甚则失眠,口渴便秘,舌质尖红,苔黄腻,脉象细弦;BBT 示高温相偏短,或高温相起伏不定,或高温相呈犬齿状。治当以阴中求阳、水中补火为前提,但必须加强清心安神。用右归饮(丸)合钩藤汤加减,药用丹参、白芍、大生地、山萸肉、山药、茯苓、川断、鹿角霜、钩藤、莲子心、紫贝齿、黄连等。

b. 偏于肝郁火旺证:经前期烦躁易怒,头昏头痛,胸胁胀痛,乳房作胀或作疼,舌质红,苔黄白腻,两脉弦滑;BBT 示高温相偏短,上升缓慢,或高温相呈不规则波浪状,或呈偏高的犬齿状。治疗亦当滋阴助阳,佐以清肝解郁。亦可用右归饮(丸)或毓麟珠合丹栀逍遥散加减,药用当归、白芍、干地黄、山萸肉、山药、川断、杜仲、鹿角霜、炒山栀、炒丹皮、茯苓、炒柴胡、钩藤、绿萼梅等,服法要求同前。

⑥经前期的反治法:这是指经前后半期的一些反常规的治疗方法。原因是体质因素,或者后天生理或病理因素,导致阳长有余,或者湿热偏盛,或者阴极化火似阳,或者阴消不足而致阳虚,使 BBT 高温相偏高、偏长,呈犬齿状,同时出现胸闷烦躁、口渴内热、乳房乳头胀痛、便艰尿黄、带多黄腻等症。一般有三种方法:即清热调经、清热滋阴和清热利湿。

a. 清热调经:经前期,烦热口渴,BBT 高温相偏高、偏长,便干尿黄,脉弦数,舌质红,苔黄腻。治疗予以清热调经,可选先期饮加减,药用炙知母、炒黄柏、大生地、炒黄芩、炒黄连、当归、赤白芍、桃仁、红花、生甘草、制香附等品。若热盛便秘,口渴喜饮者,可选用三和饮,即凉膈散合四物汤加减。

b.清热滋阴:经前期,头昏腰酸,烦热口渴,夜寐较差,便秘尿黄,BBT 示高温相偏高、偏长、犬齿状。治疗可选用大补阴丸或滋水清肝饮加减,药用炙知母、炒黄柏、大生地、山萸肉、山药、茯苓、泽泻、钩藤、白芍、炒丹皮、炒柴胡等品。如火不旺者,用六味地黄汤合二至丸即可。

c.清热利湿:经前后半期,烦热胸闷,口渴不喜饮,头昏沉,纳欠,腹胀;带下偏多,色黄腻,或有秽臭气;BBT 示高温相偏高、偏长、犬齿状。治疗予以清热利湿,可选加味四妙丸,药用制苍白术、怀牛膝、生薏苡仁、炒黄柏、六一散、土茯苓、寄生、败酱草、粉萆薢等品。

6)经前后半期补阳调气,补理兼施:经前后半期,是整个经前期的结束时期,也是整个月经周期行将结束的时期,一般在 BBT 示高温相 6～7 天后的时间里,也即是 BBT 高温相的后半期。一般高温相为 12 天,但亦有 14 天,甚则 16 天者,则经前期的后半期,少则 5 天,一般 6～7 天,甚则 8～9 天。在这一时期,可能会出现一些心肝气火不畅或偏旺的现象或症状,如胸闷烦躁、乳房乳头或胀或痛、夜寐欠佳、小腹作胀等。此即前人所称的“经前期”,因为他们认为,这一时期“冲任血气旺盛,容易激动心肝气火”。而夏桂成具体从月经周期节律演变学说来看,经前期是由经间期重阴必阳的转化而来,由于阳长的特点在于快速刚猛,故在经前前半期阳长很快,已达重阳水平。按说重则变,但阴阳相对平衡的规律要求,阴半月阳亦半月,是阳长至重者,仍要维持阳半月的要求,有阳长至重,自然容易激心肝气火,或者气旺不舒,形成心肝气郁。故在经前后半期,有可能出现经前期诸证,包括现代医学所谓的“经前期综合征”。当然形成经前期诸证,还与个体的阴血虚、心肝易动的特征有关。由于心肝气火易动,脾胃亦易失和,是以导致经前期诸证的复杂性。

这一时期的治疗,前人提出“经前以理气为先”。所谓理气为先者,一是理气调经,为行经期顺利排经做准备,前人认为经血未动,理气为先,保持气血顺畅,则行经期自然排经顺利;二是解除经前期诸证中的心肝气郁与郁火证候,同时调畅心肝气火,亦有利于脾胃的运化;三是经前冲任血海旺盛,理气有调节冲任气血的作用。

因为理气者,不仅在于理气行滞,同时还有升散条达、泄降祛浊的功能,概括的内容较多,但重在调经;而调周法者,经前后半期,尽管阳长已达重,但仍然以扶助阳气为主。夏桂成根据自身的临床体会,提出在维持重阳的阶段也应以气为主,是以扶助阳气仍为主要,再结合调气,是这一时期的治疗特点。但如气郁或郁火明显者,又当以理气为主。

经前后半期,阳长不及,或阳气不足,而心肝脾胃等气郁或郁火证候不明显,故当以助阳益气为主,稍佐调气。

①阳气不足,脾肾亏虚:从临床角度来看,有偏于脾与偏于肾的区别。偏于脾者,以气虚为主;偏于肾者,以阳(火)虚为主。证候上亦有差别。

偏于脾虚者,一般可见脘腹作胀、矢气频作,或下午入晚腹胀矢气、大便易溏或溏泄、腰酸、小腹有冷感;BBT 高温相或呈缓慢下降,或偏低等;大多有经前期漏红,或伴经前期胸闷烦躁、乳房乳头胀疼等症状。治疗当以健脾益气、补肾助阳为主。临床上常用加减健固汤合越鞠丸治疗,药用党参、炒白术、茯苓、茯神、杜仲、巴戟天、鹿角霜、广木香、砂仁、制香附、六曲、玫瑰花、荆芥等。如腰俞酸楚明显、BBT 高温相偏低、尿频、带下偏多者,以温土毓麟汤合越鞠丸治之,药用党参、炒白术、茯苓、杜仲、鹿角霜、覆盆子、广木香、砂仁、菟丝子、制香附、玫瑰花、广陈皮等。

偏于肾虚者,一般腰酸明显,小腹冰冷,形体畏寒,婚久不孕,头昏耳鸣,腹胀矢气,大便易溏;BBT 示高温相偏低,或高温相不稳定;经间期锦丝状带下偏少,或亦伴有胸闷烦躁,乳房或有胀痛。治疗当以补肾助阳为主,佐以健脾益气,稍佐疏调。方用温肾健脾汤加减,药用党参、炒白术、怀山药、川断、杜仲、菟丝子、紫石英、鹿角胶、制香附、赤白芍、五灵脂、广木香等。若有膜样痛经、子宫腺肌病痛经,还应加入肉桂、黄芪等品;胸闷心烦、失眠者,可加入钩藤、莲子心、炙远志等品;少腹胀痛、带下色黄质黏腻者,可加入红藤、薏苡仁等品。

②血中阳虚,兼夹郁火:一般在经前后半期,可见头昏腰酸,或伴胸闷烦躁,乳房乳头作胀作痛,夜寐欠佳,小腹或腰背有冷感;BBT 示高温相欠稳定,或者一月双温相尚好,而下一个月又欠稳定,或者下两个月欠稳定或高温相偏低;结婚多年不孕,或孕后流产,或试管婴儿流产。一般予以养血助阳,疏肝理气。方用毓麟珠合越鞠丸加减,药用丹参、赤白芍、怀山药、山萸肉、炒丹皮、茯苓、太子参、生白术、川断、杜仲、紫石英、制香附、五灵脂等品。每日 1 剂,水煎分 2 次服,白天服用,一般服 6～7 剂。若头昏头痛明显者,加钩藤、白蒺藜等品;若烦热口渴,夜寐甚差者,加莲子心、紫贝齿等品;若胸脘痞胀,纳食不香者,加入陈皮、佛手片、炒香谷麦芽等品;若腰俞酸冷,小便偏多者,加入鹿角

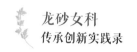
胶、潼蒺藜等品;若痛经明显,需加入肉桂、巴戟天等品。

③理气为先,稍佐助阳:经前后半期,有颇多以心肝气郁或郁火为主的证候,所以前人提出"经前以理气为先"。理气的意义前已阐明,但此处确实是气郁或郁火证候占主导,故治疗上亦应以理气解郁或清热调气为主,佐以助阳。因气郁者,以及郁热者,均与脾胃有关,是以在理气解郁或清热调气中,均有调理脾胃一法,此亦是见肝治脾的意思。

经前后半期,凡出现胸闷不舒,乳房乳头胀痛明显,脘腹抑或作胀,忧郁,烦躁焦虑等症状,治疗予以理气解郁。轻则用逍遥散、越鞠丸;如气郁甚者,一般用四磨饮、七气汤,甚则枳实导滞汤。一般药用丹参、赤芍、白芍、广陈皮、炒柴胡、广郁金、制香附、焦山楂等。为了照顾到这一时期的特点,尚需加入川断、杜仲、鹿角片等品,同时结合心理疏导。

经前后半期,出现头昏头疼,烦热口渴,乳房乳头胀痛,脉象弦滑,舌质偏红,苔黄腻,治当清热调气,方用丹栀逍遥散、清肝达郁汤、钩藤汤等。临床常用药物是炒山栀、炒丹皮、炒当归、赤芍、白芍、茯苓、炒柴胡、白蒺藜等。但基于这一时期的特点,需要结合助阳,加入川断、杜仲、怀牛膝等品。

经前后半期所出现的脾胃失和症状,如脘腹作胀、矢气频作、大便易溏、面浮肢肿、神疲乏力、四肢易冷,甚则肥胖、浮肿,治当调理脾胃,以香砂六君子汤或归芍六君子汤、健固汤等;浮肿者,需结合防己黄芪汤,或者越鞠二陈汤加减。药用党参、炒白术、茯苓、陈皮、广木香、砂仁、佛手片、黄芪、淡干姜、合欢皮等品,或者加入制苍术、防己、制香附、制南星、六曲等品。如胃脘不舒,恶心泛吐明显,舌苔腻浊,脉象细濡者,当以和胃为主,可选用越鞠二陈汤加减治之,药用制苍白术、干姜、广陈皮、制半夏、茯苓、佛手片、焦山楂等品。

三、五运六气理论与妇科

夏桂成于 2003 年至 2004 年在南京中医药大学学报上刊登了几篇文章,论述了运气学说在妇科临床中的运用。

1. 六十甲子

夏桂成认为,六十甲子虽为一种历法,但在中医妇科学上有着重要意义,特别是月经周期节律以及生殖节律与此更有关系。

癸者,北方水干之名,与壬相连,有北方壬癸水之称,在脏腑上属于肾的范畴,所以壬癸水是属于肾的一种水样物质,在肾气盛的前提下产生。

天癸之天者,在甲子说中指天干而言。而"天一"则是指自然界,包括天文、气象和气候变化的规律。生物的起源,包括人类的生命,都具有节律性,比如月经周期和生殖生育,这些都在一定程度上依赖于自然界的变化规律。因此,癸水也依赖于这些自然规律。

天指阳,应时为日、为年,具有动态的含义,而且其动态呈圆运动形式。就天干本身而言,从天甲开始,到天癸结束,终而复始,始而复终,循环往复,运动不息。故以天癸命名者,说明癸水样物质也必须呈现终而复始,人喻之为九宫八卦状。

地支属阴,其时应月,12 支对应 12 个月。而月经的周期演变也是以月为准。地支起首的支,不是在每年的 1 月,而是在上年的 11 月。年相与月相紧密相连,循环往复,如环无端,又体现了各地支月的特点,奇数为阳,偶数为阴;并阐明了女阴赖阳,阳奇月在女性生殖中的重要性。甲子纪年与女性月经周期与生殖生育亦有关,认为凡属温和气候、无特殊变异者,为生殖较佳之年。

2. 五运理论

五运与月经周期有着密切联系。以五运推导而论,一年分为五季,春季由冷转暖,由阴转阳,相似月经周期中的经间排卵期;夏季气候炎热,以阳长为主,相当于经前期;长夏暑热颇甚,阳长至重,重阳延续,相当于经前后半期;秋季由热转凉,由阳转阴,相当于行经期;冬季气候寒冷,阴长为主,相当于经后期。

按五运进行推导,一般均从主运的常规推导,则依次为木运、火运、土运、金运、水运,因而也就产生疏肝、扶火、运土、肃金、滋水的治法。将五运理论运用于月经周期中,则形成经间期疏肝调肝,以升散促排卵;经前期扶火助阳;经前后半期运土益气;行经期肃肺降气,引经下行;经后期滋水补肾,意在沉降。根据该理论,从一步到五步,完全可以预知,为论治未病提供了理论依据。何者不足,则先为调之。如火阳不足,则木火期调治,木期尤为重要;水阴不足,则金水期调治,金期尤为重要。由于运动的互联性,在调治火阳时,更考虑水阴;在调治水阴时,亦要考虑火阳;太过者,亦在上述时间内预为疏泄之。有如客运,出现特殊变化者,亦必须按五运次序结合特殊方法处理之,从心 - 肾 - 子宫轴的调节中心论治,期望通过自然调复包括胜复机能而恢复。这种生物钟节律的变化,加之运用五运推导,在临床应用广泛。

夏桂成强调,在调周法中具体应用五运推导,有两种方法:其一是按顺序推导,系统调治,重在防治未病;其二是按五行生克,提供多种治法,也含有治未病之意。

在正常五运的影响下,月经周期中的五期,可按主运五步推导。第一步春令升发时,促排卵具有上升之意,此与行经期的气血活动显然不同;第二步夏火属心,助阳与调心火、心神相结合,以扶助阳长;第三步长夏暑湿,健脾助阳,必与理气化湿相结合,以维持重阳;第四步秋令肃降,活血调经,必与降气祛瘀、下行相结合,以促重阳转阴;第五步冬寒潜藏,滋阴潜降,扶助阴长,意在养精。五步治法,彼此相关,在使用第一步治法时,就应考虑第二、第三步治法,甚则第四、第五步治法。

另外,按五行生克,提供多种治法。从经后期治疗而言,经后期以阴长为主,相当于冬令肾水之时,所以不仅要用滋阴养血、以阴扶阴之法,而且还要佐以潜降之品。方用归芍地黄汤,加入龟板、鳖甲等。如用之效欠佳者,必须从五行相生方面来论治。金能生水,金为水之母也;金者,肺也。从润肺降气入手,二冬汤加味,即天门冬、麦门冬重用其量。或者亦可从我生方面的反养论治,水生木,即肾水生肝木,反过来肝木亦可养肾水,此乃阴精与肝血的互相生成,亦即乙癸同源之说。再从五行相克方面来论治,我克者,即水克火也,说明肾水有调节心火的作用;反过来心火亦有调节肾水的作用。心火与肾水之间还存在交济的功能,心肾交济,才能有助于肾阴癸水的恢复。故酸枣仁汤、清心莲子饮,皆是清心安神之药,均能有助于肾阴癸水的恢复和提高,亦即"静能生水"之意也。克我者,土克水,说明脾土有调节肾水的作用,且脾土属于后天之本,水谷之精,可以涵养先天癸水及其精。所以,临床上应用参苓白术散,不仅有通过脾土调节肾水的作用,而且亦有着后天涵养先天的意义。

凡妇科杂病,包括围绝经期综合征、经前期综合征等病变在内,必然涉及脏腑病,尤以肝肾病变为常见。因而需要运用五运推导法来分析病情,预测机转,判断吉凶,论治未病。以肝木病变为例,论述心、脾、肺、肾等病变,当参照《素问·脏气法时论》中所阐述的内容,主要是按照五运推导法,分析年相日相中的特点与病变的生克关系,判断出善恶吉凶,以及防治的方法和用药的特点。虽然临床上的病变有其复杂性，患者的体质有其特殊性，其病理演变未必尽是如此，但根据夏桂成长年来的临床观察，前人的论点很有价值，绝对不可轻视。

3. 六气六淫

六淫致病，对妇科学来说，亦是一个重要的外因，其中尤以风、寒、湿、热致病者更为明显。

女子以血为主，血得寒则凝，得热则行，热甚则迫血妄行。血凝则血滞，血滞则月经后期，出现经量偏少、痛经等病症；热甚则迫血妄行，易致崩漏、月经先期、经量过多等出血病症。

风邪善行而数变，且风邪致病，不仅影响气血而致月经病证，而且风邪易致过敏性疾病。通过对不孕不育病证的长期观察发现，风邪内侵生殖器官，潜伏于该部位的血液之中，不仅影响受孕，而且影响优生。

湿邪者，对妇科更为重要，因为女子之病，大多发生在腰带以下、盆腔之中，即所谓的下焦部位，这是湿邪最易侵犯之处。湿邪稽留，常致带下疾患。而且在不孕不育病证中，湿热也是一个不可忽视的因素，特别是对继发性不孕不育症，更有其重要意义。

近代对免疫性不孕不育症研究发现，湿热、风邪均是重要的因素。对于围绝经期综合征，暑热湿邪虽不是导致发病的主要因素，但却是加重或诱发的因素。近年来六气多变，气候、气象变化尤大，热多于寒，全球变暖，对以阴血为主的女子来说，将带来很大的不利。夏桂成着重指出，只有加强体阴的充实，纠正血少气多的偏颇，才能有效地抵御外界暑热湿邪的入侵；重视冬令肾水之藏，特别是阴精的固藏，乃是防止春夏病温的要着。

四、临床用药特色

1. 常见妇科疾病临床用药经验

妇科用药，在于治疗妇科专科的病证，亦不例外地讲究法度和技巧，更重视时相规律的用药。血分的用药、气分的用药，由于女性的生理、病理特点，以及未病论治的要求，因而更加重视原则性、灵活性。随着妇科学的发展，夏桂成总结近年来的用药情况，提出几项要求、几点注意、几个特点，以阐明妇科用

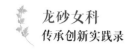

药的原则性和灵活性。

几项要求:掌握药物的基本规律,严格按照性能、归经、配伍要求用药;在辨证辨病的前提下使用方药;老、弱、残之用药宜轻宜小;对有毒性的药物必须慎用。

几点注意:结合现代药理研究的成果;药物之间的协调性和对抗性;耐药性与过敏性的问题;注意肝、肾、脾、胃的情况;时令气候与地土水湿之不同,治疗亦应有所顾及。

几个特点:月经病根据行经期、经后期、经间排卵期、经前期四个阶段用药;妊娠期用药应处处保护胎儿;围生期用药可分为产前、产后;产后期用药根据虚、瘀、寒三种情况。

除了在前面调整月经周期节律中详细阐述了不同月经周期的用药规律,夏桂成还重视妇科用药的"变"与"巧"。"变"指药随病变,病有所变,药亦随之而变;"巧"指治疗上的技巧,亦即用药的技巧。

(1)疼痛性月经病:疼痛性月经病,包括原发性、继发性痛经,经行身痛,经行头痛,经前乳房胀痛等。夏桂成根据自身临床经验,制成了逐瘀脱膜汤、痛经汤、内异止痛汤、安神镇痛汤、加味疏肝汤、止痉散等。

举例:逐瘀脱膜汤

【方名】逐瘀者,攻逐血瘀;脱膜者,有助于剥脱子宫内膜,使残存于子宫内的瘀膜较快脱落,且能脱尽,故名之曰逐瘀脱膜汤。

【组成】肉桂(后下)3 ~ 5g,五灵脂、三棱、莪术、炒当归、赤白芍各 10g,益母草 15 ~ 30g,广木香 6 ~ 10g,延胡索 12g,川续断 15g,或加蒲黄 6g、三七粉 6g、炒枳壳 6 ~ 9g。

【服法】行经期,每日 1 剂,水煎分 2 次服。

【功用】温经助阳,逐瘀脱膜。

【适应证】膜样血瘀痛经,膜样血瘀出血(月经过多)。

【方解】方中肉桂温经助阳,通过温补扶正,有助于化瘀脱膜。脱膜者,亦即使子宫内瘀结而不能脱落或者脱落不利的陈旧性内膜能够顺利脱落。五灵脂化瘀,且有止痛止血的作用。三棱、莪术攻削逐瘀,为化瘀的峻药,原为消癥散结的主药。膜样血瘀道深途远,蕴结较甚,非峻药不能逐之。并加入当归、赤芍以化瘀调经,广木香、延胡索以止痛;复加炒枳壳、益母草以收缩子宫,排出瘀膜。故服此方之后，能使膜性血块变小，且易排出，疼痛减轻，痛时缩短，谓之验方者即此也。

【临床应用】本方虽为膜样血瘀痛经的专方，但对膜样血瘀所致月经过多，亦为实用方，一般应结合失笑散用之为好。其他尚可适用于如下一些病证。

1）原发性痛经：室女行经第一天，小腹疼痛剧烈，经行不畅，色紫红，有血块，并伴胸闷烦躁，腹胀，舌质暗红，脉象弦细。如痛甚者，可加炙乳没各 5g。

2）子宫内膜异位症痛经：行经第一天，小腹疼痛剧烈，经行量少，或量多，色紫红，有血块，并有小腹及肛门重坠进行性加剧。在服用本方时，一般要加入琥珀粉（另吞）3g、全蝎 1.5g。

3）胎盘胎膜残留：产后阴道出血量多，色红，有小血块，小腹作胀或痛，阵发性出血过多，舌质淡红，脉细。在服用本方时，可加入马齿苋 15 ~ 30g、马鞭草 15 ~ 30g。如头昏体弱汗多者，可加入党参 30g、黄芪 15g。

4）不全流产：如孕期出血偏多，呈阵发性，小腹作胀，腰酸，舌质淡红，脉象弦细者，可用本方。但如出血过多，小腹胀痛不明显，体质虚弱者，非本方所宜，用时慎之。

（2）出血性月经病：所谓出血性月经病，是指与月经有关的出血性病证。可分为行经期出血，有月经过多、经期延长、月经先期；经后期出血，有经后期漏红；经间排卵期出血，有经间期漏红；经前期出血，有黄体期出血，或经前期漏红；还有无月经周期的出血，中医称之为崩漏。这一类出血性病证，在处方用药上均有所不同，有的要止，有的要通，有的宜清，有的宜补，亦有的宜温、宜利、宜升、宜降，不能予以单纯性的止血。大多数需要化瘀止血，这是治疗与月经有关的出血性病证的最大特点。经过多年来的摸索，夏桂成制成加味四草汤、加味失笑散、逐瘀排浊汤、新加固经汤、加减二至地黄丸、加减补气固经丸、加减震灵丹、加减胶艾汤，举一例示之。

举例：加味四草汤

【方名】因运用四种草药来控制出血，故称之为四草汤。四草汤系夏桂成在 20 世纪 60 至 70 年代制定的临床验方，在实践中发现，还需加一些有助于清化止血的药物来提高临床治疗效果，故谓之加味四草汤。

【组成】马鞭草 15 ~ 30g，鹿衔草 30g，茜草、益母草各 15g，大小蓟各 12g，炒五灵脂 10g，炒蒲黄 6 ~ 9g，炒川断 10g。

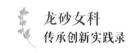
【服法】出血期间,每日 1 剂,水煎分 2 次服。

【功用】清热利湿,化瘀止血。

【适应证】血热夹瘀型的月经过多、经期延长、崩漏等病证。

【方解】马鞭草有清热利湿、化瘀止血的作用,且作用较明显;鹿衔草具有清热止血、祛风化湿的作用;茜草生用则化瘀通经,炒用则化瘀止血;益母草化瘀生新,有明显收缩子宫的作用。四药相合,清热利湿,化瘀止血,治疗血热夹瘀的出血性病证有效。但为了增强止血效能,又加入大小蓟;并用类似失笑散之五灵脂、蒲黄以加强化瘀的作用,达到更好地控制出血的目的。用炒川断,不仅有增强化瘀止血的作用,而且还有补肾的作用。月经期的出血,本质上与肾有关,故加入补肾之品,亦为标中顾本之深层意义。

【临床应用】本方除应用于血热夹瘀的经期出血、崩中漏下病证外,尚可应用于产后恶露不绝、盆腔炎之出血病证。

1)产后恶露不绝:产后月余,恶露淋漓不绝,色紫红,有血块,小腹隐痛,腰酸,胸闷烦躁,内热口渴,便艰尿黄,舌红苔黄腻,脉数。应用本方时,还可加入女贞子、墨旱莲各 10g,生地 10g。

2)盆腔炎:可见赤带,或经漏,色紫红,腰酸,少腹作痛,头昏烦热,或有低热,尿黄、量偏少,舌红,脉弦。应用本方药时,尚需加入炒当归、赤白芍各 10g,败酱草 15 ～ 30g,延胡索 12g,薏苡仁 30g。

【加减】如出血过多者,可加入三七粉 1.5g、血竭粉 1.5g,吞服;如出血量少,淋漓不畅者,可加入当归、赤芍各 10g,泽兰叶 12g。

(3)闭止性月经病:所谓闭止性月经病,是指月经后期、量少、闭经,经血不能应时来潮的疾病。除各种性质的闭经外,还应包括多囊卵巢综合征、卵巢功能早衰、月经后期、月经量少等病证。临床以多囊卵巢综合征为多见,且似乎越来越多见。闭止性月经病,其原因及病变十分复杂。一些调经方药,并不是从本质上即周期方面进行调治,而重在月经将要来潮时,或者用此来催促月经来潮。夏桂成较为常用的方药有五味调经散、加减通瘀煎、新加促经汤、益肾通经汤、进退温经物、新加血府逐瘀汤、增损少府逐瘀汤、清热泻经汤等。

举例:益肾通经汤

【方名】益肾者,补益肾也。但闭经主要在于肝肾阴虚,因此,补益肝肾,亦在于补阴。通经者,通达月经也。通达月经,就需要活血化瘀。补肾与通经相结合,就是益肾通经汤名称的由来。

【组成】柏子仁、丹参、熟地、川续断、泽兰叶、川牛膝、炒当归、赤白芍各10g,茺蔚子、生茜草各 15g,炙鳖甲(先煎)9g,山楂 10g。

【服法】每日 1 剂,水煎分 2 次服。

【功用】补肾宁心,活血通经。

【适应证】凡肝肾不足之闭经、月经后期、月经量少等病证,伴见胸闷烦躁、寐差、便艰等。

【方解】本方主要从心、肾、子宫论治,所以方中集合了宁心、补肾、调宫三个方面的药物。方中用柏子仁、丹参,就在于宁心安神也;而且宁心者,还在于降心气,所谓心气下通,胞脉才能通达也。又集合熟地、川续断、川牛膝、炙鳖甲,大补肝肾之阴也,使癸水充实;肾阴足,癸水充,则月经的物质基础充实,乃治本之道也。再加入丹参、当归、赤芍、茺蔚子、生茜草,俱是活血调经之品,活血调经,即是调畅子宫。三方面的药物合在一处,组成了益肾通经汤,意在治疗肾虚闭经也。

【临床应用】本方虽然主要治疗肾虚月经失调,特别是月经后期、月经量少、闭经等病证,但应用于经间期促排卵、青春期月经失调者,亦较为合适。

1)经间排卵期障碍症:经间排卵期,锦丝状带下偏少,头昏腰酸,神疲乏力,烦躁寐差,便干尿黄,舌质红少苔,脉象细弦。可于本方中加入五灵脂、太子参等品。

2)青春期月经失调:月经初潮后 3 ~ 4 年内,月经前后不一,但大多后期,甚或闭经,带下一般,烦躁寐差,舌质偏红,脉细弦。可于本方中加入紫河车 6 ~ 9g、菟丝子 10g。

【加减】益肾通经汤在临床上具体应用时,仍有所加减。若大便偏溏者,去柏子仁、当归,加入合欢皮 10g、煨木香 9g、六曲 10g;若腰酸明显者,加入杜仲、寄生各 10g;若舌苔中根部腻厚,小便偏少者,上方去熟地,加入茯苓 12g、制苍术 10g、薏苡仁 15 ~ 30g;若心烦失眠,舌尖偏红者,加入莲子心 5g、青龙齿(先煎)10g。

(4)经行前后诸证:经行前后诸证,西医学中一般称之为经前期紧张综合征,但中医以主证命名,如经前期乳房胀痛、经行头痛、经行发热、经行泄泻、经行失眠、经行癫狂等。如果在经前及经期,出现胸闷烦躁,乳房胀痛,头昏头痛,腰俞酸楚,神疲乏力,夜寐不熟等症状,几乎是等同并列,因而列为"经行前后诸证",就是一个较大的病证。夏桂成认为在治疗上应着重于心肝气血,用调理气血的药物来治疗这类病证是重要的,如新加五味调经散、加减越鞠汤、七制香附汤、逍遥散新方、钩藤汤,均为常用方药。对于此类病证的治疗,调理脾胃亦有着重要的意义,因为心肝气血失调,必然涉及脾胃。所以,又拟加味归脾汤、加减白术芍药汤、健脾温肾汤。因为经前期的生理、病理特点是多火、多痰,因而还必须应用加味温胆汤、新加二齿安神汤等。

举例:新加五味调经汤

【方名】五味者,五味药物也;调经者,调理月经也。前人曾有"经期以调经为要"之说,因此调经的五味药,乃是在行经期服用。调经尚需加入一些适合的调经药物,故名新加五味调经汤。

【组成】丹参、赤芍、五灵脂各 10 ~ 15g,艾叶 6 ~ 10g,益母草 15 ~ 30g,茯苓 10 ~ 12g,泽兰叶 10g,川续断 10g,制香附 10g,广郁金 10g。

【服法】行经前或经期,每日 1 剂,水煎分 2 次服。

【功用】活血化瘀,调理月经。

【适应证】月经不调,经行量少,经期延长,痛经,月经后期等。

【方解】本方是活血化瘀的轻剂,故为调经的常用方。方中丹参、赤芍活血化瘀,是调经的主要药物。最早的五味调经散,是有当归的,后来发现在行经期间大便偏溏者,亦有所见,当归润肠,极易引起大便溏泄,故以丹参易当归。五灵脂、益母草化瘀止痛,调经排血而不致出血过多;更以香附、郁金疏肝解郁,理气调经,亦为要药;辅以艾叶,艾叶性温暖宫,经血得温则行,有助于排出子宫中的应泄之血;癸水主宰经血,经血中含有癸水脂浊,故加入茯苓、泽兰叶排经排湿(浊);又"经水出诸肾",故加入川续断,既有补肾的作用,又有一定的活血调经的功效。诸药合用,是以能起到更好的调经作用,较原方更为周到。

【临床应用】本方主要应用于月经病,既可以用于月经不调中的月经后期、量少等病证,亦可应用于月经过多、月经先期等出血性病证,但必须是血滞、血瘀性的。

1)月经不调,行经量少,行经不畅,经期延长,痛经等:可见月经周期或前或后,前后不一,经量偏少,色紫红,有小血块,小腹胀痛,胸闷烦躁,舌质紫暗,苔黄白根腻,脉象细弦。应用本方时,可适当加入桃仁、红花、川牛膝等。

2)月经先期量多等属于血瘀者:可见月经量多,阵发性出血,色紫红,有较大血块,小腹胀痛,胸闷脘痞,舌质紫红有瘀点,脉象细弦。应用本方时,需加入炒蒲黄、茜草炭、大小蓟等品。

【加减】本方在具体应用时,还应有所加减。如腹胀矢气,大便偏溏者,再加煨木香6~9g,炒白术10g,六曲、焦山楂各9g;若心肝火旺者,加入炒丹皮10g、马鞭草12g;若兼夹湿浊者,应加入制苍术10g、薏苡仁15~30g、佩兰9g。

(5)围绝经期诸证:围绝经期诸证,即绝经前后所出现的诸种症状,其中以围绝经期综合征为常见。围绝经期,又称为更年期。围绝经期诸证,又称更年期综合征。月经是生殖功能的标志,绝经则表示女性生殖功能终止。由壮年的育龄期步入生殖功能衰退的老年期,这是一个非常重要的更替时期,保护得好,可以延缓衰老,焕发青春。但是这一时期,也容易产生疾病。如心脑血管方面的病症,可有头痛、眩晕、高血压、心悸;如精神神经方面的病症,可有忧郁、脏躁、失眠等;骨骼系统的病症,如颈腰综合征;女性内分泌系统的病症,可有月经量多、崩漏、闭经、早衰等。总之对该时期疾病的防治显得非常重要,处方用药亦应根据这一时期的生理、病理特点,以及各系统、各脏器的特点,创制或对古方进行加减改制。方有清心滋肾汤、清心健脾汤、补肾生髓汤、加减杞菊地黄汤、复方甘麦大枣汤。

举例:清心滋肾汤。

【组成】钩藤10~15g、莲子心5g、黄连5g、紫贝齿(先煎)10~15g、怀山药10g、山萸肉9g、太子参15~30g、浮小麦(包煎)30g、茯苓10g、合欢皮10g、熟地10g。

【服法】每日1剂,水煎分2次服。

【功用】清心安神,滋肾养阴。

【适应证】阴虚火旺型围绝经期诸证。症见烘热汗出,心烦寐差,常或失眠,极易激动、烦躁、抑郁、焦虑、悲伤等,头昏腰酸,或伴耳鸣健忘等。

【方解】围绝经期诸证,临床上的确以阴虚火旺者为多见。阴虚,即以肾阴虚为主;火旺,即以心火旺为多见。本方首在清心火,故以莲子心为主要,莲子心专清心火;伍以黄连,黄连能清心胃之火,故佐莲子心,加强清心安神的作用。钩藤者,清心肝而安神魄;紫贝齿者,善安神魂而泻心肝;浮小麦能养心安神,并有止汗的作用。以上三味药均以清心为主,并有降心火、安神魂和心血的作用,缓解诸多"心"的症状。同时又以怀山药、山萸肉、熟地滋肾养阴,以治肾衰癸水不足之本。本方心肾合治,清滋同用,故能在临床上取得较好的效果。

【临床应用】本方除用于阴虚火旺型围绝经期诸证外,还可治其他病症。

1)阴虚火旺型经前期诸证:月经失调,经前胸闷烦躁,失眠,头晕头痛,腰背酸楚,大便干,小便黄,舌质偏红,苔黄腻,脉象细弦兼数。用本方治疗时一般应去山萸肉、浮小麦,加入丹参、赤芍、白芍各 10g,泽兰叶 12g,益母草 15g。

2)阴虚火旺型崩漏:崩漏量多或呈持续性,色红,有血块,心烦失眠,口渴咽痛,头晕腰酸,舌质红绛,苔黄腻,脉象弦数细。用本方药治疗时可去熟地,加入炙龟甲(先煎)10g、炒黄柏 9g、墨旱莲 10g、炒蒲黄 10g。

3)阴虚火旺型失眠:心烦失眠,头晕头痛,腰背酸楚,形体消瘦,便干尿黄,舌质红苔黄,脉象细数者,尚可加炒枣仁 6 ～ 10g、五味子 6g。

【加减】本方在应用时尚有所加减。如经行量少,可加入川牛膝 10g,丹参、赤白芍各 12g,益母草 15g;若腰背酸楚明显者,加入川断、寄生各 10g,制狗脊 10g;若腰腿酸甚,形体作寒者,尚可加入淫羊藿 6 ～ 10g、仙茅 6 ～ 9g、杜仲 10g;若周身骨节疼痛者,加入鸡血藤 10 ～ 15g、虎杖 10g、防己 10g。

2. 用子午流注学说指导服药时间

夏桂成指出,服药时间应顺应子午流注的时相规律,同时对应月经周期的节律,摸索出调周药物的最佳服用时间。

按子午为经、卯酉为纬的观点,子者,半夜也,是重阴转阳的时间,相当于经间排卵期,因而排卵以夜间为多。服用补肾促排卵药物,亦应选择前半夜,这样因势利导,顺水推舟,适应生理特点,有利于重阴转阳的转化运动,可以收到事半功倍的效果。午者,日之中午也,是重阳转阴的时间,相当于行经期,前面亦已讲述过,因而月经来潮绝大多数在白昼。为此,服用调经药物,应以白昼为佳,尤其是选择白昼的上午、中午服药更佳。

日落酉时,由阳入阴,开始阴长,相当于经后期。故经后期服用滋阴养血药物,应选择酉时,或黄昏戌时亦佳。日出卯时,由阳出阴,开始阳长,相当于经前期。故经前期服用补肾助阳药物,应选择卯时或辰时。同时,还需要指出的是,口服药物,特别是经后期的滋阴养血药物,以及经间期的补肾促排卵药物,应在进食后半小时服用。脾胃功能欠佳者,更应注意,不宜空腹服用,免使脾胃受到影响。

在用药方面,既要按周期的不同时期予以调治,又要照顾时辰值经时服药的特点,予以选用 1 ~ 2 味药。如在黄昏入暮戌时服药,斯时为足少阴肾、手少阴心值时,应选加熟地、酸枣仁,或莲子心以调之;半夜子时服药,是足太阴脾经当值,还包括手太阴肺经,可选加党参、沙参、炒白扁豆等品;黎明前寅卯时服药,是足厥阴肝经当值,亦包括手厥阴心包经,可选加山萸肉、炒柴胡、广郁金等品;黎明后的辰时,是足少阳胆经、手少阳三焦经当值,斯时服药,可选加柴胡、荆芥、山楂等品;日中午时服药,为足太阳膀胱经、手太阳小肠经值时,可选加炙桂枝、炙甘草、茯苓等品;日落申酉之时服药,为足阳明胃经、手阳明大肠经值时,可选加陈皮、枳壳、川朴等品。

"年相阴阳钟"是指将一年的时间按照"子、午、卯、酉"四个时段来划分,每个时段都与特定的阴阳变化和气血流注相关联。这种划分是对日相阴阳钟的扩展,将一天的周期性变化规律应用到整个年度的周期中。冬季冬至之时,阴中之阴,重阴必阳,开始一阳生,相当于子时,亦相当于经间排卵期。由冬时之藏,斯时服药,可选加熟地、龟甲补藏之品;如能再加一味淫羊藿,可适应一阳生的要求。春季春分之时,开始以阳长为主,相当于卯辰之时,亦相当于经前期。春阳升发,斯时服药,可选加荆芥、柴胡以应春阳升发的特点,但前提还在于补肾助阳。夏季夏至之时,阳中之阳,重阳必阴,开始一阴生,相当于午时,亦相当于经行之期。夏热蒸发,类多暑湿,斯时服药,可选加生姜、苍术、六一散、薏苡仁等 1 ~ 2 味药以温运清利,或再加山药、生地以应一阴生的要求。秋季秋分之时,开始以阴长为主,相当于酉戌之时,亦相当于经后期。秋主肃降,斯时服药,可选加沙参、玉竹、牛膝等品以应秋令润降之要求,但前提还在于滋阴养血。

五、医案选粹

1. 痛经 - 子宫腺肌病案

患者经某,1983 年 2 月 23 日出生。

初诊日期:2020 年 1 月 21 日。

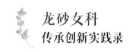
主诉:痛经进行性加重5年。

病史:10岁初潮,7/26～28天,1-0-0-1。近5年痛经渐重,需卧床,经色暗,有血块,经净后痛缓,经行便溏。末次月经:1月8日,8天净。刻下:第13天,带下色黄,寐迟,入睡困难,纳可,二便调,舌红,边紫,苔白黄腻,脉细弦带濡。

辅助检查:(2019年5月10日)B超:子宫饱满,内见5.0cm×4.5cm强回声,考虑子宫腺肌瘤,右侧卵巢子宫内膜异位症。

中医诊断:痛经(气机失调)。

西医诊断:痛经;子宫腺肌病。

治疗

(1)早睡(晚上10点前),心态平和,经期保暖,适当运动,复查B超。

(2)肾阳虚偏,阴亦不足,心肝气郁化火;阳虚则脾肾不足,阳虚寒盛,瘀血内阻,结为癥瘕。经后中末期:培补后天,助阳消癥,调和脾胃。

处方:丹参10g、炒赤芍10g、炒白芍10g、酒萸肉9g、炒山药10g、续断10g、醋鳖甲(先煎)10g、鹿茸片(先煎)6g、盐巴戟肉12g、炒白术12g、生白术12g、木香6g、净山楂10g、钩藤(后下)10g、莲子心5g、合欢皮10g、肉桂(后下)5g、炒酸枣仁(打碎)30g、琥珀粉(单包)3g、石见穿15g。14剂,每日1剂,水煎分2次服。

(3)经期:越鞠丸合内异止痛汤。

处方:炒苍术10g、炒白术10g、醋香附10g、丹参10g、炒赤芍10g、木香9g、合欢皮10g、续断10g、泽兰10g、茯苓10g、茯神10g、醋延胡索15g、全蝎5g、醋三棱10g、醋莪术10g、肉桂(后下)5g、芫蔚子(包煎)15g、琥珀粉(单包)3g、醋五灵脂(包煎)10g、川牛膝10g。7剂,每日1剂,水煎分2次服。

按语:子宫腺肌病导致的痛经,夏老认为其属于中医血瘀型痛经的范畴。《黄帝内经》有云:"诸痛痒疮,皆属于心。"导致痛经的三个因素主要是瘀阻不通则痛、血管脉络及子宫肌肉痉挛疼痛,另外与心神致痛也有关。治疗要从大整体来调治,包括四个方面:

(1)未病论治,重在经间期。

(2)重视心与阳、气、火、神的重要关系,改善血瘀情况,控制痛经。

(3)从阴阳的大整体调治,调阴阳重在复阳调周。

(4)助阳药的选择精准到位。

在辨证论治方面血瘀可夹寒、夹热、夹虚、夹实,可分为干性血瘀、湿性血瘀、癥瘕性血瘀等。从辨病角度考虑有原发性痛经、膜样痛经、子宫肌瘤、子宫腺肌病、盆腔炎、盆腔粘连、宫腔粘连、精神性痛经等。根据基础体温的情况了解阳不足的情况:

(1)癸阳、海阳的不足,BBT 高温相偏低、偏短、不稳定、上升慢等。一般偏于癸阳不足用右归丸,偏于海阳不足用毓麟珠并加入琥珀、合欢皮、肉桂、鹿血、茯苓、茯神等安神助火之品以杜绝瘀血。

(2)气阳、土阳的不足,BBT 高温相偏低、偏短、上升缓慢而且伴有明显脾胃气虚阳弱的症状。气阳不足用人参鹿茸片,土阳不足可用健固汤、温土毓麟珠,伴有器质性病变的尚需加入琥珀、肉桂、冬虫夏草、炙黄芪、蜈蚣、生薏苡仁。

(3)精阳、火阳不足,BBT 高温相偏低、偏短、不稳定,或呈犬齿状或不规则波浪状。在使用助阳药的选择上当根据不同年龄、不同病症、不同体质、不同季节选择不同的助阳药。此例患者选取经前及经期的两张方子,经期助阳药如鹿茸片、肉桂、巴戟天、琥珀,有助于增强癸阳及脾阳,通过助阳以化瘀止痛,而在经期的治疗以通瘀止痛为主。这个子宫腺肌病患者的用药是体现夏老治疗血瘀型痛经理论思想的典型案例,值得好好领会,深入思考,学以致用。

2. 胎漏胎动不安(绒毛膜下血肿)

患者任某,30 岁。

初诊日期:2019 年 4 月 4 日。

主诉:孕后反复阴道出血 2 个月余。

病史:患者因月经稀发诊为多囊卵巢综合征、不孕症而在本院生殖科经促排卵后受孕,孕后反复阴道出血,经西药黄体酮注射液、地屈孕酮片及中药补肾安胎、凉血止血等治疗 2 个月后血仍未止。刻下孕 15 周[+],每日都有阴道出血,量少色暗,有小血块,偶尔不出血则分泌物偏黄色,咽痒咳嗽,阵发性喷嚏,每日发作 2 次。昨日小腹掣痛后流血增多,烦躁,夜寐差,易醒,夜尿频,大便先干后溏,舌质偏红,苔薄,脉细弦带滑。B 超检查示胎儿存活,宫内血肿 6cm 左右。

中医诊断:胎漏;胎动不安(脾肾亏虚,瘀血内阻)。

西医诊断:先兆流产;绒毛膜下血肿。

治法:补肾健脾,清心和胃,化瘀止血。

处方:太子参 15g、生白术 10g、茯苓、茯神各 10g、广陈皮 6g、广木香 6g、砂仁(后下)5g、血余炭 10g、炒杜仲 10g、菟丝子 10g、灵芝粉 6g、三七粉 6g、生黄芪 15g、苎麻根 15g、蚕茧壳 7 枚。7 剂,每日 1 剂,水煎分 2 次服。

黄牛鼻子另煮汤服。

复诊(2019 年 4 月 11 日):诉服药后阴道出血渐渐减少,5 日后完全干净,大便尚调,睡眠改善,舌质淡红,苔薄,脉细滑。原方继服 7 剂。

按语:妊娠期阴道少量出血,时出时止,淋漓不断而无腹痛者当属胎漏,然一般患者均有腰酸、腹痛、小腹坠胀的感觉,所以常常胎动不安与胎漏并见。夏老认为,临证时当根据流血的量、色、质等分清虚、实、寒、热,积极安胎治疗,以补肾固冲止血为治疗大法,并依据不同证型采用固肾、益气、清热、利湿、化瘀等法。本例患者是经中西医结合多方保胎治疗后出血时多时少,且有反复增多的患者,此类患者多有心烦焦虑,睡眠受影响。且患者宫内有大于 4cm 的积血块,容易导致自然流产。

纵观夏老治疗本患者的处方,患者并非单纯血热或者气虚,而是有诸多因素,脾肾亏虚是本,瘀阻胞宫是标,尚有心肝郁热。故而处方标本兼治,以四君子合寿胎丸、牛鼻安胎丸化瘀止血,兼顾清心安神。临床对出血患者的保胎治疗在止血药的选择上往往很难抉择,不敢轻易使用活血化瘀药,而夏老对于有宫腔积血等有形瘀血的患者常常使用化瘀止血药,所谓瘀血不去,新血不生,血室难安。故而三七粉等药不仅有利于止血,更有利于宫内积血的吸收,并且其活血化瘀的功效有利于改善子宫动脉血流和宫内血流,改善血栓前状态,有利于胚胎的生长发育。对于有血栓前状态的患者,可配合使用肝素或阿司匹林肠溶片等治疗。中药辨证论治、标本兼顾,可以使患者恢复自身的正常功能,早日停药。

3. 崩漏(功能失调性子宫出血)

患者赵某,1983 年 10 月出生。

初诊日期:2019 年 3 月 28 日。

病史:以往继发性不孕,经体外受精 - 胚胎移植(IVF-ET)后生育二胎,目前产后 10 个月,阴道少量出血 2 个月,服中西药治疗均未获效。3 月 25 日 B 超检查示子宫稍大,62mm×68mm×52mm,左侧卵巢多囊性改变(多囊卵巢),内膜厚 10mm,回声不均。自觉小腹坠胀,夜寐易醒,夜间尿频,舌质偏红,苔薄,脉细弦。

中医诊断:崩漏(脾肾亏虚,瘀热上扰)。

西医诊断:功能失调性子宫出血。

治法:清心健脾,化瘀止血。

处方:钩藤 10g、莲子心 5g、黄连 3g、青龙齿(先煎)10g、炒白术 10g、茯苓、茯神各 10g、木香 6g、党参 15g、炒蒲黄 10g、血余炭 10g、马齿苋 15g、灵芝粉 6g、炒五灵脂 10g、三七粉 6g。7 剂,每日 1 剂,水煎分 2 次服。

复诊(2019 年 4 月 4 日):患者诉服药后阴道出血已经停止,睡眠较前好转,舌质偏红,苔薄,脉细弦。治从前法出入。

处方:钩藤 10g、莲子心 5g、黄连 3g、青龙齿(先煎)10g、炒白术 10g、茯苓、茯神各 10g、木香 6g、党参 15g、灵芝粉 6g、山药 10g、山萸肉 10g、生白芍 10g、牡丹皮 10g。7 剂,每日 1 剂,水煎分 2 次服。

按:夏老辨治崩漏重视辨证论治,分寒热虚实,认为本病主要以血瘀为主,夹有包括血热(虚热、实热、湿热)、气虚、阳虚及夹寒等不同,并遵循《傅青主女科》月经先期量多为水火俱旺,以清经散治之;月经先期量少为水亏火旺,予两地汤治之。

与此同时,夏老在前人的基础上也有自己的发挥。他认为辨治崩漏当注重心的情况,肾阴偏虚,阴虚火旺,心为水之上源,心火偏旺,扰动肾水,水火既济失调,日久及脾,脾气亏虚,冲任失于固涩,出现崩漏。临床上崩漏患者往往兼夹心烦失眠、焦虑烦躁等心肝郁火症状,所以在治疗上首先重视清心以降火,化瘀以止血,兼顾兼夹证辨治。

出血期重在塞流止血,血止后当调周以固本,澄源以复旧。育龄期女性治疗重在调周,阴虚为主,包括阴虚、阴虚火旺、脾弱阴虚、阴虚心火旺,分别以归芍地黄汤、清经散、参苓白术散、大补阴丸等加减治疗。对于青春期的崩漏,在调周复旧的前提下要助长发育,用血肉有情之品补阳及肝肾奇经,尚需固护脾胃,先后天同调。而围绝经期的崩漏较为复杂,以心肝郁火多见,脾胃易弱,当加强清心肝、调脾胃,还应考虑子宫内膜病变及肿瘤可能等;在绝经期的治疗应降

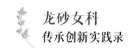
低天癸水平,促其竭绝,才能有效控制崩漏,主要的方法有凉血清肝法、健脾清肝法、清热温阳法。总的来说,崩漏也是一个病因复杂的疾病,辨证论治很重要,也要结合患者的年龄及春夏秋冬四季气候节气的变化及患者的特殊体质综合调治,方能取得很好的效果,迅速止血,并恢复自然排卵周期,达到治愈的可能。

第二节 顾植山开阖枢理论

一、生平概略

顾植山,1946 年出生于江苏江阴,外祖父曹仰高是镇上的老中医,开了留春堂药店行医。母亲曹鸣(曹桂凤)原是教师,毕业于南京女师,因外祖父的原因,当了几年教师后,又改入上海中国医学院学中医,受业于江阴名医柳宝诒之再传弟子薛文元,为该校第六届毕业生。父亲毕业于陆军军医学校。20 世纪 40 年代,顾植山的父亲与母亲在家乡月城镇开了"鸣岗医院",顾植山从小受家学熏陶,对医学颇有兴趣。顾植山 1961 年开始通过师承教育学习中医,先学《黄帝内经》《伤寒论》《金匮要略》,然后再读方药和临床各科。以马援的名句"汝大器,当成晚,良工不示人以朴"为家训,教授医古文的老师是曹颖甫的弟子庄祖怡,对顾植山在文化学习上也颇有影响。

1966 年学习期满毕业,顾植山在淮河北岸的安徽省怀远县从事了 10 余年的农村基层医疗工作。1979 年参加全国中医药人才选拔考试,成绩优异,被安徽省政府作为"特别优秀"的中医药人才选调到安徽中医学院任教并从事临床工作。

顾植山先后担任国家中医药管理局《中华本草》学术编委,新世纪全国高等中医院校《中医文献学》教材主编、教育部"十一五""十二五"规划教材和国家卫生和计划生育委员会(现为国家卫生健康委员会)"十三五"研究生规划教材《中医文献学》主审,国家中医药管理局特别专项课题"运用五运六气理论预测疫病流行的研究"课题组组长、国家"十一五"科技重大专项"中医疫病预测预警方法研究"子课题课题组组长、国家"十二五"科技重大专项"中医疫病预测预警的理论方法和应用研究"课题组组长,国家中医药管理局中医学术流派传承推广基地理事会理事、国家中医药管理局龙砂医学流派传承工作室代表性传承人兼项目负责人,国家"973计划"项目评审专家,中华中医药学会五运六气研究专家协作组组长、世界中医药学会联合会五运六气分会会长、中国中医科学院博士后科研工作站五运六气合作导师组组长、无锡市龙砂医学流派研究院院长、名誉院长,江阴市致和堂中医药研究所所长,全国第六批、第七批老中医药专家学术经验继承工作指导老师,国家中医药管理局2022年全国名老中医药专家传承工作室建设项目专家,中华中医药学会名医名家科普工作室专家。主编《中医经典索引》,独著《疫病钩沉》等学术著作7部,发表学术论文100余篇。

顾植山知识渊博,可谓上知天文,下知地理,博古而通今,从中华文明三大里程碑娓娓道来,揭示中华文明五千年历史的真谛:伏羲时代左青龙、右白虎、南朱雀、北玄武四象文化而重视东方龙文化的青帝;神农时代的三阴三阳六气以南方离火九数太阳为尊的炎帝;黄帝时代"考定星历,建立五行"完善了阴阳五行学术体系,揭示了二十四节气、六十甲子等的自然规律,而中华文明正是从这里开始的。五运六气学说涵盖的阴阳五行、开阖枢等理论是中医药的基本理论,也是中华文明的根源所在。顾植山认为五运六气学说是运用阴阳五行、开阖枢理论揭示自然与人体气化象态时空分布与变化节律的科学,是研究天人关系高维度演变规律的科学。五运六气不是源于"古人对气象变化规律的总结",不宜定性为"古代的医学气象学",而是源于古人对自然现象的周期性规律的科学观察和总结。在运气学说中,尽管气候对疾病有重要影响,但气象、物象、病象、脉象等均受五运六气规律的影响,气象和病象是平行相关的两个方面,不完全是因果关系,病象、脉象可以单独或在气象之前出现。他认为五运六气"是中医基本理论的基础和渊源",承载着中医学"天人合一"的思想,是中医学的"魂",在中医学中的地位无可替代。

顾植山全面继承了龙砂医学流派"重视《黄帝内经》五运六气理论与临床运用,运用三阴三阳六经理论指导运用经方,善用膏方'治未病'"的三大流派特色,特别在五运六气的研究方面,为全国这一领域的学术带头人,享誉国内外。其在内、外、妇、儿等科的诸多疑难杂症的治疗方面有独到造诣。顾植山在妇科方面的成就尤其突出,在顾氏"三阴三阳开阖枢"理论基础上勾勒了"顾氏天癸图解",对于"天癸"的实质赋予不同于以往的解读,运用开阖枢理论解读月经周期节律,指导经方的使用。特别是其对运气思维在妇科临床的深入运用,以之治疗不孕症、滑胎等疑难疾病及女科杂病,可说是独辟蹊径,进一步验证了"天人相应"的普适性。下面主要从两个方面来分析其在妇科领域的贡献及成就。

二、主要学术思想

1. 从开阖枢理论构建"顾氏天癸图解"

(1)三阴三阳开阖枢理论:顾植山认为,三阴三阳是对阴阳节律变化的动态描述,宇宙万物均在三阴三阳开、阖、枢周而复始的气化运动中产生、发展。三阴三阳表述的是自然界阴阳离合的六种状态。三阴三阳之间是有序的动态时空变化,可较好地反映疾病发生时内外环境整体变化的动态时空特征。开阖枢理论源于《素问·阴阳离合论》,云:"圣人南面而立,前曰广明,后曰太冲;太冲之地,名曰少阴;少阴之上,名曰太阳……广明之下,名曰太阴;太阴之前,名曰阳明……厥阴之表,名曰少阳……是故三阳之离合也,太阳为开,阳明为阖,少阳为枢……三阴之离合也,太阴为开,厥阴为阖,少阴为枢。"顾老还原了《黄帝内经》原文,认为书中其余部分内容为后学者学习记录而成。

顾植山根据《黄帝内经》"阴阳离合论"以及《史记·历书》"以至子日当冬至,则阴阳离合之道行焉"等论述,认为三阴三阳的划分是以阴阳气的盛衰变化为依据的,古人把这种自然气息的周期性变化描述为阴阳的"离合"运动。阴阳的离合运动可呈现出开、阖、枢三种时象,阴阳各有开、阖、枢,于是就形成了太阳开、少阳枢、阳明阖和太阴开、少阴枢和厥阴阖六种形态,所谓"三生万物"就是阴阳的三种离合运动促使万物的生长化收藏。顾植山根据《素问·阴阳离合论》对三阴三阳的描述,绘制出三阴三阳太极时相图,并将之与洛书相配,对三阴三阳开阖枢的时空排序有了完整的描述(图9-1)。这种开阖枢时相

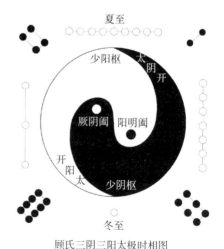

顾氏三阴三阳太极时相图

图9-1 三阴三阳开阖枢时相图解

可以是年周期,也可以是月周期、日周期。

(2)开阖枢时相解"天癸":在完成"开阖枢"时相定位后,顾植山对女性生殖能力中"天癸"的概念作了全新的注解。顾植山非常推崇刘完素对"开阖枢"理论的深刻理解,认为其在《素问病机气宜保命集·妇人胎产论》中的"天癸未行之间""天癸既行""天癸已绝"不同时段,采取不同论治方法之精辟论述,后世医家为使其更加通俗,将少阴、厥阴、太阴代之以肾、肝、脾三脏,乃有"少年治肾,中年治肝,老年治脾"之说。天癸之名起于《素问·上古天真论》,曰:"女子七岁,肾气盛,齿更发长。二七而天癸至,任脉通,太冲脉盛,月事以时下,故有子。""丈夫八岁,肾气实,发长齿更。二八,肾气盛,天癸至,精气溢泻,阴阳和,故能有子。"后世医家根据《黄帝内经》记载随文衍义,但对天癸究竟为何物,众说纷纭,莫衷一是。杨上善《黄帝内经太素》认为:"天癸,精气也。"王冰认为天癸即月事者,"肾气全盛,冲任流通,经血渐盈,应时而下,天真之气降,与之从事,故云天癸也"。万全认为"天癸"即精血,其在《保命歌括》中说:"在男子则为精,女子则为血,皆曰天癸。"张景岳对"天癸"的理解为:"天"是言其来源于先天,"癸"是言其本质属天干中的癸水,有阳中之阴的意思。张景岳说:"夫癸者,天之水,干名也……故天癸者,言天一之阴气耳。气化为水,因名天癸……其在人身,是谓元阴,亦曰元气。"顾植山认为以上各家论述皆不尽如人意,如杨上善认为"天癸,精气也"太笼统,难道精气要到"二七""二八"才有?王冰认为"天癸即月事者"也欠妥,因为男子"二八,肾气盛",也有"天癸至";万全认为"'天癸'即精血",也失之笼统;至于张景岳言"夫癸者,天之水"只说了其来源,并没有指出"天癸"作为功能的概念。

顾植山从"开阖枢"理论来分析,认为"天癸"即《黄帝内经》中对于人的生育能力的特定称谓,"天癸"不是某种物质,而是一种生殖繁育的能力,"天癸至"即具备生育繁殖的能力。于女子一生而言,"二七"之前,气化在少阴位置,"天癸"未至,故生殖功能未启动;"二七"后,气化进入厥阴,由阴出阳,天癸"至",生殖功能启动,故能受孕。女子到了"七七",气化进入太阴位置,"天癸"竭,生殖功能终止。

从下方顾氏天癸图解(图9-2)可以清晰看出,到"二七"天癸至,此时气化在厥阴时段,厥阴气化正常,"天癸"才能更好地发挥生殖功能;若厥阴气化失常,就会造成月经不调乃至不孕。故"天癸既行,皆从厥阴论之"。

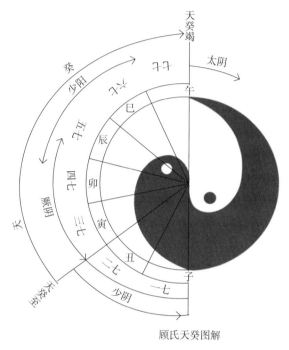

顾氏天癸图解

图 9-2　顾氏开阖枢图解

　　(3)开阖枢时相解析月经周期:现代医学将月经周期分为月经期、卵泡期、排卵期以及黄体期。月经是女性特有的生物节律,如李时珍《本草纲目》载"女子……其血上应太阴,下应海潮。月有盈亏,潮有朝夕,月事一月一行,与之相符,故谓之月水、月信、月经。经者,常也,有常轨也",指出月经是顺应自然阴阳消长变化而出现的人体对应的气血盈亏规律性变化。一个月经周期蕴含生长化收藏之五运节律,同时包含三阴三阳之六气节律。阳明阖月经来潮,少阴枢机运转,"冬至一阳生",太阳开促进精卵的生长,精卵内阴液渐丰沛,精卵成熟,两阴交尽为厥阴,由阴出阳至少阳为经间排卵期,此时至开阖枢图南方少阳枢,厥阴阖则太阴开,少阳枢后阳明渐降至阖月经复潮。月经周期是阴阳气的循环往复之圆运动,三阴三阳开阖枢运动无论哪个环节出现障碍即会引起月经周期的紊乱。顾氏常常依据六气即六经辨治月经病,在开阖枢理论指导下灵活运用经方治疗妇科疾病。

2. 从五运六气探病析机

无论是时病还是沉疴,是内科还是外科或者是妇、儿、眼、皮肤等各科疾病,顾植山在临床上总是从五运六气、天人相应的角度来分析辨治疾病,抓象握机,拟定治则治法及方药。

他指出运气辨治的实质,是基于天人相应的思想,透过自然气息的运动变化了解人体气机变化及其临床表现,"谨调阴阳,无失气宜",通过调整天人关系,达到祛病和恢复健康的目标。运气辨治,注重辨时、辨机、辨阴阳开阖枢变化。古人在长期的实践中观察到,五运六气不是单一的循环周期,"五运"和"六气"也不是各自孤立的因子,其运行规律是非常复杂的、多因子综合的、动态变化的。运气理论中不但有对"客主加临"和各种运气同化组合("天符""岁会""太乙天符""同天符""同岁会""类岁会""天刑""顺化""小逆""不和"等)的论述,更有对动态变化中的太过不及、胜复郁发、正化对化、正邪化度、南政北政、迁正退位、升降失常、刚柔失守等现象的探讨分析,还有对相应气象、天象、物候、病候的观察分析,表现的象是否与推演当出现的和合或者相逆。所以五运六气绝不是简单的天干地支机械推算,必须随时观察各种运气因子之间的生克和庚关系和动态变化的常异、强弱、顺逆等以及其所表现的象态,去作出自己的判断,即所谓"不以数推,象之谓也"。妇人之疾虽多,然其人总生于天地间,受自然界气运变化所影响,或变生各种疾病,故总的治疗不外乎调天人关系,把握患者所呈现的脉象、症状等来辨别其主要的病机以处方用药,达到"见病不治病"而病自愈的境界。所以从运气角度认识疾病、分析疾病、解决疾病,从"天人相应"角度回归健康,不仅是"治未病",也是"治已病"。

三、主要学术经验

1. 运气方治妇人疾

顾植山认为诊治疾病"必先岁气,勿伐天和",亦即考虑运气变化对人类健康的影响。人在天地之间,受天地之间五运六气之感,太过与不及均可致病,女性亦然。根据不同的运气特点,每人有各自不同的体质及不同的易患疾病,并在特定的运气条件下罹患疾病,顾植山常常跳出辨证论治的束缚,司人司天司病证,多层次地从五运六气角度辨治疾病,灵活使用《三因极一病证方论》中所录的三因司天方来治疗妇科疾病。三因司天方经过缪问的注解之后可以被更好地理解与运用,虽主要治疗时病,但经过龙砂广大医家的临床探索及使用之后,可异病同治,对于一些妇科的常见病包括月经先期、月经后期、闭经、崩漏或带下病、不孕症、绝经前后诸证(如失眠、出汗)等均可使用。顾植山认为运气方不仅仅是三因司天方中的 16 张方,他也推崇《辅行诀脏腑用药法要》及李杲《内外伤辨惑论》等中的方药,认为一切调气化、调天人关系的方均是运气方。

2. 开阖枢活用经方

顾植山在三阴三阳开阖枢理论的指导下构建了顾氏天癸图解,在此基础上结合《伤寒论》六经辨证,认为六经病是三阴三阳开阖枢功能障碍的结果,运用《伤寒论》六经病证治大法可以治疗之。而根据顾氏天癸图解及月经周期开阖枢图解可以更加清晰地了解月经失调的部位归经,用简便的经方治疗。

(1)经方以调周:对于月经周期失调的患者,顾植山常常根据月经周期调治,基于前面的开阖枢气化理论及天癸图解不同阶段分期治疗,这也属于调整周期节律的范畴。经后期属少阴枢、太阳开,少阴太阳属表里关系,方以当归四逆汤合小营煎为主;排卵前期当属厥阴阖,以乌梅丸治之;两阴交尽,由阴出阳为氤氲状排卵;排卵后期属少阳枢及太阴开,予血府逐瘀汤或柴胡桂枝干姜汤疏解少阳;经前期属阳明阖,予温经汤治之。如此据月经周期而调,如果月经未潮,可考虑再循环运用一个周期。这种调节月经周期节律的方法可以根据病机所在单独使用某方针对性解决,或开或枢或阖分而治之,亦可序贯使用各方以调节周期节律。当然这只是指出了一个大法,非固定几个方的简单循环,不能机械地使用,而应当握象抓机,辨证使用。

(2)厥阴欲解乌梅丸:长久以来遵《伤寒论》《金匮要略》条文,奉乌梅丸为治蛔专方,历版高等中医学院校教材《方剂学》亦将乌梅丸立于"驱虫剂"条目下,将该方功效定位于驱虫治蛔。《伤寒论》第 326 条:"厥阴之为病,消渴,气上撞心,心中疼热,饥而不欲食,食则吐蛔;下之,利不止。"故厥阴病主见四肢厥冷、巅顶疼痛、口干、心烦失眠及躁动不宁等寒热错杂症状,该条文明确提出了厥阴病的主证。吴鞠通提出:"乌梅丸为寒热刚柔同用,为治厥阴、防少阳、护阳明之全剂。"陈修园在《金匮要略浅注》中说"肝病治法,悉备于乌梅丸之中也",其"味备酸甘焦苦,性兼调补助益,统厥阴体用而并治之"。

顾植山发前人之意,认为厥阴病病机为枢机不利,阴阳气不相顺接;病象为寒热错杂;乌梅丸为厥阴病主方。顾植山善用乌梅丸,并且阐述了"厥阴病欲解时"的概念,欲解时当为相关时,非必解时。"厥阴病欲解时,丑至卯上",故而"但见在下半夜1～3点(丑时至卯时)间出现相关症状或症状加重者,皆可选择乌梅丸奏效"。其曾遇一患多囊卵巢综合征多年不孕的患者,多次西药促排卵治疗未果,焦虑烦躁,每晚2点醒,给予乌梅丸汤剂治疗后1周内自然排卵,服药2周受孕,可谓神来之笔。乌梅丸不仅在厥阴病欲解时可用,其他凡是出现厥阴病主症或者相关因素与厥阴风木相关亦可斟酌使用,特别是在促排助孕上有相当的疗效。

(3)阖降阳明温经汤:温经汤方出自《金匮要略·妇人杂病脉证并治》,"问曰:妇人年五十,所病下利数十日不止,暮即发热,少腹里急,腹满,手掌烦热,唇口干燥,何也?师曰:此病属带下。何以故?曾经半产,瘀血在少腹不去。何以知之?其证唇口干燥,故知之。当以温经汤主之","亦主妇人少腹寒,久不受胎,兼取崩中去血,或月水来过多,及至期不来"。原方组成:吴茱萸三两、当归二两、芎藭二两、芍药二两、人参二两、桂枝二两、阿胶二两、生姜二两、牡丹皮(去心)二两、甘草二两、半夏半升、麦门冬(去心)一升。

顾植山认为温经汤虽然出自妇人杂病篇,方中麦冬、半夏的剂量最大,两药均是阳明胃经药,故而主要的功效以阖降阳明为主。根据天癸开阖枢图解,月经停闭不潮,病位当在阳明,阳明当阖当降,阳明不阖则月经不行,故是方的主要功效是阖降阳明,通经效果明显,常常重用麦冬至60～120g。

(4)暖宫止淋胶艾汤:胶艾汤出自《金匮要略·妇人杂病脉证并治》,"师曰:妇人有漏下者,有半产后因续下血都不绝者,有妊娠下血者。假令妊娠腹中痛,为胞阻,胶艾汤主之"。自原文中可知胶艾汤除了治疗妊娠下血伴腹中痛之胞阻,尚可治疗月经淋漓不尽或者小产后恶露不净。方中阿胶二两,为君,补血润肝木之燥;艾叶三两,亦为君,苦温,入太阴脾经、少阴肾经、厥阴肝经,温三阴;四物汤为臣,地黄六两补血生血,川芎行气化血,当归补血活血,芍药补血敛血藏血,为妇人补血圣方;甘草为使,守中土而调和诸药。《金匮要略心典》曰:"妇人经水淋漓,及胎产前后下血不止者,皆冲任脉虚,而阴气不能守也。是惟胶艾汤为能补而固之。中有芎、归,能于血中行气;艾叶利阴气,止痛安胎,故亦治妊娠胞阻。胞阻者,胞脉阻滞,血少而气不行也。"《医方集解》认为:"此足太阴、厥阴药也,四物以养其血,阿胶以益其阴,艾叶以补其阳,和以甘草,行以酒势,使血能循经养胎,则无漏下之患矣。"胶艾汤用于治疗妇人冲任虚损,崩漏下血,月经过多,淋漓不止;产后或流产损伤冲任,下血不绝;或妊娠胞阻,胎漏下血,腹中疼痛。顾植山常将该方用于出血量少,色偏暗淡,淋漓不尽的辨证属血虚血寒的各种阴道异常流血,效果佳,用药遵循原方原剂量则效更佳。

四、医案选粹

1. 月经先后不定期案

患者沈某,女,1980 年 7 月 5 日出生,庚申年。

初诊日期:2020 年 5 月 16 日。

主诉:2020 年 4 月 7 日行经后于 4 月 24 日又来,量比从前少,行经第 2 ~ 3 天经量增多时痛经明显,伴腹泻,血块排出后疼痛好转,7 ~ 8 日干净。刻下:畏寒不明显,晨起乏力,两膝活动时无力,坐下感疲劳,纳寐可,舌暗淡,有齿痕,苔薄,脉沉,压力大时月经容易提前。

中医诊断:月经先后不定期。

辨证分型:少阳证、太阴证。

西医诊断:月经先后无定期。

治疗:治予柴桂干姜汤。

处方:北柴胡 24g、川桂枝 10g、淡干姜 8g、淡黄芩 15g、左牡蛎 10g、天花粉 30g、炒甘草 10g。14 剂,每日 1 剂,水煎分 2 次服。

复诊(2020 年 6 月 12 日):此次月经延后 17 天,末次月经:6 月 11 日,量中等,深红色,有血块,稍乏力。刻下:第 2 天,尚无痛经,舌质淡红,边有齿痕,苔白腻厚,脉沉细涩。

治疗:经期之际与当归四逆汤加黄芪、炒白术。

处方:当归 10g、川桂枝 10g、炒白芍 10g、辽细辛(先煎)6g、白木通 8g、炒甘草 10g、大红枣(擘)10g、上绵芪 30g、炒白术 10g。14 剂,每日 1 剂,水煎分 2 次服。

按语:此医案为初诊月经先期而潮,次诊月经后期来潮,为月经先后无定期医案。顾植山根据不同月经周期并结合病症、病机,晨起疲乏属少阳、经行腹泻属太阴,选用经间排卵期的柴桂干姜汤,患者服药后虽月经延后,然痛经、经行腹泻均有缓解,晨起乏力亦减。正值经期,顾植山依开阖枢周期调治,予当归四逆汤加黄芪、炒白术,加强益气健脾,兼顾太阴,反映了顾植山依开阖枢理论调周而不拘泥于周期的思想。

2. 腹胀膏方案

患者刘某,1942 年 7 月 18 日出生,壬午年。

初诊日期:2020 年 10 月 30 日。

主诉:患者半月前腹胀就诊,服大补肝汤后腹胀较前减轻,午后腹胀明显,矢气则舒,胃纳较前好转,入睡困难,早醒,需服艾司唑仑助眠,小便不利,夜尿 1 ~ 2 次(前 2 ~ 3 次),停药后大便不畅,每日 1 ~ 2次,有排便不尽感,舌红苔薄,脉细。

中医诊断:腹胀。

辨证分型:少阳证、厥阴证。

西医诊断:腹胀。

治疗

(1)开路方:嫩桂枝 30g、淡干姜 20g、北五味子 30g、牡丹皮 10g、淡竹叶 10g、大红枣(擘)30g、旋覆花 10g。7 剂,每日 1 剂,水煎分 2 次服。

(2)膏方:秋膏,1 剂,每日 2 次,每次 1 匙。

细料:陈阿胶 95g、酒炖鹿角胶 60g、龟板胶 78g、车前子(包煎)150g、大熟地(砂仁泥 15g 拌炒)150g、旋覆花(包煎)80g、建神曲(包煎)120g、大红枣(去核)200g、怀山药 300g、生地黄 100g、炒赤芍 100g、炒当归 100g、大川芎 100g、生晒参 80g、上於术 100g、云茯苓 80g、炒甘草 240g、大豆黄卷 120g、玉桔梗 80g、西防风 90g、北柴胡 70g、光杏仁 50g、剖麦冬 150g、白蒺根 30g、川桂枝 80g、炒白薇 30g、润玄参 120g、桑白皮 100g,冰糖 400g 收膏。

复诊(2020 年 12 月 18 日):服前膏方后腹胀好转,无嗳气,自觉饱胀感,停药后时有反酸,上下楼梯时胸闷明显,常有头部不定点疼痛,头晕,体位改变时明显,入睡困难,夜尿 4 ~ 5 次,凌晨 5 点醒后难以再入睡,大便难,自服益生菌、补充膳食纤维后每日 1 次,舌红苔薄,脉细。

治疗

(1)六气针:厥阴太阴广明透太冲,针后即感胸闷头痛明显缓解。

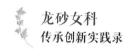

(2)苓术汤合正阳汤。

处方:云茯苓 15g、上於术 20g、川厚朴 12g、炮姜 6g、法半夏 15g、草果(后下)6g、小青皮 6g、炒甘草 10g、大红枣(擘)10g、生姜片 10g、炒白薇 4g、润玄参20g、大川芎 10g、西当归 10g、炙桑白皮 10g、陈旋覆花(包煎)10g、炒杭白芍10g、炙紫苏子 10g。7 剂,每日 1 剂,水煎分 2 次服。

按语:顾植山传承发扬了《黄帝内经》五运六气理论,以运气理论指导治疗许多疾病都取得立竿见影的效果。此例老年患者壬午年三之气出生,壬午年为木运太过之年,少阴君火司天,阳明燥金在泉,就诊于庚子年五之气少阳加临阳明。顾植山根据患者的脉证并结合当时的运气情况,考虑金克木,患者诸症为肝虚所见,故而予大补肝汤治疗。

大补肝汤为《辅行诀脏腑用药法要》内所载之方,"肝虚则恐、实则怒",大补肝汤治肝气虚,"其人恐惧不安,气自少腹上冲咽,呃声不止,头目苦眩,不能坐起,汗出,心悸,干呕不能食,脉弱而结者"。服药后患者诸症改善,适逢秋冬季,膏方调理也为龙砂一大特色,故守原方大补肝开路,膏方以薯蓣丸合子午岁之正阳汤。一则薯蓣丸治诸损不足,一则正阳汤充分考虑患者出生于壬午年,适逢子年均为少阴君火司天,阳明燥金在泉的运气情况。而 2 个月后复诊出现的诸症是随着季节而变化的,综合脉证与木、火、土相关,治予苓术汤合正阳汤,既考虑壬年出生的先天体质情况,又考虑子午之岁的后天运气变化,针以厥阴太阴效果立显。

第三节 黄煌女科经方特色

一、生平概略

黄煌,南京中医药大学国际经方学院院长、教授、博士生导师,全国名中医,中国农工民主党江苏省委员会原副主任委员,南京市人民代表大会常务委员会原副主任、中国农工民主党南京市委员会原主任委员。从事中医临床研究工作 40 余年。

黄煌,1954 年出生于江阴。1973 年起,跟随家乡江苏省江阴市的名老中医叶秉仁学医,其间又向夏奕钧、邢鹏江等先生问业。夏、邢两位先生均是龙砂名医朱莘农先生的弟子。黄煌在跟从这些中医名家学习的过程中体悟到，辨体质要多从望诊和切诊入手等。1979年,黄煌考入南京中医学院学习中医各家学说,有机会深入研读了柯韵伯的《伤寒来苏集》等,吸收了其以方类证的思路。1989年黄煌赴日本学习老年医学,留学期间,他翻阅了大量日本汉方的著作和刊物,并向细野诊疗所的坂口弘以及中田敬吾学习日本汉方,对日本医家重视《伤寒论》的思想、重视使用经方产生了强烈的共鸣。1999年,黄煌再次赴日跟随酒井静教授研究比较传统医学,并于2001年获日本顺天堂大学医学博士学位。他的博士论文是《徐灵胎与吉益东洞学术思想的异同点及其原因分析》,这两位医学家均极其重视方证与药物效能的研究,重视临床现象的观察和分类研究。事实证明这些对黄煌学术思想的形成产生了重大影响。正是在这漫漫求学路中的积累,黄煌逐渐在学术思想上自成体系。他从20世纪80年代中后期,开始研究不同体形不同体貌患者在辨证用药上的不同点,将临床诊疗的思路从单纯的症状辨别以及对病论治转向辨体质论治。从20世纪90年代开始,他将经方研究作为重点,致力于经方方证、药证的规范化研究和经方治疗的现代疾病谱研究。

黄煌于1982年南京中医学院首届中医研究生毕业,2002年被江苏省卫生厅、江苏省中医药管理局授予"江苏省名中医"称号,2022年初更被国家卫生健康委员会、国家中医药管理局授予"全国名中医"称号。其曾先后被聘为国家重点基础研究发展计划"中医证候临床辨证的基础研究"项目特聘顾问,第二、三、四批全国中医(临床、基础)优秀人才研究项目授课专家,中国中医科学院中医基础理论研究所客座研究员,上海中医药大学客座教授,新西兰中医学院客座教授,美国加州中医药大学博士研究生导师,澳洲全国中医药针灸学会联合会高级学术顾问等。现为国家中医药管理局龙砂医学流派代表性传承人、世界中医药学会联合会方药量效研究专业委员会第二届理事会副会长、江苏省中医药学会经方研究专业委员会主任委员、第三批江苏省老中医药专家学术经验继承工作指导老师、第四批江苏省名老中医药专家传承工作室建设项目专家、江苏省西学中高级人才研修项目师承导师。

二、学术特点与临证特色

黄煌博采精研,明析药证本源,致力于方证研究,强调中医规范,直究医圣精髓,开创体质辨证,融聚日本汉方精华,采纳现代科技成果,在"以人为本"的医学思想指导下创新诊疗模式,以"方 - 病 - 人"的方证三角学说为核心,构建经方医学的"方证相应"学术体系。

1. 深拓仲景著作,奠定学术基础

《伤寒杂病论》里的经方是汉代以前经过无数人次治疗实践的结晶并且沿用至今。但仲景原文中的许多方证内容较为简略,让人不甚明了。黄煌的《中医十大类方》采取以药类方、类方聚族的手法,归纳了仲景的桂枝类方、麻黄类方、黄芪类方、柴胡类方、大黄类方、石膏类方、黄连类方、干姜类方、附子类方、半夏类方十大主干方族,并对其方证作了详细的解释,内容贴合临床,配图形象具体,丰富了仲景的方证内容,扩展了经方的临床使用,便于初学者掌握。书中黄煌开创性地将一些方药应用的客观形象指征直接冠以药名,如"桂枝腹""干姜舌""附子脉"等,这种特殊称谓使得临床辨证选方用药时更加直观、形象。

药证是几千年临床应用天然药物的经验结晶,是中医安全有效用药的指征和证据,在仲景的著作里,很多药物的应用指征明确,仲景药证就是张仲景用药的依据。药证是构成方证的基础,仲景用药法度严谨,许多方只是改变一味药,或单味药剂量稍变,则方名及治证就不同。因此,要理解经方和经方方证,就必须掌握张仲景药证。张仲景记载的药证是真实的,遗憾的是并不完全。譬如有的是一种疾病的某个阶段的描述,有的是某一类疾病的共有症状,而非全部症状。黄煌对张仲景药证的研究以原文为依据,参照上下文,采用比较归纳的方法,通过同中求异、异中求同,并结合最简方原则、最大量原则、味证变化原则、量证变化原则、频率原则等方法来分析其主治,对这些原始的表述进行解释和发挥。黄煌考证仲景用药的具体指征并进一步诠释其主治,详细阐明仲景常用药的临床指征,使得初学者一看就懂,"小医生"一用就验,这对普及经方大有裨益。黄煌的力作《张仲景 50 味药证》被业内学者认为具有很高的学术价值、临床价值。

《中医十大类方》和《张仲景 50 味药证》为黄煌的学术奠基之作,它们对常用经方的方证作了拓展式的基本规范,对仲景药证作了经典规范的现代阐释。其中所阐述的方证、药证研究是中医规范化研究的基础,使得《伤寒杂病论》走出了以经解经的怪圈而直面临床。类方、类药研究的本质是中医学研究的实证化、科学化、规范化与临床化。这两本书的直观性、形象性、精准性均让经方理论研究的实用性极大增强,对经方的普及推广、对初学者入门经方和提高临床疗效、增加使用信心均有着非常积极的意义。

2. 开创经方体质,着眼患病的人

黄煌秉承张仲景体质学思想,借鉴叶桂之体质辨证、朱莘农之辨体用药以及日本"一贯堂医学"之体质思路等,结合自己的经验,以药名人,以方名人,开创性地提出"方人""药人"的新概念,形成"方人""药人"学说,并使该学说成为经方医学体质学说的核心部分。

(1)药人:所谓"药人",是指适合长期服用某种药物及其类方的体质类型。遵循药人临床出现此类类方方证的概率偏大的经验,为临床快速而准确地识别方证提供指导。为了便于记忆,这些药人虽然以单味药名来命名,但就其内涵而言,应该冠之以"某类方体质"更为合适。目前黄煌门诊时常见的"药人"有十大类,如"桂枝人""柴胡人""黄芪人""半夏人""麻黄人""大黄人""葛根人""人参人"等。

譬如"桂枝人",指肤白而缺乏光泽,皮肤湿润而不干燥,口唇暗淡而不鲜红,体形偏瘦者多,肌肉比较坚紧,一般不浮肿;腹平坦,腹部肌肉较硬而缺乏张力,如同鼓皮,严重者腹部扁平而两腹直肌拘急。多见于消化道疾病、循环系统疾病、营养不良患者。

再如"柴胡人",指体形中等或偏瘦,易于表虚,易于气脱,易于阳越,面色暗黄,或青黄,或青白,总之缺乏光泽;肌肉比较坚紧,舌苔正常或偏干,主诉自觉症状较多,对气温变化敏感,情绪波动较大,食欲易受情绪影响,四肢触之冷;女性月经周期多不准,经前常见胸闷、乳房胀痛有结块等。多见于肝胆疾病、精神神经系统疾病、免疫系统疾病等患者。

又如"黄芪人",指面色黄白或黄红隐隐或黄暗,缺少光泽,浮肿貌,目无精彩;肌肉松软,腹壁软弱无力,按之无抵抗感以及痛胀感;平时易出汗,畏风,遇风冷,容易过敏或感冒,易浮肿,尤其是下肢肿,手足易麻木,咽部多不红,舌质淡胖,舌苔润。多见于患有消化系统疾病、免疫系统疾病等的中老年人。

(2)方人:"方人"是在"药人"的基础上提出的概念。所谓方人,即对该方有效而且适合长期服用的体质类型。方人是体质与疾病的结合体。据体质定方选药在临床中运用十分广泛。黄煌从"经方-体质-疾病"模式拟定常见的几种方人有:桂枝汤系列的"桂枝汤体质""桂枝加龙骨牡蛎汤体质""小建中汤体质""温经汤体质""炙甘草汤体质""薯蓣丸体质",也包括"瘀桂枝体质"的"桂枝茯苓丸体质""桃核承气汤体质""八味活血汤体质";黄芪类方系列的"黄芪桂枝五物汤体质""防己黄芪汤体质";柴胡类方系列的"大柴胡汤体质""小柴胡汤体质""柴胡加龙骨牡蛎汤体质""四逆散体质"及"柴苓汤体质""柴归汤体质"等;葛根类方系列的"葛根汤体质""葛根芩连汤体质";麻黄类方系列的"麻杏石甘汤体质""五积散体质";大黄类方系列的"防风通圣散体质""三黄泻心汤体质";黄连类方系列的"黄连解毒汤体质""黄连阿胶汤体质";半夏类方系列的"半夏厚朴汤体质""温胆汤体质";附子类方系列的"真武汤体质";当归类方系列的"当归芍药散体质""当归四逆汤体质";地黄类方系列的"肾气丸体质"等。

譬如"小建中汤体质",指体形偏瘦,肤色白或黄,少光泽,易伤风,易疲劳,易腹中痛,易烦热汗出且怕冷;腹直肌紧硬,腹壁扁薄绷紧,按之软、无抵抗感,称"灯笼腹",常可触及腹主动脉搏动;舌质暗,舌体柔软而娇嫩,舌苔常不厚。此类体质易患神经衰弱、痛经、贫血以及各种慢性胃肠疾病等。

再如"八味活血汤体质",指体形中等或偏瘦,面色青或发暗,肌肉坚紧,唇色暗红,舌质暗紫,皮肤干燥或起鳞屑,常感胸闷不适,往往伴失眠、情绪不稳定、易激动,大便偏干;易出现顽固的痉挛性疼痛,比如痛经、头痛、胸痛、腹痛、腰痛等,呈胀痛或刺痛;女性常伴有经前乳房胀痛,两胁下触之有疼痛感;病程长久但精神尚可。此类体质易患胸部疼痛性疾病、顽固性头痛、各种自主神经性顽症、各种血管病变,以及肠粘连、顽固性失眠等。

又如"防风通圣散体质",是指形体壮实,精力充沛,面有油光,结膜充血,眉浓发密体毛重,少汗出,食量大,尤喜食肉,大便秘结;性格豪放且急躁,胆量大;腹部充实饱满,舌唇红或暗红,脉搏有力;全身皮肤干燥粗糙,易患痤疮,易出现瘙痒性红疹。此类体质女性可见月经稀发甚至闭经,易患不孕症、多囊卵巢综合征等;中老年人易患高血压、高脂血症、冠心病、糖尿病、习惯性便秘等疾病。

此外,"柴归汤体质",柴归汤为小柴胡汤与当归芍药散之合方,由此可推断,此类患者常为柴胡当归兼夹体质。"柴归汤体质"是指体形中等,肤黄干燥少泽,尤其颜面黄暗,常有黄褐斑,或浮肿貌;主诉繁多,乏力疲劳和冷感明显;常见症状如恶风怕冷、手足冰冷,关节与肌肉酸痛、晨僵;常伴头晕心慌,睡眠欠佳。此类体质易出现经前期综合征、月经失调、经量减少、经色暗、痛经、闭经、不孕症、胚胎停育流产、偏头痛等;易感冒,易出现过敏性症状(喷嚏鼻痒、皮肤瘙痒、目痒干涩)或罹患自身免疫病。

黄煌认为,体质的确定,是有效而安全使用中药的基础。而"方人""药人"的辨识,可以使人更容易把握方证与药证,更容易从整体的角度看问题。

3. 致力经方研究,对照现代疾病谱

孙思邈在《千金翼方》中说:"方虽是旧,弘之惟新。"黄煌通读经方大家医案,反复深入研究,并付诸临床实践后证明,古方完全能够治疗现代疾病,且经方运用尽量用原方。其行之有效之关键在于应用古方的人是否具有创新意识,而现代医学的疾病诊断与传统的体质辨证在黄煌的临床上得到了巧妙的联系。

《黄煌经方使用手册》对经典方证作了进一步阐述,即将方证分为适用人群与适用病症。适用人群描述了适合该方的人群在体形体貌、心理行为、发病趋向以及舌、脉、腹等方面的特征,具有望闻问切的传统诊疗特色。适用病症列举了该方相对适合使用的现代医学的疾病名。这就是黄煌经过不断临床实践,成功总结的"方 - 病 - 人"的诊疗思维模式。方人关系的确定,有助于经方用药的安全;方病关系的确定,则有利于经方用药的疗效。方人关系与方病关系犹如一个坐标的纵轴和横轴,使得临床医生可以快捷地寻找到方证的投影。黄煌对此有形象的比喻:"每首经方都会伸出两只手,一手抓病,一手抓人,两手合抱,就是方证相应。"

例如,黄煌指出"温经汤"是古代女科专用方,是经典的调经方和美容方,具有类雌激素样作用,适用于以形体羸瘦、口唇干燥、手掌干枯、少腹不适、腹泻为特征的月经不调、闭经、不孕等妇科疾病,以及瘦弱干枯女性的体质调理。其适用人群的特征为体形中等或消瘦,皮肤干枯,少光泽;口唇干燥、干瘪而不红润;手掌、脚掌干燥,容易有裂口或毛刺;月经稀发或闭经,或子宫不规则出血,月经量少,色淡或色黑;或痛经,或不孕,或易于流产;大多可能有产后大出

血、过度生育或流产，或过早子宫切除；或有长期腹泻，或久病，或营养不良等既往史；或见于绝经后。而其适用病症有：

(1)以月经失调为表现的疾病，如月经稀发、闭经、子宫发育不全等。

(2)以子宫出血为表现的疾病，如功能失调性子宫出血等。

(3)以不孕不育为临床表现的疾病，如不孕症、习惯性流产等。

(4)围绝经期妇女出现的不明原因的消瘦或反复腹泻、食欲不振、口唇手掌干枯、失眠等。

(5)以伴有月经量少色淡、局部皮肤干燥为表现的痤疮、湿疹、掌跖角化病、唇炎、脱发等。

黄煌指出温经汤的临床应用有三种思路：一种是与经典方证吻合者的应用，一种是对病的应用，一种是对人的应用。对病的应用就是可以把温经汤作为调整雌孕激素水平低下的妇科专方使用，即把它当作"下丘脑-垂体-卵巢-子宫轴"功能促进剂来使用。而对人的应用就是用于"温经汤体质"者。

又如"当归芍药散"是古代的养胎方，有养血、调经、利水、止痛的功效，适用于女性血虚体质的调理和以腹痛、浮肿、头眩、心悸、口渴而小便不利为特征的疾病的调理。其适用人群亦以女性多见，见面部发黄，少光泽，有浮肿貌，或眼圈发暗、面部长斑；腰腹部有重坠感，下肢或有抽筋、麻木、无力等症状；腹壁柔软，但下腹部常有压痛；便秘或腹泻，或脱肛；常有头痛头晕、心悸、肌肉跳动等；或有红斑丘疹，皮肤干燥；或月经不调，或痛经，或经量少，甚或闭经。而其适用病症有：

(1)以腹痛、出血为表现的妇科疾病，如痛经、闭经、不孕、异常子宫出血等。

(2)以浮肿、腹泻为伴随症状的围产期女性胎位不正、胎儿发育不良、先兆流产、习惯性流产或妊娠高血压等。

(3)以面色黄、浮肿为表现的缺铁性贫血、桥本甲状腺炎、自身免疫性肝病、慢性肝炎及肝硬化等。

(4)以伴有月经量少、腹泻为表现的痤疮、黄褐斑、脱肛、痔疮等。

(5)以皮肤瘙痒为表现的疾病，如慢性荨麻疹、过敏性皮炎、过敏性紫癜等。

再如"桂枝茯苓丸"是古代的下死胎方、经典的活血化瘀方，具有调节性激素、促进排卵的作用，并能降低血液黏度、降血脂、抑制动脉粥样硬化形成、扩张微血管、改善微循环，以及抑制前列腺增生、改善肾功能和肾脏病理变化等,适用于以气上冲、少腹急结、肌肤甲错为特征的疾病。其适用人群的特征为体格比较健壮,面色多红,或潮红,或暗红,或发青,或面部皮肤粗糙,或鼻翼毛细血管扩张,眼圈发黑,唇色暗红,舌质暗紫或暗淡,舌边紫或舌底静脉怒张等;皮肤干燥易起屑,特别是下肢皮肤更为明显;或小腿常易抽筋,静脉曲张,不能久行,或下肢浮肿;或下肢肌肉有紧绷感,或下肢皮肤色暗,发黑;膝盖以下发凉,易生冻疮,足底皲裂或有鸡眼;腹部大体充实,尤其是小腹部,有的患者尤以左侧小腹更为充实,触之有抵抗感或压痛。此类体质易患盆腔炎、腰痛、腿疼、便秘、痔疮、阑尾炎、前列腺肥大等病症;易头痛、失眠、烦躁、发怒、情绪激动;易头昏、记忆力下降、思维迟钝、语言謇涩等。而其适用病症有:

(1)以月经淋漓不尽为表现的妇科疾病,如产后恶露不绝、胎盘残留、子宫内膜增生等。

(2)以腹痛为表现的妇科疾病,如子宫内膜异位症、子宫腺肌病、慢性盆腔炎、慢性输卵管卵巢炎等。

(3)以肿块、闭经为表现的妇科疾病,如卵巢囊肿、子宫肌瘤、多囊卵巢综合征、卵巢功能早衰等。

(4)以局部紫暗为表现的面部慢性感染性疾病,如痤疮、毛囊炎等。

(5)以皮肤干燥脱屑为特征的疾病,如脱发、银屑病等。

另如"胶艾汤"是古代治疗妊娠出血的专方,有止血安胎的功效,适用于妊娠腹痛下血者,也可以用于治疗崩漏。其适用人群是面黄贫血貌,皮肤干燥,少光泽;头晕,心悸,失眠,怕冷;腹痛,连及腰骶,腹部柔软;出血断续,暗淡;脉细,舌唇淡白者。而其适用病症有:

(1)以妊娠出血为表现的疾病,如先兆流产、习惯性流产等。

(2)以子宫不规则出血为表现的疾病,如功能失调性子宫出血、产后恶露不绝、人工流产后出血等。

(3)其他出血性疾病,如血小板减少性紫癜、尿血、便血等。

三、经方推广与学术影响

早年,黄煌就觉得随着生活水平的不断提高,我国迫切需要大批为老百姓提供基础医疗保健服务的中医临床人员。故而,从20世纪90年代以来,他一直致力于经方的普及和推广工作。黄煌硕士毕业后留校任教,讲授《中医各家学说》，后又出任《南京中医学院学报》编辑部主任。多年来黄煌立足于讲台，呼吁广大年轻中医要学好经方，用好经方，留住中医的根，并将国粹发扬光大。近 20 年来黄煌在全国各地累计开展 380 余场、4 万余人次的经方讲座和培训课程。自 2016 年至今已举办经方方证及各科经方培训班共 10 期 46 场，培训学员约 11580 人次。他还先后担任江苏省中医院、广东省中医院、无锡市中医医院的中医经典病房指导专家，在全国 20 余家公立中医医院设立黄煌经方工作室，积极传播和推广经方，其经方特色和疗效得到了众多患者的认可。

黄煌不仅在全国各地讲经方，他还走出中国，将经方的魅力带出国门。他受邀赴日本东京、京都、大阪、广岛、福冈演讲数十场，他用流利的日语，以厚实的中医功底，用不容辩驳的临床案例，大力宣传中医学的特色优势，并展示中国经方的独特魅力。日本中医界最有影响力的刊物之一《中医临床》杂志曾多次采访他，并发表他的论文。黄煌还曾应邀赴日本广岛参加日本东洋医学会的学术总会，作《方证相应之我见》的学术报告。日本著名汉方医学家坂口弘曾如此评价黄煌的成就："黄煌先生的学术思想和对古方的研究，对于处在思想混乱期的日本中医界，将带来指导性的启发。"

中医药在国际化过程中需要克服中医药术语听不懂、学不会、用不上的难题。为此，黄煌有多年多次海外推广经方的教学经验，他的教学理念是将古奥、晦涩的古代中医术语转化为通俗而形象、简洁而生动的现代语言，翻译成多种语言而不容易产生歧义，让母语为非汉语的海外各国医生在课堂上能听得懂、学得会，在临床上能用得上且疗效好。他以经方为载体，将中医经典原文以及晦涩难懂的中医术语拟人化、形象化、立体化，他的讲解平易近人、通俗易懂，有效克服了中医药在国际化过程中的语言障碍和文化阻隔。

自 2002 年以来，黄煌先后受邀面向美国、加拿大、澳大利亚、新西兰、法国、德国、英国、葡萄牙、瑞士、新加坡等 19 个国家以及中国香港、中国台湾地区的临床医生开展经方继续教育及临床带教，累计完成了 430 余场、3 万多人次的经方课程。自 2016 年起他担任全球首家国际经方学院院长，该学院现在已经有海外分院 4 家，海外联合办学共有累计 11 个国家的 19 个教学点。黄煌主持的全球最大的公益性经方网站"黄煌经方沙龙"，受到海内外临床医生的广泛关注。2017 年黄煌被《中国教育报》誉为"国际经方热的点火者"，称赞其有力地推动了中医药走向世界。

先后出版的黄煌的经方著作《中医十大类方》《张仲景 50 味药证》《药证与经方》《经方的魅力》《黄煌经方使用手册》等,大多有英文、日本、韩文等多种语言的译本在海外出版发行,深受海外的中医师、针灸师等的欢迎。其中,《黄煌经方使用手册》是对常用经方方证及临床应用技术的标准化研究,该书的德文版于 2010 年 5 月率先在慕尼黑出版发行,海外众多中医院校纷纷开始以该书作为本、硕、博等多个层次的学历教育的重要课程和教学内容。2020 年《黄煌经方使用手册》(第 4 版)出版,并获中华中医药学会科学技术奖学术著作奖二等奖,2021 年中国中医药出版社又推出了该手册的汉英双语版,共计81.5 万字。

因黄煌的多年努力,经方在海外持续备受关注,成为中医药国际化的重要载体。经方国际化是继 20 世纪 70 年代开始的针灸外传之后的又一次中医外传高潮,促进了我国的对外文化交流,提高了中华中医文化的国际影响力。黄煌的著作被译成英、法、德、日、韩等文字在海外发行,其讲学足迹更是遍及 20多个国家和地区。

四、辨体质治疗妇科常见病

1. 多囊卵巢综合征

多囊卵巢综合征是常见的妇科内分泌疾病之一,以持续无排卵、雄激素过多和胰岛素抵抗为主要特征,其病因复杂,临床表现多样,治疗效果不理想,已成为妇科研究领域的热点和难点。根据其临床表现,一般认为该病属于中医的月经过少、月经后期、闭经及不孕等范畴。对于多囊卵巢综合征,黄煌临床常用葛根汤、当归芍药散、桂枝茯苓丸、五积散、麻黄附子细辛汤、防风通圣散等方,但每张处方都有其使用的适应证和体质要求。如葛根汤适用于以恶寒无汗、头痛、身痛、颈项强痛、嗜睡、易疲乏、大便溏薄为特征的疾病和平时容易闭汗的体质;麻黄附子细辛汤适用于以精神萎靡、恶寒无汗、身体疼痛、脉沉为特征的疾病和平时有严重恶寒感和极度疲劳感的体质;防风通圣散多用于以头昏胸闷、身痒红疹、口苦舌干、大便不通为特征的疾病和表里俱实的体质。黄煌经常强调,在临床上,医生必须重视方证、药证的识别和鉴别,做到合理和规范用药。

医案一:患者黄某,女,1963 年出生。

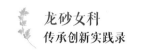
初诊日期:2007 年 12 月 17 日。

主诉:月经稀发 10 余年。

病史:患者体形壮实,皮肤粗糙,肤色黄暗。曾诊断为多囊卵巢综合征,长年服中药,效果不明显。月经后期量少,色偏暗,入夜难眠,白日反嗜睡,感困重乏力,下肢轻度浮肿,舌唇暗淡,苔白腻,脉沉。既往有腰椎间盘突出症病史。

中医诊断:月经过少。

辨证分型:阳虚瘀血证。

西医诊断:多囊卵巢综合征。

治疗:麻附细辛汤、真武汤及桂枝茯苓丸加味。

处方:生麻黄 10g、制附片 10g、细辛 6g、葛根 30g、甘草 3g、川芎 12g、白术 20g、茯苓 20g、桂枝 15g、干姜 10g、赤芍 15g、桃仁 15g、牡丹皮 15g。20 剂,每日 1 剂,水煎分 2 次餐后服用。

二诊(2008 年 1 月 7 日):患者诉服药后夜寐转好,白天精神亦好转,下肢肿消,体重有所减轻。嘱原方续服。

三诊(2008 年 7 月 8 日):患者诉数月来坚持服用本方,现月经周期渐规律,经量增多,经色转红,疲劳感减轻。

按语:本案患者月经稀发多年,见唇色淡、面色黄暗、嗜睡乏力、脉沉等,为一派阳虚征象;而皮肤粗糙、经色偏暗、舌唇暗淡、有腰椎间盘突出症病史等,均提示有瘀血证存在,故黄煌运用麻附细辛汤、真武汤合桂枝茯苓丸调整患者体质,药后其夜寐及精神好转,疲乏感减轻,下肢肿消,体重减轻,月经周期渐渐规则。黄煌认为麻附细辛汤乃温热性止痛兴奋剂,是经典的温经散寒方,具有镇痛、镇静及抗炎等作用,其适用于体质健壮患者,反出现以精神萎靡、恶寒无汗、身体疼痛、脉沉为特征的疾病。真武汤是经典的温阳利水方,具有强心、兴奋下丘脑-垂体-肾上腺轴等作用,其适用于以精神萎靡、畏寒、四肢冷、浮肿、脉沉细无力等为特征的疾病。两方相合,有加强温阳振奋的作用。桂枝茯苓丸是经典的活血化瘀方,此处使用亦有促进排卵的作用。三方相合,温阳活血,仅寥寥数月即解患者多年月经稀发之苦,并改善身体诸多不适症状。

医案二:患者秦某,女,1992 年 1 月 24 日出生。

初诊日期:2017 年 1 月 23 日。

主诉:月经后期 2 年余。

病史：患者 14 岁初潮，平素月经规则，无痛经。近 2 年无明显诱因出现月经后期，甚则 3 个月未曾来潮，量多少不一，甚至用护垫即可。形体壮实，毛发浓密，有痤疮，面红多油腻，皮肤干燥粗糙。2016 年 B 超显示：双侧卵巢多囊样改变，盆腔少量积液。(月经周期第 3 天)测卵泡刺激素 5.4mIU/ml，黄体生成素 15.8mIU/ml，雌二醇 54pg/ml，睾酮 2.43ng/ml。刻下：月经 2 个月未至，体重逐渐增加，胃纳一般，大便 2 ~ 3 天一次，唇舌暗红苔黄腻，脉弦滑。

中医诊断：月经后期。

辨证分型：风热壅盛、表里俱实。

西医诊断：多囊卵巢综合征。

治疗：防风通圣散加减。

处方：生麻黄 6g、制大黄 6g、生石膏 15g、黄芩 10g、生甘草 3g、滑石 10g、荆芥 10g、防风 10g、白术 10g、连翘 12g、当归 6g、川芎 6g、赤芍 10g、桔梗 6g、怀牛膝 15g、干姜 5g、红枣 20g，14 剂，每日 1 剂，水煎分 2 次服，餐后服用。

二诊(2017 年 2 月 6 日)：患者皮肤变得较光滑、滋润，体重稍减。原方生麻黄加至 8g，继服 14 剂。

三诊(2017 年 2 月 20 日)：患者昨日月经来潮，无不适，嘱该患者原方继服 3 个月，经来时停药。

3 个月后随访月经基本规则，体重减轻 2.5kg，大便日解，脸部痤疮变小变浅，脸色好转。嘱患者口服防风通圣丸以巩固疗效，电话随访半年月经正常。

按语：防风通圣散是金代医家刘完素创立的方剂，出自《黄帝素问宣明论方》本方集汗、下、清、补于一方，分消表里邪热，兼顾气血，祛邪而不伤正。黄煌教授认为其有经方的骨架和精神，药味虽多，但配伍严谨，有指征可寻，可视为甘草麻黄汤、调胃承气汤、当归芍药散等经方的加减方，既能发汗解表，又能泻下通里，还能清热除烦。主治表里实热证，认为本方的主治证是人体一种闭塞的体质状态，它可以包括汗孔、肛门、尿道甚至是经道的闭塞。

防风通圣散体质要求为体型壮实肥胖，或体形中等但腹部充实，面色黄暗或黧黑或暗红有油光，眼结膜易充血，毛发浓密、体毛明显，较少出汗，食量大且以肉食为主，性格开朗或急躁，胆量大，易大便秘结，易生痤疮、毛囊炎、湿疹，易发生过敏或瘙痒，四肢皮肤干燥，粗糙，女性可表现月经后期、闭经。唇红或暗红，舌红或暗红，脉实有力。由此案可见，黄煌在治疗多囊卵巢综合征

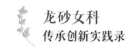
时,更注重调整患者整体的体质状态,以此达到改善甚至治愈疾病的目的。

2. 痛经

痛经是门诊常见的病症,以正值经期或经行前后,出现周期性小腹疼痛,或伴腰骶酸痛,甚至剧痛晕厥为主要症状,分为原发性和继发性,亦有虚实之分。上述医案中,黄煌对应体质下药,临床效果显著。对于此病,黄煌亦从体质入手施治,常用当归芍药散、桂枝茯苓丸、当归四逆汤、当归建中汤、葛根汤、八味活血汤等。

当归芍药散适用于面部发黄,缺少光泽,有浮肿貌,或眼圈发暗,腹部柔软,右下腹痛明显,或有头痛头晕,常有月经不调者;桂枝茯苓丸适用于面紫红,腹部充实,左下腹触痛明显,或伴失眠、烦躁、动悸,舌质暗或有瘀紫者;当归四逆汤适用于面色青紫,四肢冰冷,指尖为甚,多伴麻木冷痛,疼痛遇冷更甚,其痛多为刺痛、绞痛或牵扯痛者;当归建中汤适用于消瘦乏力,虚性痛经,以月经将净之际明显,或有心中悸而烦,或手足烦热,或咽干口燥者;葛根汤适用于体格强健,肌肉厚实,经行腹痛伴有月经紊乱,或有恶寒无汗、头痛、身痛及项背强痛者;八味活血汤适用于面色发青,唇色暗红,舌质暗紫,四肢冷,顽固性、痉挛性痛经,常伴经前乳房胀痛者。

医案一:患者郭某,2000 年出生。

初诊日期:2023 年 6 月 28 日。

主诉:经行腹痛 6 年余。

病史:患者经行腹痛呈进行性加重多年,月经来潮前 2 日持续痛经,伴有腹部寒冷感,血块较多,经行乳房胀痛明显。月经周期正常,体形较为肥胖,体重 75kg,大便次数较多,时有鼻塞,面部出油较多,纳可,夜寐不安。腹诊示下腹部充实。

中医诊断:痛经。

辨证分型:血热瘀滞证。

西医诊断:原发性痛经。

治疗:大柴胡汤合桂枝茯苓丸。

处方:柴胡 20g、黄芩 15g、姜半夏 15g、枳壳 30g、赤芍 15g、制大黄 5g、丹皮 15g、桃仁 15g、茯苓 15g、桂枝 15g、干姜 5g、红枣 20g。15 剂,水煎服,每日

1 剂,分 2 次餐后服用,每周连续服药 5 日,停药 2 日。

二诊(2023 年 11 月 29 日):上方服用 30 剂,共服用 2 个月,减重 10kg,本次月经来潮时痛经较前减轻,大便次数较前减少。原方继服。

按语:黄煌从体质入手施治,观察到患者体形肥胖,面部出油明显,大便次数较多,但总有不尽感,下腹部充实,断为"大柴胡汤"体质。大柴胡汤是古代宿食病的专方,有止痛、除胀、通便、降逆、清热的功效,适用于以腹部按之充实满痛为特征的疾病的治疗和实热性体质的调理。此方以大柴胡汤合桂枝茯苓丸加减,缓解痛经之余,调体减肥效果显著。

医案二:患者杨某,1983 年出生。

初诊日期:2011 年 8 月 29 日。

主诉:经行腹痛 10 年,加重 2 年。

病史:患者体瘦肤白,脸黄,神情忧郁。每次经行必服止痛药,经血色暗,血块多,月经需 7 ~ 10 天干净。经前乳胀,四肢冷。纳寐可,大便偏干,但受凉即泄。查体:面部散在痤疮,两胁下按压时疼痛不适,下肢肤干,舌淡红,苔薄腻,脉细弦。既往有宫颈炎及痔疮病史。

中医诊断:痛经。

辨证分型:脾肾两虚证。

西医诊断:原发性痛经。

治疗:四逆散合桂枝茯苓丸。

处方:柴胡 15g、白芍 15g、生甘草 5g、枳壳 15g、桂枝 15g、牡丹皮 15g、桃仁 15g、茯苓 15g、赤芍 15g。15 剂,每周服 5 剂。

二诊(2011 年 10 月 17 日):服药后痛经不减,且痛经时易受凉腹泻,痤疮明显;阴部干涩瘙痒,黄带伴有异味;体重下降,饥饿感明显,喜甜食;舌红,苔根黄腻,脉细。改予当归建中汤加减。

处方:肉桂 10g、桂枝 10g、白芍 30g、炙甘草 10g、当归 10g、干姜 10g、红枣 30g、饴糖(分冲)2 匙。15 剂,每剂服 2 天,每天分 2 次餐后服用。

三诊(2011 年 11 月 14 日):笑容满面,诉现痛经大减,已无需服止痛片,经期 9 天左右,痤疮减少,大便偏干,脉弦滑。原方白芍加至 40g。15 剂,每剂服 2 天,每天分 2 次餐后服用。

按语:前方不效,复诊时诉体重下降,易饥嗜甜。黄煌抓体质,观察到患者

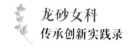

体瘦柔弱,肤白无光,脸黄肢冷,受凉辄腹泻,易腹痛,断为"建中汤"体质,当归建中汤用之,果然效如桴鼓。小建中汤为经典的理虚方,具有解痉止痛之功效,适用于以消瘦、慢性腹痛、大便干结为特征的虚弱性疾病。

五、医案选粹

1."温经汤"治不孕案

温经汤的经典方证为"妇人年五十,所病下利数十日不止,暮即发热,少腹里急,腹满,手掌烦热,唇口干燥""妇人少腹寒,久不受胎,兼取崩中去血,或月水来过多,及至期不来"。日本医家大塚敬节和矢数道明经验提示适用温经汤的不孕妇女,大多伴有手掌皮肤干燥角化等。黄煌研究证明其适用于以体形中等或消瘦、手掌脚掌干燥粗糙、口唇干瘪不红润、少腹不适、腹泻、疲劳或失眠为特征的月经不调、闭经、不孕等妇科疾病,以及瘦弱干枯女性的体质调理。

黄煌建议温经汤服法有三:一是经期服用;二是参考夏桂成经验,月经期开始服用,服至排卵;三是对于无周期者,小剂量,两日1剂,整月服,通常服用3个月为1疗程。

以下为典型案例:

患者吴某,1977年出生。

初诊日期:2010年8月21日。

主诉:未避孕5年未孕。

病史:患者中等偏胖,面暗黄有斑。曾行西医检查发现输卵管阻塞,经中西医治疗,无明显好转。平素月经周期规则,月经仅2天即净,色红,无血块,经前乳房胀,午后腹胀,大便偏稀。

中医诊断:不孕症。

辨证分型:冲任虚寒、瘀血阻滞证。

西医诊断:不孕症;输卵管阻塞。

治疗:先予五积散,后用葛根温经汤。

处方:吴茱萸5g、党参10g、桂枝10g、麦冬10g、半夏10g、炙甘草5g、白芍10g、当归10g、川芎10g、丹皮10g、阿胶10g、鹿角胶10g、干姜10g、生麻黄5g、葛根30g、大枣30g。14剂,每日1剂,分2次餐后服。

　　二诊(2010 年 10 月 19 日):脸色改善,大便成形,胀气减少,月经量略增加,有反酸。前方去阿胶,继服 15 剂。

　　三诊(2010 年 11 月 13 日):月经量增加,初诊方去阿胶后不再反酸。二诊方去麻黄,继服 1 个月。

　　四诊(2010 年 12 月 21 日):月经量增多,温经汤加葛根、麻黄,不久受孕。

　　按:"温经汤"是古代的助孕专方,对于无排卵、月经量少、月经周期紊乱者适用。该患者虽非枯瘦者,然面色黄暗有斑,腹胀便溏,月经量少,不孕已 5 年之久。患者服用温经汤后大便成形,面色改善,经量增加,寥寥数月即受孕。方中当归、白芍、川芎补血活血,是调经的主要药物;阿胶能补血止血;丹皮具有活血化瘀、清热的作用;桂枝、吴茱萸能温经止痛。临床上,黄煌对于不排卵者,喜欢适当加生麻黄以促进卵泡发育。另外,亦喜欢酌加葛根,因葛根不仅能升阳止泻,现代药理研究证明其具有类雌激素作用。而有报道称温经汤具有调节性激素、诱导卵泡发育、改善子宫及周围组织的血供,也就是对于"种子"与"土壤"的双重调节作用,故服用温经汤更有利于受孕。

2."桂枝茯苓丸"治漏下案

　　古代的下死胎丸,曾被古代医家称为"夺命丹""荡胎丸""催生汤",与胎产疾病密切相关。其适用人群的特征为面色暗红,两目暗黑,皮肤粗糙,鼻翼毛细血管扩张或舌底静脉充盈迂曲,下肢皮肤干燥起鳞屑,下肢发冷发麻,或静脉曲张,下腹部充实疼痛,左侧下腹有压痛,易失眠,易烦躁。黄煌认为"桂枝茯苓丸人"是一种体内有瘀血的实性体质。本方可荡涤子宫内瘀块,适用于漏下类妇科病、腹痛类妇科病、肿瘤、闭经等。

　　以下为典型案例:

　　患者高某,1971 年出生。

　　初诊日期:2007 年 10 月 20 日。

　　主诉:月经淋漓不断 1 个月余。

　　病史:患者月经淋漓不尽 1 个月有余,妇科检查提示子宫内膜增厚,然因惧怕刮宫术而转来中医科就诊。患者自觉身重困倦,下肢沉重,皮肤干燥,轻度浮肿,时有麻木,腰酸痛,左少腹有压痛,大便不畅,舌唇暗红坚老,脉沉。

　　中医诊断:崩漏。

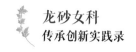

辨证分型:瘀血内阻证。

西医诊断:功能失调性子宫出血。

治疗:桂枝茯苓丸加减。

处方:桂枝 15g、茯苓 15g、赤芍 15g、丹皮 15g、桃仁 15g、怀牛膝 15g、制大黄 3g。7 剂,每日 1 剂,水煎分 2 次服。

二诊(2007 年 10 月 27 日):疲劳感减轻,走路较前轻快,大便畅。前方继服。

此后患者坚持服用本方,经来较畅。而后配合使用麻黄附子汤,体重减轻,未进行刮宫术。

按:本案患者下肢沉重,皮肤干燥,时有麻木,左下腹压痛,为典型的桂枝茯苓丸腿证和腹证,为其"面证、腹证、腿证、精神证"四大证之一二。黄煌曾指出但见一二证即可,不必悉具。方中,桃仁善于破癥瘕,丹皮长于止痛、止血。另外,桂枝茯苓丸对于面黄目暗,经来不畅、色紫黑,或舌紫黑者,可加大黄、怀牛膝、土鳖虫、水蛭或地龙等,或者使用大黄䗪虫丸。当然,黄煌亦详细阐述了该方的使用注意事项:一是月经过多或凝血功能障碍伴有出血倾向者忌用;二是同时服用阿司匹林等抗凝剂者宜减少本方的服用量;三是孕妇慎服或忌服。

3. "黄连阿胶汤"治胎动不安案

黄连阿胶汤是古代的除烦止血方,《伤寒论》云:"少阴病……心中烦,不得卧,黄连阿胶汤主之。"其适用于以心烦不得眠、心下痞、腹痛、舌红、便血、崩漏为特征的疾病,具有抗焦虑、抗菌、止血、安胎等作用。

以下为典型案例:

患者叶某,1983 年出生。

初诊日期:2014 年 5 月 31 日。

主诉:人工授精后 36 天,下腹痛伴阴道漏红 2 天。

病史:患者 1 年多前因试管婴儿胚胎停育后,月经淋漓不尽,黄煌曾予荆防柴归汤间断服用,月经渐规则。此次就诊前 1 天,因早孕出现腹痛、阴道少量褐色分泌物,夜间燥热,手足心热,没有困意,唇干,脱皮,汗多,皮肤容易起湿疹,脉率 84 次 /min,脉滑。查血 HCG 提示早孕。

中医诊断:胎动不安。

辨证分型:阴虚内热证。

西医诊断:先兆流产。

治疗:黄连阿胶汤加减。

处方:黄连 3g、黄芩 6g、白芍 15g、阿胶 10g、鸡子黄 1 枚,水煎。阿胶另用黄酒蒸化后入汤液。5 剂,每日 1 剂,分 2 次服。

二诊(2014 年 6 月 6 日):服药后第二天出血即止,燥热感减轻,监测血 HCG 翻倍上升,孕酮亦有所上升。原方继服,隔日 1 剂,10 剂。

按:本案患者在两次早孕期间均有阴道少量出血,伴手足心热、夜间燥热等,查心率偏快,孕酮偏低,予黄连阿胶汤口服,得效快,孕胎安。黄连阿胶汤是传统的滋阴清热泻火方,适用人群为皮肤细腻白净,嘴唇鲜红,舌绛,心烦,身热,失眠,脉数,有出血或出血倾向者。此方孕期用量不必大,黄连 3 ～ 5g 即可,中病即止。此方可提升孕酮水平。

4.“黄连解毒汤”治月经过多案

黄连解毒汤组方中的四味药均性味苦寒,全方苦寒辛凉、清热泻火作用明显,故非阳热体质不可予。阳热体质者,在外观特征上身形较强壮,面色潮红,有油光,目睛充血,口唇暗红或紫红,舌质多暗红,质坚敛苍老,舌苔薄黄腻,腹部肌肉紧张,按之有力。阳热体质者,平时贪凉恶热,易烦躁,常失眠多梦,皮肤时有疮疖,上腹部常痞闷不适,伴口干口苦,或有口舌溃疡,咽痛,小便短黄。

以下为典型案例:

患者李某,1983 年出生。

初诊日期:2012 年 8 月 6 日。

主诉:月经量多淋漓 10 余年。

病史:患者皮肤白皙,面红,有油光,唇色鲜红。诉来潮时月经量多,夹血块。患者平素月经周期尚规则,但经期需淋漓 10 天,月经量多、色红,每 1 小时浸透 1 条卫生巾,无痛经,纳寐可,二便调,时有头昏重,舌暗红,苔黄腻,脉数,脉率 120 次 /min。既往有多发性子宫肌瘤病史,已行子宫肌瘤切除术。

中医诊断:月经过多。

辨证分型:血热妄行证。

西医诊断:经期延长;子宫肌瘤。

治疗:黄连解毒汤加减。

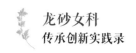

处方:黄连5g、黄芩10g、黄柏10g、栀子10g、制大黄10g。10剂,隔日1剂,水煎分2次服。

二诊(2012年9月3日):月经于8月11日来潮,经行6天即净,量减少,无血块,现每2小时浸透1条卫生巾。嘱原方续服,每周服2~3剂即可。

按:本案患者的体质特点为肤白面红、有油光、舌暗红、苔黄腻、脉数,结合其月经量多、色红、有血块伴淋漓期长等临床表现,为明显的阳热体质。"有是证,便用是方"。用黄连解毒汤可清热泻火,直折热邪,热去矣则血自安。另加一味大黄,性苦寒,加强黄连解毒汤泻热之力,更能凉血止血。大黄与黄连解毒汤中的芩、连二药同用,便是泻心汤之意,可专治邪火内炽、迫血妄行的血热出血之证。

5. "柴胡加龙骨牡蛎汤"治月经后期案

柴胡加龙骨牡蛎汤,源自《伤寒论》,主治"胸满烦惊,小便不利,谵语,一身尽重,不可转侧者"。现代多用于神经精神系统疾病,如更年期综合征、焦虑症、抑郁症、失眠及神经性头痛等。黄煌认为柴胡加龙骨牡蛎汤可看作神经精神镇静剂,且具有双向调节作用。

以下为典型案例:

患者陈某,1988年出生。

初诊日期:2010年4月6日。

主诉:月经稀发多年,现4个月未潮。

病史:患者自初潮起月经即不规则,4年前开始西药调周治疗,效果不显,经量渐减少。2009年11月以后月经停闭,体重增加4kg。患者皮肤白皙,文静寡言,眼长神冷,纳少腹胀。自诉常年学习压力大,入大学后,更是严格自律,压力更甚。

中医诊断:闭经。

辨证分型:肝郁脾虚证。

西医诊断:闭经。

治疗:柴胡加龙骨牡蛎汤加枳壳、厚朴、川芎。

处方:柴胡12g、黄芩6g、姜半夏12g、党参10g、桂枝12g、茯苓12g、制大黄6g、龙骨(先煎)15g、牡蛎(先煎)15g、干姜10g、红枣15g、枳壳12g、厚朴

12g、川芎 15g。15 剂,每日 1 剂,水煎分 2 次服。

患者服用此方半个月后,白带渐增多,继而月经能潮。效不更方,原方续服,4 个月后,体重减轻,月经如期而潮,神情也活泼了许多。

按:本例患者的月经稀发系长期的精神压力所致。患者表情淡漠,眼长神冷,均为柴胡体质;又询得其易疲劳,夜寐欠安多梦,胃纳不馨,时腹胀,此乃神伤气滞。黄煌处以柴胡加龙骨牡蛎汤加枳壳、厚朴、川芎调神解郁,理气消胀,并加川芎以活血,服之果然月经恢复周期。

6.“柴归汤”治女性甲状腺疾病案

“柴归汤”是小柴胡汤合当归芍药散的简称。黄煌把这类常伴月经不调,常疲劳乏力、面黄无华,或浮肿貌,或小腿肿,面额部多黄褐斑,易头痛,怕冷,或胸腹不适,或闷,或胀,或痛,大便溏结不调,反复发作者,称为“柴归汤综合征”,亦称“黄脸婆综合征”。

以下为典型案例:

患者钱某,1956 年出生。

初诊日期:2010 年 9 月 18 日。

主诉:疲劳乏力、面黄体瘦 1 年余。

病史:患者患亚急性甲状腺炎 1 年半,长期服用糖皮质激素及中药,病情不稳定。面黄体瘦,周身关节痛,下肢轻度浮肿,易腹泻,时时脘腹不适,纳谷不馨,咽部不适,寐差,脉沉细弦。

中医诊断:瘿病。

辨证分型:肝郁气滞,痰瘀互阻证。

西医诊断:亚急性甲状腺炎。

治疗:柴归汤加防风。

处方:柴胡 15g、黄芩 15g、姜半夏 10g、党参 10g、生甘草 5g、当归 10g、川芎 15g、白芍 30g、白术 15g、茯苓 15g、泽泻 15g、干姜 5g、大枣 20g、防风 15g。30 剂,隔日 1 剂,水煎分 2 次服。

二诊(2010 年 11 月 13 日):面色转润,关节痛消失,夜寐易早醒。原方加荆芥 15g,30 剂,隔日 1 剂。

三诊(2011 年 1 月 10 日):夜寐转好,咽部有异物感,余诸症平。初诊方续

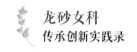

服 1 个月;口服激素剂量减半。

按:柴归汤是黄煌常用的经方合方之一,常用来治疗自身免疫相关的疾病,例如免疫性流产、桥本甲状腺炎、风湿病等。在使用时,一般按经方原剂量,有时加大柴胡、白芍剂量。体弱之人,减少黄芩用量;浮肿明显之人,加大白术、茯苓、泽泻用量。另黄煌常酌加防风、荆芥以加强祛风理血、调节免疫的作用。

7. "荆芥连翘汤"治生殖道感染性不孕案

荆芥连翘汤是近代日本汉方流派一贯堂医学的经验方,具有散风理气和血、泻火解毒的功效,适用于热性体质的调理,比如痤疮、盆腔炎、阴道炎、月经过多、子宫肌瘤及免疫性不孕等。

以下为典型案例:

患者杨某,1978 年出生。

初诊日期:2010 年 6 月 12 日。

主诉:未避孕 3 年不孕。

病史:患者体形中等,皮肤白里透红,唇红饱满,头发乌黑油亮,神情焦灼不安,语速急。患者婚后近 3 年不孕,白带呈黄绿色,查有中度宫颈糜烂、阴道炎,经西医常规治疗后疗效欠佳,腰酸痛,经前左下腹隐痛,月经正常。时有口腔溃疡及牙龈出血。寐差,纳一般,大便偏干。查体:手足较冷,咽部充血。

中医诊断:不孕症;带下病。

辨证分型:气郁化火证。

西医诊断:生殖道感染性不孕。

治疗:荆芥连翘汤。

处方:荆芥 10g、连翘 20g、防风 10g、柴胡 15g、薄荷 10g、白芷 10g、桔梗 10g、生甘草 5g、枳壳 15g、黄连 5g、黄芩 10g、黄柏 10g、栀子 10g、当归 10g、白芍 10g、生地黄 15g、川芎 10g。14 剂,每日 1 剂,水煎分 2 次服。

二诊(2010 年 8 月 14 日):服药 14 剂后诸症消失,情绪稳定。原方 7 剂,隔日 1 剂。

后记:2011 年 12 月 6 日其婆婆来诊,带来宝宝照片,为一健康男婴。

按:荆芥连翘汤配伍严谨,疗效确切,是四逆散、黄连解毒汤、四物汤等的合方。日本汉方医家多将该方用来调理青年人腺病体质,其人淋巴结易发生炎性肿大,易患扁桃体炎、中耳炎等,易有痤疮以及毛囊炎,分泌物易黄脓黏稠。黄煌常将该方用于"火柴胡体质"的痤疮、生殖道感染,特别是对于头面部油亮,咽部充血,易烦躁者,效果最好。女性若月经量偏多,分泌物色黄,多有宫颈炎、盆腔炎及阴道炎等。本案患者妇科炎症常发,致3年不孕,常有口疮、咽部充血、寐差,一派热象,服荆芥连翘汤半个月后即诸症消失,遂成功受孕。

所谓经方,是指中医经典著作《伤寒论》《金匮要略》收载的经典古方,是中华民族几千年来使用天然药物的经验结晶。多年来,黄煌以经方医学流派的研究为其主攻方向,尤以经方的方证与药证为其研究重点,提倡基于方证相应的"方-病-人"诊疗模式,强调方证相应,尤其重视根据体质特点来遣方用药,开创性地提出"方人""药人"的经方体质学说,突出中医整体观念和全科思维模式。他的学术观点鲜明有新意,与临床结合紧密,实用性强。黄煌灵活运用经方治疗妇科各种疾病,疗效显著,值得学习借鉴。

第四节 周慕丹女科特色

一、生平概略

周慕丹(1924—2017年),男,汉族,中国共产党党员,江阴市长寿乡人。原江阴市人民医院中医妇科副主任医师,江苏省名老中医,江苏省劳动模范,江阴周氏妇科第四代传人。

周氏妇科起源于清代咸丰年间,创始人周学诗声名远播,享誉沪、苏、锡、常一带,与当时的朱少鸿、陈鹏飞两位大家齐名,并称江阴三大名医。光绪年间,周氏妇科第二代传人周伟珍传承周氏妇科精湛医术,善治"胎、产、经、崩漏"等疑难杂症。第三代传人周少征,其提出的"固本""经、带、崩漏息息相通"的理论为中医妇科疾病的临床诊治所普遍使用。周氏妇科第四代传人周慕丹受聘于江阴市人民医院主持中医妇科,为副主任医师、江苏省名中医。第五代传人周湘钟,曾任江阴长寿医院院长,为江阴市名中医。第六代传人周飞栋,为江阴市名中医、无锡市太湖人才大师工作室领办人、江苏省"三带名人"。

周慕丹勤读医书,精通医理,传承家学,精研妇科疑难病症,悬壶乡里。其研制的"清宫宁血灵"冲剂,解除了许多妇女的疾病之苦,他还因此荣获了市科技成果奖。周氏秉承先辈丰富的临床经验，同时吸收了中西医之精髓，在学术上屡有创新的同时还注重实效，不尚空谈，虚怀善补，旨意提高临床疗效，强调"女子胞"即"胞宫"的作用；在病因方面，提出了"湿热致病说""气火致病说"以及"产后多实学说"，这些学说还被编进了《中医妇科学》教材，他强调现代因素对妇科疾病的影响，更是首创"经、带、崩漏综合辨证"，处方立法遵"调气血，理冲任，益肝肾"的基本原则。

周慕丹作为南京中医药大学常熟班妇科讲师、苏州地区高级西学中医班讲师，培养了一大批中医妇科临床人才。曾撰写了《崩漏症治探讨》《清理湿热在妇科临床中的意义》《产后咳嗽证治发挥》《谈谈中医治疗月经不调》《肝郁月经不调的体会》《调理脾胃法则治疗妊娠病》《谈谈调经十一法》等10余篇论文。

周氏妇科历时六代，声名远播，无锡、张家港、常熟、常州等地的病人就诊者颇众。多年来，周氏妇科通过家传、师带徒以及融入现代的院校教育等方式，在中医妇科领域不断探索、开拓，形成了独特的诊疗理论和方法，培养出了一批优秀的中医妇科人才。2012年，周氏妇科疗法入选江阴市非物质文化遗产项目，2013年入选无锡市非物质文化遗产项目，2016年入选江苏省非物质文化遗产项目。

二、学术思想与临证经验

1. 辨病虚湿火，治以补利清

周慕丹对于辨治妇科崩漏有着非常丰富的经验，常从清利湿热、清泻气火、补肾调冲三法入手治疗。周氏认为，崩漏最常见的病机是湿热蕴结胞宫，湿热可是外界的邪毒入侵，或可由体内自生。湿热蕴蒸胞宫，则灼伤血络，造成崩漏，因此在治疗时应清利湿热，投以清胞中之火、利下焦之湿的药物。

气火亦是妇科病常见的病因之一。周氏认为气火冲激不已，肝失藏血之职，冲脉血海不宁，继而发生崩漏。病情初起阶段多是实火，日久则多生虚火。因此周氏认为气火崩漏是本虚标实之证，乃气血同病，治疗时宜采用凉肝清热之法，根据实际情况，酌情选择柔肝涵木和疏肝理气的药物。

肾虚亦是崩漏常见的病因之一，多由原发者延误失治，继发者几经反复导致。周氏认为肾虚崩漏的病机特点为虚而失衡，是虚证中较为难治的证型。

310

临证分为阴虚和阳虚,阴虚以六味地黄丸加减,阳虚以右归丸加减。同时肾虚崩漏还存在肾虚脾弱、肾虚肝旺两种分型,亦当分而论治。

2. 产后咳嗽辨治经验

周慕丹认为孕胎以肝肾为本,而呼吸不仅与心肺有关,亦关乎肝肾,即"呼出心与肺,吸入肝与肾",因此肝肾功能失常,肺脏受累,则发为喘或咳。产后咳嗽中肝肾病理变化主要分为肝经气火上逆致咳、肾虚不能纳气致咳。面对肝经气火上逆致咳,周氏认为应平肝降火,正确处理宣肃关系。用药上,一方面清泻肺火,一方面凉肝镇肝以平肝降阳、凉肝泻火。清泻肺火,周氏喜用桑白皮、黄芩等药;顺降肝气,周氏则常用代赭石、蛤壳、石决明、珍珠母、青黛、白芍、甘菊、旋覆花之类。面对肾虚不能纳气致咳,周氏认为应纳肾培元,分缓急标本而治。用药上,周氏常用甘、寒、咸类药材,是以甘咸入肾,能够养阴纳气;寒者,以肾为阴脏,阴气虚而呈邪火鸱张者,非寒不能清降。若肝阴亦虚者,则加入酸味药,取酸甘化阴之意。

3. 带下病辨证经验

周慕丹认为湿热留恋是引起带下病最主要的病理因素,这与妇女的解剖生理特点密切相关。带下病可因经期、产后、胞宫空虚、洗涤用具不洁,或因房事、产育不注意卫生,或因上环、结扎、人流、中引等手术而致外邪直接侵入;湿热也可由体内自生,往往还会有其他病因与湿热夹杂。

对于湿热的治疗宜清、宜化、宜利,周慕丹治之分别轻重缓急,惯用萆薢、六一散、车前草、茯苓等利湿浊;蒲公英、紫花地丁、黄芩、地骨皮以清邪热;或加入二陈汤健脾燥湿化痰;对于湿盛者,另加白花蛇舌草、土茯苓;阴痒尤甚者,加入银翘、黄柏,也可用野菊花、苦参、黄柏、苍术、百部、蛇床子煎汤坐浴;湿热伤胞脉而致带下夹血者,可加入青黛、地榆炭、侧柏炭;由于尿道开口于外阴部,湿热带下还常伴尿急、尿频、尿痛等症,可加入车前子、黄柏、瞿麦等。

周慕丹强调对于带下病的患者应充分注意到患者年龄、体质、情志等多方面的因素,病同人异,方药各有宜忌。若带下病患者伴有面黄无华、纳呆便溏等脾运不健的症状,可斟酌选加太子参、黄芪、茯苓、陈皮、炒神曲等;伴有头目胀痛、口苦、脘闷作呕等肝火上炎的表现,可选加丹皮、金铃子、黄芩、夏枯草、橘叶诸品;伴有夜寐不安、相火偏旺等症,可加黛灯心、炒枣仁;伴有少腹痛、便前痛甚等湿热留恋、气机不利诸症,可加青木香、白芍、忍冬藤之品;伴有口干、便结、舌红、脉细的湿热伤阴证,可加入玄参、天冬、全瓜蒌等养阴生津而不滋腻之品。临床还每多见带下病患者,由于湿热蕴蒸,迫血妄行而致月经先期、量多或经期延长,可在清利湿热的同时加一两味清热凉血之品,如丹皮、侧柏皮等;但若因湿热内蕴,冲任受阻而出现月经后期、量少甚则闭经,则可以用制香附、地榆、赤白芍等理气活血之品。

4. 温经散寒法治疗原发性痛经

周氏妇科认为原发性痛经的病机与血瘀、寒凝密切相关,故以温经散寒法为主要治则,常选用萸桂止痛汤治疗。

原发性痛经属于中医"经行腹痛""经病疼痛""经痛"等范畴,病位在胞宫,与肝、脾、肾密切相关,还与瘀血、寒凝、气滞、湿热等因素有关。病因病机可概括为虚实两端,虚与"不荣则痛"相关,实与"不通则痛"相关。

原发性痛经的辨证分型主要包括寒凝血瘀型、气滞血瘀型、肝肾亏损型、气血虚弱型、湿热瘀阻型。其中又以寒凝血瘀型较为常见,该型以月经推迟、月经量少、经色暗且有血块、四肢寒凉、舌紫暗、脉沉为主要临床表现。寒为阴邪,主痛,主收引,胞宫血脉受寒邪侵袭,致血脉凝滞,运行不畅,不通则痛;胞宫血液运行不畅,则血液中的营养物质难以滋养胞宫,胞宫失于濡养,不荣则痛。寒邪阻于胞宫,故见腹部冷痛,加之平素喜食生冷,损伤中焦,中焦虚寒可加重下焦腹痛。瘀血既是病理产物,又是致病因素,瘀血阻于胞宫,并与寒邪相结合,共同引发痛经。因此,对于寒凝血瘀型原发性痛经,临床应以温经散寒、养血祛瘀为治疗原则。

周氏妇科治疗寒凝血瘀型原发性痛经常用萸桂止痛汤,此方是在温经汤的基础上化裁而来,由吴茱萸、桂枝、当归、白芍、川芎、党参片、甘草片组成。方中吴茱萸辛热,能散寒止痛;桂枝辛温,可温经通脉,两者共为君药。当归补血活血;川芎活血祛瘀,通经止痛;白芍养血敛阴,柔肝止痛,三药共为臣药,可助君药祛瘀生新,通经止痛。党参有补益气血、生津之功,与白芍配伍可制方中其他药物的温燥之性,为佐药;甘草为佐使药,与白芍合用为芍药甘草汤,有缓急止痛之功,并可调和诸药。全方温而不热,燥而不伤阴,共奏温经散寒止痛、养血通经祛瘀之功。临床应用时可随症加减,如冷痛严重者,加艾叶;刺痛严重者,加红花、桃仁;伴有恶心呕吐者,加砂仁(后下)、豆蔻;伴有腰骶部疼痛者,加杜仲、牛膝;胀痛严重者,加香附、枳壳;睡眠不佳者,加首乌藤、远志。

对于寒凝血瘀型原发性痛经的用药时机,周氏妇科中强调应在月经前1周服药,使寒凝得温,瘀血得化,从而达到治疗痛经的目的;另需嘱患者在治疗期间注意保暖,少食冷饮,也可达到预防原发性痛经的目的。

三、用药特色

周慕丹用药,根据病机不同,用药多有变化。周氏常用清利湿热之法治疗湿热引起的妇科疾病,清热常用银花、连翘、黄芩、地骨皮、蒲公英、黄柏、丹皮等;利湿常用萆薢、茯苓、碧玉散、车前草等;健脾常投山药、白术、太子参、苍术、黄芪、陈皮等。周氏尤认为在清热利湿的药物中黄芩苦寒燥湿,清热止血;地骨皮清热保阴,能“去胞中火”;滑石甘寒滑利,功能清热利湿,可“除中下之湿热”,为“利下窍之要药”,能协助诸药直捣病巢。

四、医案选粹

1. 湿热月经量多案

张某,女,42岁,干部,1974年11月6日初诊。

半年以来,月经超前,量多如崩,夹有紫块,经质黏稠,伴面部浮肿,口渴,腰膝酸痛,平素带多、阴痒。此胞宫湿热蒸扰血络,脾气亏虚,无力统摄,血去又复阴伤。拟予清利湿热,兼以益气养阴。

黄芩二钱、碧玉散(包煎)八钱、萆薢三钱、忍冬藤八钱、茯苓四钱、地骨皮四钱、孩儿参五钱、炒白术三钱、赤白芍各二钱、桑寄生四钱、玄参四钱、侧柏炭五钱,五剂。

1975年1月28日复诊:药后月经来潮三次,期、量基本正常,血块净,带下少,治守原意。

原方加丹参炭三钱,五剂。

2. 寒凝痛经案

杨某,女,26岁,已婚,农民,1974年8月26日初诊。

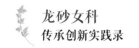

痛经5年,1974年1月婚后,痛势更为剧烈。经来后期,少腹疼痛,喜按喜热,痛甚便溏,便次增多,心烦作恶,面色苍白,头晕目眩,足膝酸软,舌淡苔薄白。病由经期饮冷受凉,寒气客于胞宫,气血凝涩而运行不畅。拟方温阳散寒,理气活血。

吴萸八分、桂心五分、当归三钱、广木香钱半、炒延胡二钱、制香附三钱、橘叶三钱、赤白芍各二钱、续断四钱、丹参三钱、茯苓四钱,四剂。

服药后,1974年9月26日月经来潮,诸症消失。1974年10月月经未行,11月检查已经妊娠。

3. 湿热壅遏闭经案

张某,女,27岁,已婚,工人,1974年6月19日初诊。

曾生育,今闭经半载余,带下绵绵不休,质黏稠色黄气秽,阴痒,夜寐不熟,食欲差,头昏,肢酸,舌质微红。此由湿热壅蓄胞宫,胞脉阻遏不通。拟方清利湿热,以治其本。

黄柏钱半、黄芩二钱、苍术三钱、山药五钱、草薢三钱、地骨皮四钱、忍冬藤八钱、茯苓四钱、六一散(包煎)八钱、车前草八钱、甘菊二钱,五剂。

7月9日复诊:带止,经通,饮食尚未复常。

原方加炒六曲四钱、当归三钱,五剂。

第五节 探索与创新

一、生殖节律再划分

1. 生殖节律与氤氲、备化

在顾植山三阴三阳解天癸及月经周期的基础上,进一步从五运六气气化理论角度结合现代医学卵泡发育过程解释月经节律(图9-3)。卵泡未启动之前气化在少阴,卵泡启动至排卵气化在太阳厥阴,排卵期则是厥阴阖少阳枢的转化,排卵后气化在少阳太阴,未受孕而月经将至气化在阳明,月经来潮则是阳明阖少阴枢的转化。具体分析如下:

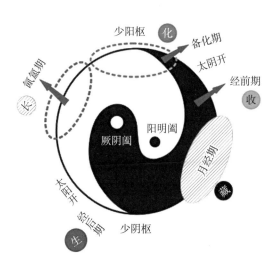

图 9-3　开阖枢生殖节律图

经后期,属于女性月节律之"生"的阶段,一个卵泡在颗粒细胞的作用下从原始卵泡逐渐生长,至五级卵泡均无需激素的参与,时间大约需要十周。如二七之前属于少阴位,超过五级的卵泡受激素的影响生长加快而成为优势卵泡,新的月经周期开始,在阴阳鱼图的冬至点位置,少阴肾水濡养,一阳生,太阳开,气化至厥阴的过程,阳生阴长,精卵不断长大,血海渐充盈,带下渐增多。

氤氲期,属于"长"的阶段,卵泡生长成熟至排卵。《丹经》云:"一月止有一日,一日止有一时。凡妇人一月经行一度,必有一日氤氲之候,于一时辰间,气蒸而热,昏而闷,有欲交接不可忍之状,此的候也。"此阶段阴长至重,两阴交尽,气化运行至厥阴阖、少阳枢,由阴出阳排出精卵。卵泡的启动至成熟大约需要两周时间。

备化期,属于"化"的阶段。"两精相搏,合而成形",排卵后精子与卵子结合,至受精卵着床大约需要一周时间,在开阖枢图中是少阳枢至太阴开的阶段,属于孕育备化的过程,对于备孕种子尤其重要。

关于备化期的提出:

(1)"备化"一词的出处:土的平气之年叫作"备化之纪",《素问·五常政大论》"备化之纪,气协天休,德流四政,五化齐修。其气平,其性顺,其用高下,其化丰满,其类土,其政安静,其候溽蒸,其令湿,其脏脾,脾其畏风,其主口,其

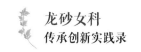

谷稷,其果枣,其实肉,其应长夏,其虫倮,其畜牛,其色黄,其养肉,其病否,其味甘,其音宫,其物肤,其数五",指出了备化之年的气候物候等的特点。

(2)备化期的临床价值:"土曰备化",备,完备、齐备,《广雅·释诂三》说"备,具也"。化,化生。郑玄注:"化尤生也。"张景岳注:"土含万物,无所不备;土生万物,无所不化。"排卵后受精卵着床如一颗种子植入土壤,是化生新生命的过程。开阖枢图至太阴,太阴为湿土,此阶段子宫内膜(所谓血海亦是孕卵种植的土壤)发育完善,容受性好,为受精卵的成功着床做好充分准备,故名其"备化期"。《素问·五常政大论》指出"备化之纪……其虫倮""敦阜之纪,是谓广化……其虫倮毛""卑监之纪,是谓减化,化气不令……其虫倮毛",人类属于倮虫,五行属性是土,在临床中对于反复种植失败的患者,备化期的干预尤为重要。此阶段临床予柴桂干姜汤及三因司天方之备化汤或己年的白术厚朴汤均能改善子宫内膜的容受性,促进生育,故提出备化期。

(3)备化的现代意义:越来越多的研究表明,肠道生态系统与多种妇产科疾病如多囊卵巢综合征、子宫内膜癌、子宫内膜异位症、子宫内膜菲薄等有着密不可分的关系。"大肠小肠皆属于胃",肠道的五行属金,金生于土,土为后天之本、气血生化之源。太阴脾土的功能失常,所谓肠道菌群失调,可变生诸多疾病,故恢复肠道微生态的治疗也可以看作是对于后天脾胃的治疗。中医有诸多方法,备化期的提出,不仅仅局限于胚胎的种植,也有利于黄体期内膜的转化,对于预防子宫内膜癌、子宫内膜异位症这些妇产科棘手的疾病也有积极意义。

经前期,受精卵种植失败,化生不利,太阴阳明为表里,两阳合明,阳明主阖降,重阳转阴,方能顺利月经来潮。《素问·上古天真论》曰"太冲脉盛,月事以时下,故有子""太冲脉衰少,天癸竭,地道不通,故形坏而无子也"。《灵枢·五音五味》曰"今妇人之生,有余于气,不足于血,以其数脱血也,冲任之脉不荣口唇,故须不生焉"。冲脉在循行中并于足少阴,隶属于阳明,又通于厥阴,及于太阳。冲脉有调节某些脏腑(主要是肝、肾和胃)气机升降的功能。阳明不降,冲脉气结,冲脉气逆,经前期往往出现经行呕吐、头痛、经前吐血、经前情志异常等症状。

月经期,属于"收""藏"的阶段。冲为血海,冲脉隶属于阳明,于月节律而言,开阖枢阳明阖则冲气下降,月经来潮。阳藏则寒生,经行大多表现为畏寒怕冷、痛经腹泻等症状。

2. 调节开阖枢治疗排卵障碍

(1)六经靶向,厘定病位:开阖枢是一种恒动观,环环相扣,周而复始。从卵泡的生长化收藏的气化过程来看,以开阖枢月节律更易解读及诊治排卵障碍性疾病。根据卵泡发育障碍厘定病位,可以更有靶向性地进行干预。如对于缺少储备卵泡的卵巢功能早衰的病位点在少阴,而大量小卵泡堆积的多囊卵巢综合征的病位点在厥阴,小卵泡排卵及卵泡黄素化的病位点在厥阴、少阳,反复种植失败的病位点在少阳、太阴,经前期综合征的病位点在阳明。一些妇科疾病往往无证可辨,如此在开阖枢指导下从六经归属辨证可以执简驭繁,切中靶点,予以干预。结合病机,临床运用经方调治,在少阴位者可予当归四逆散,或左归、右归类;在厥阴位者可予乌梅丸;在少阳位者可予柴桂干姜汤、血府逐瘀汤等;在太阴位者可予备化汤、温土毓麟珠等;在阳明位者则予温经汤等。

(2)促氤氲,助备化:多囊卵巢综合征是排卵障碍性疾病,其临床表现复杂多样,多有寒热错杂,大量卵泡气化至厥阴阶段停滞,其病机为阴阳气不相顺接。乌梅丸是厥阴病的主方,可以调节阴阳之气,使厥阴气顺利阖,少阳气方能转枢,多囊卵巢综合征患者服用乌梅丸后排卵受孕已经屡见不鲜了。

另外《金匮要略》温经汤主妇人"久不受胎",临床治不孕症甚效,方中君药为吴茱萸,吴茱萸恰是厥阴经要药。厥阴在藏象中系属于肝,所以叶桂在《临证指南医案》中提出"女子以肝为先天"的观点。在六经关系中厥阴与少阳相表里,"实则少阳,虚则厥阴",(从"六经欲解时"分析,厥阴与少阳在寅、卯时段也是重叠的),少阳枢至阳明阖完成种植,太阴坤土有利于备化、受孕,故厥阴阖则氤氲顺,太阴开则备化利,而少阳的枢机是关键,在调经种子上显得尤为重要。

(3)开阖六气针干预:排卵障碍性疾病在开阖枢图中进行定位后除了药物的干预,还能使用开阖六气针法。运用该法对不同的疾病进行治疗,可促进卵泡的气化运动,有利于卵泡的生长发育成熟至排卵及受精卵的种植;也可调整月经周期,促进生育功能。一般而言,以根据疾病厘定的病位针刺为主,再结合卵泡发育的不同阶段适当定位进行针刺。当然开阖六气针法非只能固于周期,亦可按常规的辨治抓象握机,或者周期与象相结合,可取得相当的疗效。

(4)验案举隅

患者袁某,1991年5月30日出生。

初诊日期:2019年9月2日。

主诉:未避孕未孕3年,月经频发2年。

病史:结婚3年,性生活正常,未避孕未孕。2年前开始出现月经频发,每月来潮2次,经量多,无痛经,7天净,外院曾诊断为多囊卵巢综合征。自然周期监测排卵无优势长大,一般小于14mm。胰岛素抵抗,服二甲双胍治疗。2017年曾检查输卵管示双侧输卵管通畅。男方精液常规正常。末次月经:8月23日—8月29日,量多。刻下:周期第11天,舌红,苔薄黄,脉细滑。查体:身高165cm,体重75kg,体重指数:27.5kg/m²。查经阴道B超:两侧卵巢内可见较多小卵泡,未见优势卵泡。阴道分泌物常规:找到滴虫。

中医诊断:不孕症;月经先期;月经过多(血热证)。

西医诊断:原发性不孕;多囊卵巢综合征;滴虫性阴道炎;胰岛素抵抗;肥胖症。

治疗

(1)甲硝唑阴道凝胶:5g,每日1次,阴道内使用。

(2)经行空腹检查:性激素六项、25羟维生素D、糖耐量试验、胰岛素释放试验。

(3)建议中药调治(患者不愿服中药)。

二诊(2019年9月18日):末次月经:2019年9月16日,量偏多,前2天日需10条卫生巾。无腹痛,纳寐可,二便正常,舌淡红,苔薄,脉弦滑。

辅助检查:25羟维生素D:7.67ng/ml;空腹胰岛素:6.569μIU/ml;餐后2小时胰岛素:94.93μIU/ml;性激素六项:睾酮40.33ng/dl,脱氢表雄酮及硫酸酯396.1μg/dl,雌二醇226.81pg/ml,卵泡刺激素5.73mIU/ml,黄体生成素9.21mIU/ml,催乳素11.67ng/ml,性激素结合球蛋白14.6nmol/L。

治疗:经后继续治疗阴道炎;碳酸钙D₃片补充维生素D。患者抗拒降雄调周(口服避孕药)治疗,因怕苦拒绝口服中药,故嘱继续观察月经情况。

三诊(2019年10月23日):月经半月一潮,经来量多,前次月经:2019年10月1日,量中,色红,1周净。末次月经:2019年10月14日,同以往。刻下:

月经周期第 10 天，舌红，苔腻，脉细滑。查 B 超：子宫内膜 7mm，右侧卵泡
12mm×12mm。

治疗：开阖六气针：厥阴、少阳，每日 1 次，针 3 次。

四诊(2019 年 10 月 27 日)：查 B 超：子宫内膜 11mm，双侧卵巢未见优势
卵泡。考虑排卵可能，指导其同房，并观察月经情况。

五诊(2019 年 11 月 17 日)：末次月经：10 月 14 日。诉经治疗后月经未提
前且逾期未潮，小腹时有不适，予检查发现已受孕，雌二醇 2372.57pg/ml，孕酮
9.56ng/ml，人绒毛膜促性腺激素 4065mIU/ml，后予保胎治疗，顺利产子。

按语：此则医案为西医明确诊断的多囊卵巢综合征患者，历经 3 年月经先
期甚至半月一潮，无优势卵泡排卵，故而不孕，仅仅以开阖六气针针 3 次后卵
泡长大排卵并且当月就受孕。该医案从侧面反映了开阖六气针在促进卵泡生
长发育上的作用。

二、《黄帝内经》胎孕理论的解读与实践

1. 温故而知新

(1) 胎孕不育是生化之常：《素问·五常政大论》言"不知年之所加，气之同
异，不足以言生化"，提示要掌握"生化"之事需了解自然界"气之异同"，了解
五运六气对万物生长特别是人类的影响。"帝曰：气主有所制，岁立有所生。
岁有胎孕不育，治之不全，何气使然？岐伯曰：六气五类，有相胜制也，同者盛
之，异者衰之，此天地之道，生化之常也"。首先胎孕不育，也就是如今常见的
胚胎停育、自然流产等，是"天地之道、生化之常"，也就是一种自然现象，现代
医学也认为相当一部分的自然流产是由于胚胎自身的原因。现在由于胚胎染
色体检查的推广，常常在检查中发现一半以上的胚胎停育是由胚胎染色体的
异常引起的，也就是一种物竞天择的自然淘汰。《黄帝内经》就已点明当运气
情况与物种属性相生相合则生育力增加，相克相侮则生育力下降。

(2) 同者盛之，异者衰之：胎孕与否及生长发育情况受五运六气的影响和
制约，其影响和制约是和五行生克制化相应的，所谓"同者盛之，异者衰之"。
《大戴礼记·易本命第八十一》中记载毛虫、羽虫、倮虫、鳞虫、介虫分别代表木、
火、土、水、金五类属性的动物，人是最大的倮虫，具有土的属性。《素问·五常
政大论》记载"备化之纪，气协天休，德流四政，五化齐修……其虫倮，其畜

牛……敦阜之纪,是谓广化……其虫倮毛……卑监之纪,是谓减化,化气不令……其虫倮毛"。

从五运来讲,土运之年与五行属性属土的人类关系最大,在土运平气及土运太过之纪人类繁殖能力强,而土运不及之年人类繁殖能力低,不易受孕或者容易胚胎停育。从六气而言,《素问·五常政大论》也有论述,"厥阴司天,毛虫静……在泉……倮虫耗……太阴司天,倮虫静……在泉,倮虫育……少阳司天,羽虫静,毛虫育,倮虫不成……太阳司天,鳞虫静,倮虫育;在泉,鳞虫育……倮虫不育",亦即少阳司天、厥阴在泉即寅申之岁及太阳在泉丑未之岁人类的生育繁殖能力相对较弱。所谓"气主有所制,岁立有所生,地气制己胜,天气制胜己……五类衰盛,各随其气之所宜也。故有胎孕不育,治之不全,此气之常也",这种现象正是"天人相应"的表现。

2. 知常以达变

为了研究这种现象是否与现代社会的自然流产发病率有一定的相关性,我们对2012—2017年无锡地区稽留流产的发病率(n=6592)进行了统计分析,发现两者在很多方面有相关性,切合度很高。从患者出生日期岁运分布情况来看,土运太过之年出生的女性稽留流产的发病率最低,土运不足之年出生的女性稽留流产的发病率最高(图9-4)。从司天在泉来分析,太阴湿土司天出生的女性稽留流产发生率最低,阳明燥金司天出生的女性稽留流产发生率最高(图9-5)。而从患者发病日期的运气情况分析则呈逐年上升趋势(图9-6),而丙申年(2016年)较以往有陡然上升的趋势,该现象似乎与少阳司天厥阴在泉"倮虫不育"有关。为了进一步验证,我们从发表的文献中截取一张稽留流产发病率的图(图9-7)进行运气分析,发现庚寅年最高,庚寅年正是少阳相火司天厥阴风木在泉"倮虫不育"之年;而壬辰年又有明显回落,壬辰年为太阴湿土在泉"倮虫育"之年。这些资料充分说明《黄帝内经》关于胎孕不育的理论在当今社会仍有一定的指导意义。

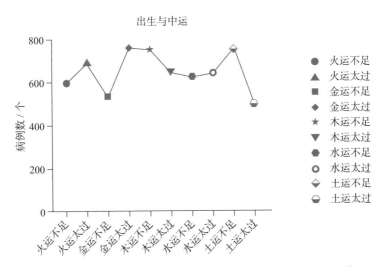

图 9-4　2012—2017 年无锡地区稽留流产患者出生日期岁运分布情况（*n*=6 592）

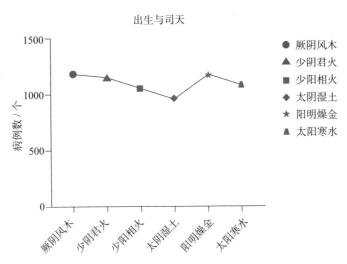

图 9-5　2012—2017 年无锡地区稽留流产患者出生日期司天分布情况（*n*=6 592）

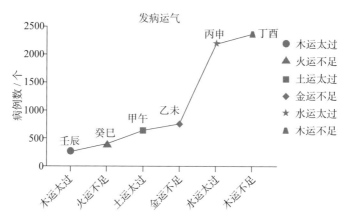

图 9-6　2012—2017 年无锡地区稽留流产患者发病日期中运气分布情况（n=6 592）

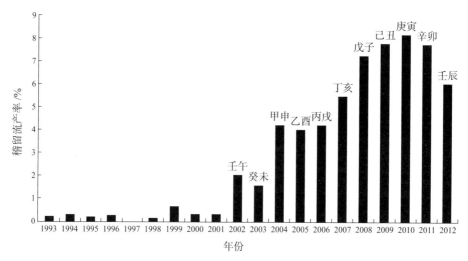

图 9-7　复旦大学附属上海市第五人民医院的资料（1993—2012 年稽留流产率趋势图）

3. 临证探索

基于这种发现,我们首先结合患者出生日期运气情况和以往胎停时间给予患者再孕时间的指导,规避其"胎孕不育"的时间,以五行生克制化指导临床实践,提高再次妊娠的成功率及降低胚胎停育的可能性。另外根据五运六气理论,运用三因司天方纠正患者体质的偏颇,调整天人关系来治疗复发性流产、不孕症等也取得了很好的疗效。顾植山基于 2022 年常有弟子以运气方或者来源于运气的新冠防疫方治愈了多年的不孕症,认为"用五运六气思想调天人合一也是治疗不孕症的一个好方法",为临床治疗难治性不孕不育另辟蹊径,疗效显著。

4. 验案举隅

(1)敷和汤治不孕案

患者王某,1989 年 11 月 28 日出生,己巳年六之气。

初诊日期:2019 年 4 月 20 日,己亥年二之气。

主诉:不孕 1 年余,子宫内膜异位症术后 8 个月。

病史:2018 年 8 月宫腹腔镜手术,提示盆腔子宫内膜异位Ⅱ期,术后亮丙瑞林注射 3 针,后促排助孕 3 次(2 次来曲唑,1 次枸橼酸氯米芬),有 2 次排卵未孕,求治于中医。月经周期欠规则,后期为主,末次月经:2019 年 4 月 1 日,量中色红。睡眠尚可,大便尚调,面色暗黄,痤疮,焦虑,舌暗紫,苔腻,脉弦滑。2014 年曾行甲状腺癌手术,甲状腺癌术后始经行头痛;2016 年起确诊抑郁症,现服药中。

中医诊断:不孕症;月经先后无定期。

辨证分型:厥阴病、少阳病。

西医诊断:原发性不孕;排卵障碍;子宫内膜异位症术后;甲状腺癌术后;抑郁症。

治疗:敷和汤。

处方:五味子 10g、甘草 10g、茯苓 10g、法半夏 10g、枳壳 10g、煨诃子 10g、生酸枣仁(先煎)30g、陈皮 10g。14 剂,每日 1 剂,水煎分 2 次服。

患者服药后焦虑及痤疮均有改善,面色亦好转,经行头痛未再作。经守方治疗 2 个月后诸症明显好转,再予监测排卵、指导同房,第 3 个月即顺利受孕。2019 年 7 月 30 日查雌二醇 391.57pg/ml,孕酮 20.72ng/ml,人绒毛膜促性腺激素 67.94mIU/ml。后予中药益肾安胎及地屈孕酮保胎治疗,患者顺利生产 1 子。

按语:宋代陈无择《三因极一病证方论》记载"敷和汤,治巳亥之岁,厥阴风木司天,少阳相火在泉,病者中热,而反右胁下寒,耳鸣,泪出,掉眩,燥湿相搏,民病黄疸、浮肿,时作瘟疠"。患者出生于己巳年,为土运不及之纪,厥阴风木司天,少阳相火在泉,患者所表现的象虽无陈氏所言明显,但从症状表现来看,如抑郁与肝有关,甲状腺为厥阴所循经之所,排卵障碍为厥阴阖异常,似乎均与厥阴风木有关,适逢患者生于厥阴司天之巳年,就诊亦为厥阴司天之亥年,故而予敷和汤泻火平木。缪问注释敷和汤曰:"风木主岁,经谓热病行于下,风病行于上,风燥胜复形于中,湿化乃行。治宜辛以调其上,咸以调其下。盖辛从金化能制厥阴,咸从水化能平相火。"其认为此方是配合气味法,论其气,则寒热兼施;论其味,则辛酸咸合用。有补虚,有泻实,其大要不过泻火平木而已。半夏辛能润下,合茯苓之淡渗,祛湿除黄。枣仁生用,能泻相火。甘草功缓厥阴,风在上,以甘酸泄之;火在下,以五味子之咸以制之。《名医别录》载五味子有除热之功,非虚语也。陈皮、诃子,醒胃悦脾,无邪不治矣。此患者初看病情复杂,无从入手,结合运气,方了然于胸。司人司天,故立竿见影。

(2)白术厚朴汤治不孕案

患者黄某,1989年3月8日出生,己巳年一之气。

初诊日期:2019年5月5日,己亥年二之气。

主诉:不良妊娠1次,未避孕2年未孕。

病史:2017年胚胎停育行人工流产术,此后2年夫妇同居,未避孕未孕。平素月经35天来潮,量偏多,有血块,有痛经史,以往剧烈,目前减轻,外院多次B超检查示子宫内膜不均。末次月经:2019年4月26日,经量中,色暗红,5天干净。平素大便稀溏,甚则腹泻水样,夜寐梦多,面色萎黄,舌淡有紫气,苔白腻,脉沉细。既往2017年5月孕3个月胚胎停育流产。男方精液检查正常,A级精子:38.6%。辅助检查:25羟维生素D 6.87ng/ml;同型半胱氨酸6.3μmol/L;D-二聚体0.43mg/L;糖类抗原12-5 27.76U/ml。阴道超声检查:前位子宫,子宫大小56mm×47mm×35mm,内膜厚7mm;子宫内可见一低回声团块,位于后壁,大小为10mm×7mm;左侧卵巢内可见一14mm×12mm卵泡样回声。

中医诊断:不孕症(脾肾亏虚)。

西医诊断:继发性不孕。

治疗:六己年白术厚朴汤。

处方:炒白术20g、厚朴6g、青皮6g、法半夏12g、炮姜6g、藿香10g、甘草6g、桂枝6g。7剂,每日1剂,水煎分2次服。

二诊(2019年5月15日):诉服药后腹泻减轻,然夜尿多,舌淡有紫气,苔白腻,脉沉细。治疗予中药原方加巴戟天10g、益智仁10g、桑螵蛸10g、炒山药

10g 温补肾阳,继续治疗1周。

三诊(2019年5月21日):服药后大便正常,夜尿频改善。效不更方,继续治疗1周。

四诊(2019年5月31日):月经过期未潮,自测尿人绒毛膜促性腺激素阳性,查血人绒毛膜促性腺激素 3564mIU/ml,雌二醇 390.14pg/ml,孕酮 22.33ng/ml。予中药健脾益肾安胎剂口服至孕3个月,后随访顺利产子。

按语:此病案患者出生于己巳年初之气,就诊于己亥年二之气,有胚胎停育史,不孕病史2年,大便稀溏为脾虚之症,面色萎黄为土之本色,脾虚血不足,心神失养则夜寐多梦。诸症合参,患者出生及就诊都为土运不及之己年,故治予己年之白术厚朴汤。

正如缪问注解白术厚朴汤时曰:"岁土不及,寒水无畏,风乃大行,民病飧泄、霍乱等症,皆土虚所见端。但土虚则木必乘之,是补太阴必兼泄厥阴也。夫脾为阴土,所恶在湿,所畏在肝,其取资则在于胃。古人治脾必及胃者,恐胃气不得下降,则脾气不得上升,胃不能游溢精气,脾即无所取资,转益惫耳。故君以白术甘苦入脾之品,燥湿温中,佐以厚朴之苦温,平胃理气,是补脏通腑之法也。肝为将军之官,凌犯中土,是宜泄之。桂心辛甘,泄肝之气;青皮苦酸,泻肝之血。辛酸相合,足以化肝。复以甘草,缓肝之急,监制破泄之品,毋许过侵脏气,战守兼施矣。再合藿香之辛芬,横入脾络;炮姜之苦辛,上行脾经;半夏之辛滑,下宣脾气,其于上下、左右、升降、浮沉,种种顾虑总不外乎奠安中土也。脾气固密,一如重帏峻垣,狂飙可御,不畏乎风气之流行矣。金气来复,又得厚朴、半夏泻肺气之有余,不用苦寒戕土,即《内经》以平为期,不可太过之义也。"土运不足得以纠正,恢复土之备化功能而迅疾受孕。

(3)静顺汤治不孕案

患者高某,1988年11月12日出生,戊辰年。

初诊日期:2020年5月30日,庚子年三之气。

主诉:未避孕1年余未孕。

病史:初潮起即月经稀发,1个月至3个月来潮一次不等,婚后未避孕1年余未孕,在妇幼保健院诊断为多囊卵巢综合征,西药促排卵治疗3次,均有成熟卵泡排出,但仍未受孕。曾行输卵管造影检查提示双角子宫,三维彩超提示弓形子宫。男方精液常规正常。末次月经:2020年5月26日,经量中,5天干净。

刻下:月经方净,全身散在皮疹,瘙痒,大便偏稀,手足冷,舌淡有裂纹,苔水滑,双脉细沉。

中医诊断:不孕症;月经后期(阳虚湿困)。

西医诊断:原发性不孕;多囊卵巢综合征;子宫畸形。

治疗

(1)开阖六气针:太阳、厥阴、太阴,针5次。

(2)中药予辰戌之岁静顺汤治之。

处方:木瓜10g、牛膝10g、茯苓10g、干姜5g、炒诃子肉10g、黑顺片(先煎)6g、甘草5g、防风10g。7剂,每日1剂,分2次餐后服。

二诊(2020年6月5日):诉服药后手脚冷好转,皮肤瘙痒稍改善,舌脉同前。治以前方14剂。

三诊(2020年6月22日):诉大便溏好转,手脚冷好转,皮肤瘙痒时有发作,脚酸乏力,舌淡有裂纹,苔水滑,双脉细沉。B超提示卵巢多囊样改变(多囊卵巢),内膜薄,未见优势卵泡。治以静顺汤合牛膝木瓜汤。

处方:牛膝15g、干姜5g、黑顺片(先煎)6g、炒诃子肉10g、甘草5g、防风10g、天麻10g、陈皮10g、木瓜15g、茯苓15g、麸炒白术15g、枸杞子10g、盐杜仲10g、菟丝子10g、炒白芍10g。7剂,每日1剂,分2次餐后服。

四诊(2020年6月29日):诉服药后手脚冷及大便稀较前好转,散在皮疹,瘙痒,月经落后未潮,舌淡红有裂纹,脉沉细。治疗继予静顺汤加陈皮。

处方:木瓜15g、炒诃子肉10g、防风10g、干姜5g、黑顺片(先煎)9g、陈皮10g、牛膝15g、茯苓10g、甘草10g。7剂,每日1剂,分2次餐后服。

五诊(2020年7月6日):散在皮疹,瘙痒,无拉丝白带,口干,舌尖较前稍红,有裂纹,脉细沉。治疗予乌梅丸以促氤氲、助排卵。

处方:醋乌梅30g、干姜5g、花椒3g、桂枝10g、当归5g、细辛3g、盐黄柏3g、黄连9g、炒党参10g、黑顺片(先煎)9g。7剂,每日1剂,分2次餐后服。

六诊(2020年7月13日):诉可见锦丝状带下,基础体温有所上升。继续服乌梅丸汤剂1周。

七诊(2020年7月20日):月经过期未潮,基础体温升高10余天,予查血人绒毛膜促性腺激素56.74mIU/ml,因子宫畸形予住院保胎治疗。2021年2月产一女,健。

按语:《素问·六元正纪大论》云:"凡此太阳司天之政,气化运行先天,天气肃,地气静,寒临太虚,阳气不令,水土合德,上应辰星、镇星。其谷玄黅,其政肃,其令徐。寒政大举,泽无阳焰,则火发待时。"缪问释曰:"太阳司天之岁,寒临太虚,阳气不令,正民病寒湿之会也。""病身热头痛,呕吐,气郁中满,瞀闷少气,足痿,注下赤白,肌腠疮疡,发为痈疽。"静顺汤为陈无择为辰戌之岁立方,其中防风通行十二经,合附子以逐表里之寒湿,即以温太阳之经。木瓜酸可入脾之血分,合炮姜以熙太阴之阳。茯苓、牛膝引附子专达下焦。甘草、防风引炮姜上行脾土。复诃子之酸温,醒胃助脾之运,且敛摄肺金,恐辛热之僭上刑金也。

患者生于戊辰年五之气,其舌脉表现一派虚寒之象,然又有皮肤瘙痒之症,诸症合参,切合辰戌之岁太阳司天之岁,寒临太虚,阳气不令,病寒湿之会,肌腠疮疡等表现,故予静顺汤治疗。开阖六气针法也取太阳太阴双开,并结合厥阴以资排卵;因有热象,后予乌梅丸,在开太阳太阴的基础上促进厥阴阖。故而仅仅1个月余患者即恢复自主排卵,并一举成孕。所谓"不以数推,象之谓也",五运六气思维辨治杂病亦可用,且非仅仅以机械推导为主,而是抓象握机,天、人、病证合参。

‖ 参考文献 ‖

[1] 姚球.本草经解要 [M].卞雅莉,校注.北京:中国中医药出版社,2016.

[2] 张山雷.本草正义 [M].太原:山西科学技术出版社,2013.

[3] 卢之颐.本草乘雅半偈 [M].刘更生,蔡群,朱姝,等校注.北京:中国中医药出版社,
     2016.

[4] 招萼华.曹颖甫医案 [M].上海:上海科学技术出版社,2010.

[5] 曹瑛.曹颖甫医著大成 [M].北京:中国中医药出版社,2019.

[6] 承淡安.承淡安中国针灸学 [M].上海:上海科学技术出版社,2015.

[7] 陆翔,蔡玥.承淡安生平事迹、著作及学术成就研究 [J].中国针灸,2011,31(5): 467-
     472.

[8] 白学武,奥晓静,荣长保.承淡安先生灸法临床经验总结 [J].中国中医药现代远程教
     育,2021,19(21): 73-75.

[9] 王娅玲,关新军.承淡安灸法学思想探析 [J].上海针灸杂志,2013,32(12): 986-987.

[10] 王冰清,周惠芳.承淡安针灸治疗带下病的经验与实践 [J].中医临床研究,2022,
     14(34): 71-74.

[11] 张建斌,夏有兵.承淡安医集 [M].北京:中国中医药出版社,2017.

[12] 沈金鳌.妇科玉尺 [M].北京:中医古籍出版社,1996.

[13] 顾膺陀.妇科集 [M].北平:顾氏医室,1934.

[14] 庄履严,妇科百辨 [M].章勤,赵宏利,张来,等校注.北京:中国中医药出版社,
     2015.

[15] 夏桂成.妇科方药临证心得十五讲 [M].北京:人民卫生出版社,2006.

[16] 谈勇.国医大师夏桂成妇科临证心悟 [M].北京:人民卫生出版社,2021.

[17] 叶新翠,李玲.顾植山教授应用柴胡桂枝干姜汤治疗妇科疾病验案浅析 [J].中国中医
     药现代远程教育,2016,14(7): 80-82.

[18] 李小荣,薛蓓云,梅莉芳.黄煌经方医案 [M].北京:人民军医出版社,2013.

[19] 黄煌.黄煌经方使用手册 [M].北京:中国中医药出版社,2018.

[20] 陈冰俊，顾植山，陶国水，等 . 基于黄堂医案研究探析苏南中医药特色 [J]. 江苏中医药，2020, 52(7): 80-82.

[21] 江庆柏 . 江苏艺文志（增订本）[M]. 南京：凤凰出版社，2019.

[22] 曹家达 . 金匮发微 [M]. 福州：福建科学技术出版社，2007.

[23] 曹颖甫 . 经方实验录 [M]. 北京：中国医药科技出版社，2019.

[24] 涂晓露，李素敏 . 基于三阴三阳开阖枢理论探析多囊卵巢综合征 [J]. 中医药临床杂志，2023, 35(2): 209-212.

[25] 黄煌 . 推广应用经方 振兴中医学术 : 近代经方家曹颖甫学术思想述评 [J]. 山西中医，1998(3): 49-51.

[26] 张薛光 . 经方论剑录 2[M]. 北京：人民军医出版社，2014.

[27] 陆拯 . 近代中医珍本集医案分册 [M]. 杭州：浙江科学技术出版社，2003.

[28] 谈勇 . 坤壶撷英——夏桂成妇科临证心悟 [M]. 北京：人民卫生出版社，2014.

[29] 陶国水，顾植山，陆曙，等 . 龙砂医家黄堂五运六气学术经验初探 [J]. 中国中医基础医学杂志，2019, 25(3): 305-307.

[30] 陶国水，顾植山，陆曙，等 . 龙砂医家王旭高五运六气学术经验探赜 [J]. 中华中医药杂志，2018, 33(1): 260-262.

[31] 谈允贤 . 龙砂医学丛书·医案篇：女医杂言 [M]. 汪建，罗思航，李思佳，校注 . 北京：中国医药科技出版社，2019.

[32] 黄堂 . 龙砂医学丛书·医案篇：黄氏纪效新书 [M]. 陈冰俊，吕建洪，校注 . 北京：中国医药科技出版社，2019.

[33] 柳宝诒 . 柳致和堂丸散膏丹释义 [M]. 陈居伟，校注 . 北京：中国医药科技出版社，2019.

[34] 周憬 . 临产须知 [M]. 礼耕堂蒋氏，1906.

[35] 柳宝诒 . 柳宝诒医案 6 卷 [M]. 北京：人民卫生出版社，1965.

[36] 姚石安 . 柳宝诒诊治妇科病特色探析 [J]. 江西中医药，1991(6): 9-11.

[37] 肖晓雅，展照双 . 柳宝诒养阴法治疗妇产科疾病特色探析 [J]. 中医药导报，2022, 28(7): 138-140,144.

[38] 闫立彬，张家玮 . 民国医家周小农年谱考略 [J]. 西部中医药，2016, 29(12): 39-41.

[39] 沈金鳌 . 杂病源流犀烛 [M]. 李占永，李晓林，校注 . 北京：中国中医药出版社，1994.

[40] 曾妮 . 明清江苏医家辨治不孕症的特色研究 [D]. 南京中医药大学，2022.

[41] 陶弘景 . 名医别录(辑校本)[M]. 尚志钧 , 校注 . 北京 : 中国中医药出版社 , 2013.

[42] 许叔微 . 普济本事方 [M]. 北京 : 中国中医药出版社 , 2007.

[43] 曹颖甫 . 伤寒发微 [M]. 北京 : 中国医药科技出版社 , 2014.

[44] 时振声 . 时逸人老中医治疗妇科病证的经验 [J]. 辽宁中医杂志 , 1982(9): 19-21.

[45] 时逸人 . 时氏医书丛刊·中国妇科病学 [M]. 上海千顷堂书局 , 1954.

[46] 时逸人 . 时逸人临证医案精选 [M]. 北京 : 人民军医出版社 , 2015.

[47] 缪希雍 . 神农本草经疏 [M]. 夏魁周 , 赵瑗 , 校注 . 北京 : 中国中医药出版社 , 1997.

[48] 金芷君 . 湿温瘟疹良方拟经带胎产理法备 : 薛文元学术经验蠡测 [J]. 上海中医药杂志 , 1991(9): 49.

[49] 吴良士 . 王旭高医学著述考 [J]. 江苏中医杂志 , 1982(1): 44-45.

[50] 褚玄仁 . 王旭高生平学术简介 [J]. 江苏中医 , 1997(1): 45-46.

[51] 王泰林 . 王旭高临证医案 [M]. 北京 : 中国中医药出版社 , 1999.

[52] 夏桂成 . 夏桂成实用中医妇科学 [M]. 北京 : 中国中医药出版社 , 2009.

[53] 夏桂成 . 夏桂成中医妇科诊疗手册 [M]. 北京 : 中国中医药出版社 , 2017.

[54] 柳宝诒 . 惜余医案 [M]. 陈居伟 , 校注 . 北京 : 中国医药科技出版社 , 2019.

[55] 方仁渊 . 倚云轩医案医话医论 [M]. 北京 : 中国医药科技出版社 , 2019.

[56] 余听鸿 . 余听鸿医案 [M]. 上海 : 上海科学技术出版社 , 1963.

[57] 时振声 . 忆时逸人的学术思想与治学精神 [J]. 山东中医学院学报 , 1982(1): 23-27,54.

[58] 姚勇 , 杨军 . 医界宿耆教育先驱 : 记早期中国医学院院长薛文元先生 [J]. 上海中医药杂志 , 1986(10): 33,36-37.

[59] 沈金鳌 . 要药分剂 10 卷 [M]. 上海 : 上海卫生出版社 , 1958.

[60] 高秉钧 . 疡科心得集 [M]. 北京 : 人民卫生出版社 , 2006.

[61] 张聿青 . 张聿青医案 20 卷 [M]. 上海 : 上海科学技术出版社 , 1963.

[62] 谈勇 . 中医妇科学 [M]. 北京 : 中国中医药出版社 , 2016.

[63] 任健 . 中国历代名医名方全书 [M]. 北京 : 学苑出版社 , 1996.

[64] 任应秋 . 中医各家学说 [M]. 上海 : 上海科学技术出版社 , 1980.

[65] 潘桂娟 . 柳宝诒 [M]. 北京 : 中国中医药出版社 , 2021.

[66] 李家庚 . 张聿青经典医案赏析 [M]. 北京 : 中国医药科技出版社 , 2015.

[67] 陈正平 , 龚伟 , 花海兵 , 等 . 朱少鸿医案 [M]. 上海 : 上海中医药大学出版社 , 2009.

[68] 陈正平 . 朱少鸿学术经验介绍 [J]. 南京中医学院学报 , 1993, 9(1): 30-32.

[69] 张琼如 .《针灸杂志》整理与研究 [D]: 上海中医药大学 , 2020.

[70] 顾膺陀 . 诊余集 [M]. 北平 : 顾氏医室 , 1934.

[71] 花海兵 , 陈正平 , 龚伟 .《朱少鸿医案》学术思想管窥 [J]. 江苏中医药 , 2010, 42(11): 68-70.

[72] 周小农 . 周小农医案 [M]. 上海 : 上海科学技术出版社 , 2008.

[73] 陈正平 , 龚伟 , 花海兵 . 朱莘农医案 [M]. 上海 : 第二军医大学出版社 , 2009.

[74] 詹永康 , 曹欣荣 . 中医外治法 [M]. 长沙 : 湖南科学技术出版社 , 1984.

[75] 周飞栋 , 顾少蓉 , 熊文静 . 周湘钟运用温经散寒法治疗原发性痛经经验 [J]. 中国民间疗法 , 2021, 29(10): 34-36.

[76] 张玲 . 周慕丹治疗带下病经验 [J]. 中医函授通讯 , 1999(6): 22-23.

[77] 陈苏 . 周慕丹治子痫案一则 [J]. 中医杂志 , 1982(4): 70.